审思斋幼幼论丛

儿科成方切用

汪受传 王雷 著

全国百佳图书出版单位
中国中医药出版社
·北 京·

图书在版编目（CIP）数据

儿科成方切用 / 汪受传，王雷著 . —北京：
中国中医药出版社，2022.7
（审思斋幼幼论丛）
ISBN 978-7-5132-7486-9

Ⅰ.①儿⋯　Ⅱ.①汪⋯　②王⋯　Ⅲ.①中医儿科学—
成方　Ⅳ.① R289.5

中国版本图书馆 CIP 数据核字（2022）第 039196 号

中国中医药出版社出版

北京经济技术开发区科创十三街 31 号院二区 8 号楼
邮政编码　100176
传真　010-64405721
保定市中画美凯印刷有限公司印刷
各地新华书店经销

开本 787×1092　1/16　印张 22.5　彩插 0.5　字数 370 千字
2022 年 7 月第 1 版　2022 年 7 月第 1 次印刷
书号　ISBN 978 – 7 – 5132 – 7486 – 9

定价　79.00 元
网址　www.cptcm.com

服 务 热 线　010-64405510
购 书 热 线　010-89535836
维 权 打 假　010-64405753

微信服务号　zgzyycbs
微商城网址　https://kdt.im/LIdUGr
官 方 微 博　http://e.weibo.com/cptcm
天猫旗舰店网址　https://zgzyycbs.tmall.com

如有印装质量问题请与本社出版部联系（010-64405510）

《审思斋幼幼论丛》简介

《中庸·第二十章》曰："博学之，审问之，慎思之，明辨之，笃行之。"是故本论丛以"审思斋"名之。

向古今中医前辈医家取经，向当代儿科同道求宝，以现代儿科临床问题为标的，谨慎思考，有得而后施。《中庸·第二十章》又云："有弗问，问之弗知，弗措也；有弗思，思之弗得，弗措也……果能此道矣，虽愚必明，虽柔必强。"《审思斋幼幼论丛》集萃了汪受传教授及其弟子传承弘扬江育仁中医儿科学术流派，问道求是的心灵思考和实践历程。有跟师学习心得，有理论求新探索，有辨证论治思路，有方药应用体会，有以中医药处治当代儿科各类疾病的系统总结。五十载学术探求的成果，以 13 个分册集中奉献给中医儿科人，希望能对推进中医儿科学术进一步发展产生积极的影响。

《审思斋幼幼论丛》是汪受传教授从医 50 年学术研究和临床实践的系统总结，丛书集中了汪受传教授博学、审问、慎思、明辨、笃行的学术成果。丛书共 13 个分册，《江育仁儿科学派》是汪受传教授对于业师江育仁教授学术建树的系统整理；《汪受传儿科求新》反映了汪受传教授儿科理论和实践探求的主要成就；《汪受传儿科医案》选辑了汪受传教授临证医案；《儿科古籍撷英》是寻求古训采撷精华的积淀；《儿科本草从新》《儿科成方切用》分别介绍了应用中药、古方于现代儿科临床的经验体会；《儿科肺病证治》《儿科脾病证治》《儿科心病证治》《儿科肝病证治》《儿科肾病证治》《儿科温病证治》《儿科杂病证治》则对于儿科各类常见疾病的病因病机、治法方药、防护康复以及临床心得进行了全面的介绍。

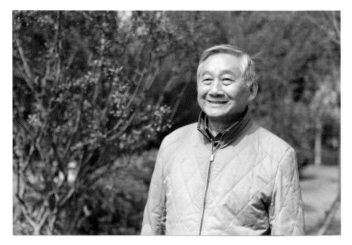

汪受传教授
（2017 年）

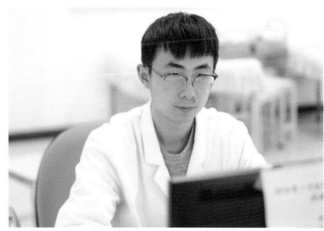

王雷主治医师
（2020 年）

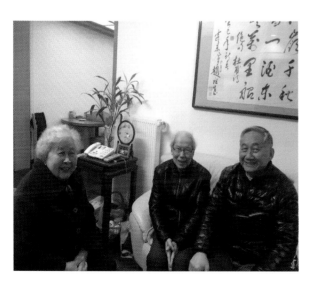

汪受传教授拜访中医药文献学
家、《中华本草》总编宋立人
教授（中）
（2017 年）

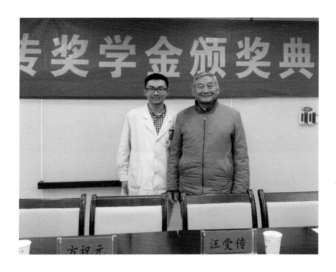

王雷获汪受传奖学金与导师合影（2017 年）

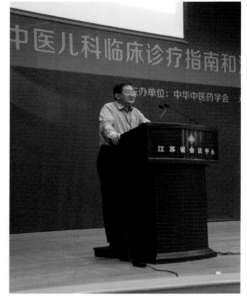

汪受传教授做循证性中医临床诊疗指南编制技术方法学术报告（2015 年）

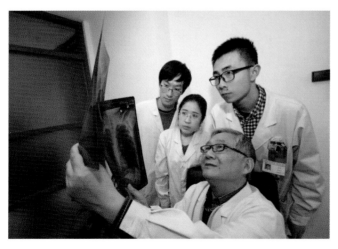

汪受传、王雷等在门诊（2016 年）

自 序

余踏入岐黄之路已半个世纪。自 1964 年进入南京中医学院，历经六年本科苦读、九载乡里摸爬，1979 年再回母校，先后以研究生、学术继承人身份两次跟师江育仁教授，方得步入儿科殿堂。

每思及历代先贤，之所以学有所成、造福社会，无不出于心系普罗众生。昔扁鹊入赵为带下医、入秦为小儿医，皆为黎民百姓之计；钱乙初辞翰林医学、再请免太医丞，盖为乡里小儿救厄。"老吾老，以及人之老；幼吾幼，以及人之幼。"(《孟子·梁惠王上》) 视患者如家人，方成精诚之大医。

仲景六经论伤寒、脏腑论杂病，叶桂卫气营血辨温病传变、吴瑭三焦析温病证候，皆属留神医药、精究方术之得。吾师江育仁教授 20 世纪 30 至 50 年代潜心痧、痘、惊、疳，60 至 70 年代究心肺炎、脑炎、泄泻、疳证，80 年代后又专心厌食、复感，是为应时顺势、尊古求新之典范。时代更易，儿科疾病谱不断变化，前辈医家如此发皇古义、融会新知、与时俱进，值得我辈效仿。

余 60 年代踏入医门，70 年代行医乡间，叠进大小、中西医院，无知无畏，已经独立处治流行性乙型脑炎、流行性脑脊髓膜炎、肝脓肿、麻疹肺炎合并心力衰竭等危重病症，深感前人留下的珍贵医学遗存，若是运用得当，确有回天再造之功。而且小儿虽为孱弱之躯，但脏气清灵，辨证施治得当，随拨随应绝非妄言。再经回校随大家深造，遂立志以弘扬仲阳学术为己任，应对临床新问题，博采各学科新技术，革故鼎新，献身幼科。

老子《道德经·第二十五章》云："人法地，地法天，天法道，道法自然。"一句"道法自然"揭示了"道"的最高境界，就是遵循"自然而然"的客观规律。上古几十万年的探索，5000 年的文明记录，载入了我们中华民族与疾病做斗争的历史成就。时至今日，虽然我们已经能够九天揽月、五洋捉鳖，但正确认识和处理危害人类健康的疾病仍然任重道远，儿科尤其如此。面对临床新情况、新问题，我们需要不断去探索其发生发展的规律，寻求治未病、治已病之道，这是我们中医儿科人的历史使命。

　　我们这一代中医儿科人，传承于 20 世纪中医儿科大家，有一定的中医理论与临床积累，又接受了现代相关学科的知识，经历了 20 世纪下半叶以来的社会变化、儿科疾病谱变更，刻苦求索，形成了承前启后的学术积淀。希望本套丛书作为我和我的门生在学术道路上"博学之，审问之，慎思之，明辨之，笃行之"（《中庸·第二十章》）的真实记录，留下一代中医儿科人问道求是的历史篇章。其是非曲直、璧玉瑕疵，恳请同道惠鉴。

南京中医药大学附属医院

汪受传

戊戌仲秋于金陵审思斋

前　言

《隋书·经籍志》曰："医方者，所以除疾疢保性命之术也。"自我国现存最早的医方著作《五十二病方》成书伊始，历代先贤医家论著所留医方众多，活人无数。尤其是1993年出版，将历代中医药著作中的方剂进行较为全面梳理研究编纂而成的《中医方剂大辞典》载方近10万首。堪称海量的中医方剂是中医药学宝库的重要组成部分，为我们今天治疗临床各科疾病包括儿科病留下了取之不尽、用之不竭的选方用药珍贵资源。

随着社会经济的发展、卫生状况的改变，当代儿童的疾病谱也不断变化。古代中医儿科医家针对当时儿科疾病所总结的诊疗经验，记载的大量有效方药，经现代临床验证及药理、毒理等研究，在儿科各类疾病的治疗中继续发挥着积极的作用。如麻黄杏仁甘草石膏汤、苏葶丸治疗肺炎喘嗽痰热闭肺证，小青龙汤、大青龙汤治疗哮喘风寒束肺证、外寒内热证，葛根黄芩黄连汤、藿香正气散治疗泄泻湿热泻、风寒泻等，历千年而不衰，有效地护佑了儿童健康。古方新用，治疗儿科临床不断出现的新病种也显示了其卓越的效用，如清瘟败毒饮治疗流行性乙型脑炎、流行性脑脊髓膜炎气营两燔证，甘露消毒丹治疗手足口病邪犯肺脾证，银翘散治疗各种新型流行性感冒时疫感冒证等。也有些方剂或因毒副作用，或因方中部分药材稀缺珍贵，已被慎用、禁用，或要求替代药物使用，如犀角地黄汤、安宫牛黄丸等方中的犀牛角禁用而需以水牛角替代，导赤散、龙胆泻肝汤中的木通明确不可用关木通，含朱砂方中所用朱砂必须经炮制且日服用量不能超过0.5g等。因现代人生活节奏的加快、服药方式的改变，以及药品监管力度加大，部分传统中药制剂如散、丸、丹应用减少，中药汤剂及口服液、颗粒等中成药应用增多。此外，现代中医儿科在总结传统认知的基础上，又做了不懈的学术研究，提出了有临床指导价值的学术观点及儿科选方用药的新思路、新方法。本书即重点论述我们在中医儿科临床中选方用药的心得体会与实践经验。

程钟龄《医学心悟·医门八法》说："论病之原，以内伤、外感四字括之；论病之情，则以寒、热、虚、实、表、里、阴、阳八字统之；而论治病之方，则又以汗、和、下、消、吐、清、温、补八法尽之。"在传统八法的基础上，本书按现代儿科临床对传统方剂的应用，以证治功用分为二十章。选方以"成方"即古方、"切用"即切合现代儿科临床实用为原则，共列方241首。每一方目中，介绍其方名、方源出处、原文、组成，功效主治，重点联系我们的临床实践阐述其儿科应用，包括该方所适用的疾病、证候及常用药物加减方法、方药常用药量等。

儿童因年龄、体质、病情轻重、药性缓峻等因素，用药剂量与成人相比较，绝对量需少、相对量较大。本书药物剂量乃参照方源及我们的临证经验写出，列出了婴幼儿直至青春期的用量范围，实际应用，还需按照年龄、体重、处方药味多少及患儿病情灵活掌握。部分古方中的毒性药物，临床应用需谨慎掌握药量和炮制加工、使用方法，我们亦做了专门的论述。

儿科古人谓之哑科，以其言语不能通，病情不易测，以及小儿"脏腑柔弱、形气未充""易虚易实、易寒易热"的特点，全靠医师判断病情，审慎诊治。临床特别要求补勿碍滞、攻勿伤正、中病即止，务必辨证精当、选方得当、用药恰当，才能扶正祛邪，提高中医儿科临床疗效。本书旨在与同行分享我们在儿科临证选方、用药的经验心得，希望借此促进儿科方剂学的研究，规范儿科临床方剂应用，提高方剂儿科应用效能，更好地为保障儿童健康服务。

本分册撰写中，硕士生张泽欣、李湛、樊惠子协助做了古籍原文核查工作，他们也为本书成书做出了贡献。

汪受传　王雷

庚子季冬于金陵

目录

绪论　儿科成方临证应用 ················· 001

第一章　解表剂 ····················· 011

　第一节　辛温解表剂 ··············· 013

　　麻黄汤 ······················ 013

　　桂枝汤 ······················ 014

　　荆防败毒散 ··················· 016

　　葛根汤 ······················ 017

　　九味羌活汤 ··················· 018

　第二节　辛凉解表剂 ··············· 020

　　银翘散 ······················ 020

　　麻黄杏仁甘草石膏汤 ············· 022

　　越婢汤 ······················ 023

　　柴葛解肌汤 ··················· 024

　　升麻葛根汤 ··················· 025

　　新加香薷饮 ··················· 026

　　柴胡葛根汤 ··················· 027

　第三节　扶正解表剂 ··············· 028

　　败毒散 ······················ 028

　　再造散 ······················ 029

　　麻黄附子细辛汤 ··············· 030

　　加减葳蕤汤 ··················· 031

第二章　清热剂 ····················· 033

第一节　清气分热剂 ·················· 035

　　白虎汤 ·························· 035

　　竹叶石膏汤 ······················ 036

　　清暑益气汤 ······················ 037

第二节　清营凉血剂 ·················· 039

　　清营汤 ·························· 039

　　犀角地黄汤 ······················ 040

　　茜根散 ·························· 042

　　凉营清气汤 ······················ 043

第三节　气血两清剂 ·················· 044

　　清瘟败毒饮 ······················ 044

第四节　清热解毒剂 ·················· 046

　　黄连解毒汤 ······················ 046

　　泻心汤 ·························· 047

　　凉膈散 ·························· 048

　　普济消毒饮 ······················ 049

　　仙方活命饮 ······················ 051

　　五味消毒饮 ······················ 052

第五节　清脏腑热剂 ·················· 053

　　导赤散 ·························· 053

　　清热泻脾散 ······················ 054

　　龙胆泻肝汤 ······················ 055

　　泻青丸 ·························· 056

　　清肝达郁汤 ······················ 058

　　左金丸 ·························· 059

　　泻白散 ·························· 060

　　葶苈大枣泻肺汤 ·················· 061

　　苇茎汤 ·························· 062

清胃散 ···································· 063

泻黄散 ···································· 064

芍药汤 ···································· 065

香连丸 ···································· 066

白头翁汤 ·································· 066

第六节 清虚热剂 ·························· 068

青蒿鳖甲汤 ································ 068

当归六黄汤 ································ 069

第三章 泻下剂 ······························ 071

第一节 寒下剂 ···························· 073

大承气汤 ·································· 073

小承气汤 ·································· 075

调胃承气汤 ································ 076

大黄牡丹汤 ································ 077

六磨汤 ···································· 079

第二节 温下剂 ···························· 080

大黄附子汤 ································ 080

温脾汤 ···································· 081

第三节 润下剂 ···························· 082

麻子仁丸 ·································· 082

五仁丸 ···································· 083

第四章 和解剂 ······························ 085

第一节 和解少阳剂 ························ 087

小柴胡汤 ·································· 087

蒿芩清胆汤 ································ 088

第二节 调和肝脾剂 ························ 090

四逆散 ···································· 090

逍遥散 ···································· 091

痛泻要方 ………………………………………… 092

益脾镇惊散 ……………………………………… 093

第三节　调和寒热剂 …………………………… 094

半夏泻心汤 ……………………………………… 094

黄连汤 …………………………………………… 095

第五章　表里双解剂 …………………………… 097

葛根黄芩黄连汤 ………………………………… 099

大柴胡汤 ………………………………………… 100

防风通圣散 ……………………………………… 101

第六章　祛湿剂 ………………………………… 103

第一节　化湿和胃剂 …………………………… 105

平胃散 …………………………………………… 105

不换金正气散 …………………………………… 106

藿香正气散 ……………………………………… 107

第二节　清热祛湿剂 …………………………… 109

茵陈蒿汤 ………………………………………… 109

八正散 …………………………………………… 110

甘露消毒丹 ……………………………………… 111

四妙丸 …………………………………………… 112

六一散 …………………………………………… 113

第三节　温中化湿剂 …………………………… 114

茵陈理中汤 ……………………………………… 114

茵陈术附汤 ……………………………………… 115

第四节　利水渗湿剂 …………………………… 116

五苓散 …………………………………………… 116

麻黄连翘赤小豆汤 ……………………………… 117

己椒苈黄丸 ……………………………………… 118

防己黄芪汤 ……………………………………… 119

五皮散 …………………………………………… 120

第五节 温化水湿剂 …………………………… 122

　　茯苓桂枝白术甘草汤 ………………………… 122

　　真武汤 …………………………………………… 123

　　实脾散 …………………………………………… 124

第六节 祛风胜湿剂 …………………………… 125

　　羌活胜湿汤 ……………………………………… 125

　　独活寄生汤 ……………………………………… 126

第七章 化痰剂 ………………………………………… 129

第一节 燥湿化痰剂 …………………………… 131

　　二陈汤 …………………………………………… 131

　　涤痰汤 …………………………………………… 132

　　温胆汤 …………………………………………… 133

第二节 清热化痰剂 …………………………… 134

　　清气化痰丸 ……………………………………… 134

　　清金化痰汤 ……………………………………… 135

　　小陷胸汤 ………………………………………… 136

　　滚痰丸（礞石滚痰丸） ……………………… 137

第三节 润燥化痰剂 …………………………… 138

　　贝母瓜蒌散 ……………………………………… 138

第四节 温化寒痰剂 …………………………… 140

　　苓甘五味姜辛汤 ……………………………… 140

　　三子养亲汤 ……………………………………… 141

第五节 治风化痰剂 …………………………… 142

　　半夏白术天麻汤 ……………………………… 142

　　定痫丸 …………………………………………… 143

第八章 止咳剂 ………………………………………… 145

第一节 宣肺散寒剂 …………………………… 147

三拗汤 ·· 147

止嗽散 ·· 148

金沸草散 ·· 149

华盖散 ·· 150

射干麻黄汤 ··· 151

第二节 宣肺清热剂 ······························· 152

桑菊饮 ·· 152

甘桔汤 ·· 153

第三节 宣燥止咳剂 ······························· 154

清燥救肺汤 ··· 154

桑杏汤 ·· 155

天门冬散 ·· 156

沙参麦冬汤 ··· 157

杏苏散 ·· 158

第四节 补虚止咳剂 ······························· 159

人参五味子汤 ····································· 159

月华丸 ·· 160

百合固金汤 ··· 161

第九章 平喘剂 ··· 163

第一节 温肺涤痰剂 ······························· 165

小青龙汤 ·· 165

第二节 清肺涤痰剂 ······························· 166

定喘汤 ·· 166

大青龙汤 ·· 167

葶苈丸 ·· 169

苏葶丸 ·· 169

第三节 补虚平喘剂 ······························· 170

人参定喘汤 ··· 170

杏参散 …………………………………… 172

宁肺汤 …………………………………… 172

黑锡丹 …………………………………… 173

人参蛤蚧散 ……………………………… 175

第十章　治风剂 …………………………… 177

第一节　疏散外风剂 ……………………… 179

川芎茶调散 ……………………………… 179

大秦艽汤 ………………………………… 180

消风散 …………………………………… 181

牵正散 …………………………………… 182

玉真散 …………………………………… 183

第二节　平息内风剂 ……………………… 184

羚角钩藤汤 ……………………………… 184

镇肝息风汤 ……………………………… 185

天麻钩藤饮 ……………………………… 187

大定风珠 ………………………………… 188

第三节　消风止痒剂 ……………………… 189

苍耳散 …………………………………… 189

温肺止流丹 ……………………………… 190

泻黄饮子 ………………………………… 191

养血定风汤 ……………………………… 192

黄芪化毒汤 ……………………………… 193

清痒汤 …………………………………… 194

消风导赤汤 ……………………………… 195

第十一章　润燥剂 ………………………… 197

麦门冬汤 ………………………………… 199

养阴清肺汤 ……………………………… 200

玉液汤 …………………………………… 201

第十二章　消导剂 ……………………………… 203

　第一节　消食导滞剂 …………………………… 205

　　保和丸 ………………………………………… 205

　　消乳丸 ………………………………………… 206

　　枳实导滞丸 …………………………………… 207

　　木香槟榔丸 …………………………………… 208

　　香砂平胃散 …………………………………… 209

　第二节　健脾消食剂 …………………………… 210

　　健脾丸 ………………………………………… 210

　　资生健脾丸 …………………………………… 211

　　肥儿丸 ………………………………………… 212

　第三节　消癥化积剂 …………………………… 213

　　鳖甲煎丸 ……………………………………… 213

　　海藻玉壶汤 …………………………………… 215

第十三章　温里剂 ……………………………… 217

　第一节　温中祛寒剂 …………………………… 219

　　理中丸 ………………………………………… 219

　　小建中汤 ……………………………………… 220

　　黄芪建中汤 …………………………………… 222

　　吴茱萸汤 ……………………………………… 223

　　大建中汤 ……………………………………… 224

　第二节　回阳救逆剂 …………………………… 225

　　四逆汤 ………………………………………… 225

　　参附汤 ………………………………………… 226

　　回阳救急汤 …………………………………… 228

　第三节　温经散寒剂 …………………………… 229

　　当归四逆汤 …………………………………… 229

　　黄芪桂枝五物汤 ……………………………… 230

暖肝煎 ……………………………………………………… 231

阳和汤 ……………………………………………………… 232

第十四章 补益剂 ………………………………………… 235

第一节 补气剂 …………………………………………… 237

四君子汤 …………………………………………………… 237

异功散 ……………………………………………………… 238

六君子汤 …………………………………………………… 239

保元汤 ……………………………………………………… 240

参苓白术散 ………………………………………………… 241

白术散 ……………………………………………………… 242

补中益气汤 ………………………………………………… 243

玉屏风散 …………………………………………………… 244

生脉散 ……………………………………………………… 245

调元散 ……………………………………………………… 246

第二节 补血剂 …………………………………………… 247

四物汤 ……………………………………………………… 247

当归补血汤 ………………………………………………… 248

归脾汤 ……………………………………………………… 249

第三节 气血双补剂 ……………………………………… 251

八珍汤 ……………………………………………………… 251

十全大补汤 ………………………………………………… 252

炙甘草汤 …………………………………………………… 253

第四节 补阴剂 …………………………………………… 255

地黄丸 ……………………………………………………… 255

知柏地黄丸 ………………………………………………… 256

杞菊地黄丸 ………………………………………………… 257

左归丸 ……………………………………………………… 258

二至丸 ……………………………………………………… 259

大补阴丸 ………………………………………………… 260

一贯煎 …………………………………………………… 261

益胃汤 …………………………………………………… 262

芍药甘草汤 ……………………………………………… 263

第五节 补阳剂 ………………………………………… 264

肾气丸 …………………………………………………… 264

右归丸 …………………………………………………… 265

固真汤 …………………………………………………… 266

桂枝甘草龙骨牡蛎汤 …………………………………… 267

第六节 阴阳并补剂 …………………………………… 268

地黄饮子 ………………………………………………… 268

河车八味丸 ……………………………………………… 269

第十五章 安神剂 ……………………………………… 271

第一节 重镇安神剂 …………………………………… 273

朱砂安神丸 ……………………………………………… 273

磁朱丸 …………………………………………………… 274

第二节 补养安神剂 …………………………………… 275

天王补心丹 ……………………………………………… 275

酸枣汤 …………………………………………………… 276

甘草小麦大枣汤 ………………………………………… 277

交泰丸 …………………………………………………… 278

第十六章 开窍剂 ……………………………………… 281

第一节 凉开剂 ………………………………………… 283

安宫牛黄丸 ……………………………………………… 283

紫雪 ……………………………………………………… 284

小儿回春丹 ……………………………………………… 286

抱龙丸 …………………………………………………… 287

琥珀抱龙丸 ……………………………………………… 288

第二节　温开剂 …………………………………… 289

苏合香丸 …………………………………………… 289

第十七章　理血剂 ………………………………… 291

第一节　活血祛瘀剂 ……………………………… 293

桃核承气汤 ………………………………………… 293

血府逐瘀汤 ………………………………………… 294

通窍活血汤 ………………………………………… 295

补阳还五汤 ………………………………………… 296

失笑散 ……………………………………………… 297

第二节　止血剂 …………………………………… 298

小蓟饮子 …………………………………………… 298

槐花散 ……………………………………………… 299

黄土汤 ……………………………………………… 300

第十八章　理气剂 ………………………………… 301

第一节　行气剂 …………………………………… 303

越鞠丸 ……………………………………………… 303

柴胡疏肝散 ………………………………………… 304

枳实薤白桂枝汤 …………………………………… 305

枳实消痞丸 ………………………………………… 306

枳术丸 ……………………………………………… 307

良附丸 ……………………………………………… 307

橘核丸 ……………………………………………… 308

益黄散 ……………………………………………… 309

第二节　降气剂 …………………………………… 310

苏子降气汤 ………………………………………… 310

四磨汤 ……………………………………………… 312

旋覆代赭汤 ………………………………………… 312

橘皮竹茹汤 ………………………………………… 313

丁香柿蒂汤 ·· 314

黄连温胆汤 ·· 315

第十九章 驱虫剂 ··· 317

使君子散 ·· 319

乌梅丸 ·· 319

第二十章 固涩剂 ··· 323

第一节 固表止汗剂 ··· 325

牡蛎散 ·· 325

桂枝加龙骨牡蛎汤 ··· 326

黄芪散 ·· 327

第二节 敛肺止咳剂 ··· 328

九仙散 ·· 328

第三节 涩肠固脱剂 ··· 329

真人养脏汤 ·· 329

四神丸 ·· 330

人参乌梅汤 ·· 331

第四节 涩精止遗剂 ··· 332

桑螵蛸散 ·· 332

缩泉丸 ·· 333

菟丝子丸 ·· 334

主要参考文献 ··· 336

方名索引 ··· 339

绪　论

儿科成方临证应用

方剂是将中医药学之医理与中药药性药理相结合，运用至临床实践以防治疾病的药物组合。自古代医籍对小儿病方的记载起，儿科方剂便随着儿科病一起在中华民族繁衍生息的历史中发挥了保驾护航的作用。

2000多年来，历代先人在医疗实践中，不断积累了选药组方治疗儿科疾病的经验。作为最广泛应用的中医临床治疗手段，中医典籍、历代方书中留存至今的大量方剂是古人应用中药方剂防病治病的辛勤积累，在中医药理论指导下，有效地用于临床各科，包括儿科，作出了不可磨灭的历史贡献。当然，由于自古至今儿童体质的改变、疾病谱的变化，以及古代医家学术传承、所处环境及个人经验体会的不同，古方也各有特色。时代进步到21世纪，面对今天儿科临床各类疾病，学好古方、用好古方，是提高中医儿科人学术水平、业务能力不可或缺的基础条件。

1. 儿科方剂的历代传承

中医儿科学源远流长，至今留存记载的古籍医案论著汗牛充栋，其中涉及儿科方的也是不胜枚举。早在战国时期，汉墓出土的公元前《五十二病方》中已有"婴儿病痫"和"雷丸药浴"等小儿癫痫的论述和治疗方药。有详细医案记述的《史记·扁鹊仓公列传》，记载了"小儿医"扁鹊以"下气汤"治疗齐王中子诸婴儿小子病，即"气鬲病"。《黄帝内经》载方13首，其中生铁落饮可用于儿童癫狂病。张仲景《伤寒杂病论》载方260首，其中大部分为儿科常用方，诸如《伤寒论》治六经病中太阳病桂枝汤、小青龙汤、麻黄杏仁甘草石膏汤；阳明病大承气汤、茵陈蒿汤、麻黄连翘赤小豆汤；少阳病小柴胡汤；太阴病四逆汤；少阴病麻黄附子细辛汤；厥阴病乌梅丸。《金匮要略》治脏腑杂病中虚劳里急之小建中汤，咳而上气之射干麻黄汤，肺痈喘不得卧之葶苈大枣泻肺汤，痰饮胸胁支满之苓桂术甘汤，短气微饮之肾气丸，吐血衄血之泻心汤，热利下重之白头翁汤，肠痈少腹肿痞之大黄牡丹汤等等。

古代医家认识到小儿生理病理等特点与成人不同，在著书立说时已有意将儿科方药单独列出，如《汉书·艺文志》载有妇人婴儿方19卷。隋唐时期已系统将儿科病证方药单独论述，唐代孙思邈所著《备急千金要方》即将小儿病证单独设置，分为九门，并列出 325 方，《千金翼方》又载 75 方，不计重复两书共载小儿方 380 首。《外台秘要》则将唐代以前治疗儿科疾病的丰富临床经验及有效方药记录留存。作为官方的唐代太医署更分设了少小科，重视培养儿科专业人才。所谓"无小不成大"，隋唐时期对中医儿科学初步形成夯实了基础，也促进了中医儿科方药的发展。

《颅囟经》为我国现存最早的儿科专著。虽隋代巢元方《诸病源候论》提及中古有巫方氏所著，但实流行于唐末宋初年间。书中对小儿脉法、病证均有所论述，针对小儿常见的惊痫癫、疳痢、火丹等证，不仅论及诊断，亦有方药应用。如小儿骨蒸以鳖甲治之，沿用至今。书中共载 56 方，其内服药多采用丸、散剂，方便携带和服用。

《四库全书目录提要》说："小儿经方，千古罕见，自乙始别为专门，而其书亦为幼科之鼻祖，后人得其绪论，往往有回生之功。"钱乙明确论述了小儿的生理病理特点，创建了五脏辨证体系等诊断辨证方法。他善于化裁古方、研制新方，创 134 方。钱乙治疗虚证重在补益肺、脾、肾，立方阿胶散、益黄散、异功散、地黄丸；治疗实证重在清泻肺、心、肝、脾，立方泻白散、导赤散、泻心汤、泻青丸、泻黄散。他所立补肾主方地黄丸，以金匮肾气丸去桂、附之温燥，存六味之润养；治疗小儿伤风用大青膏；热病神昏惊搐用凉惊丸、抱龙丸等。钱乙根据儿科临床以阳证、热证居多的特点，擅用寒凉清热、甘凉养阴，少用温燥之剂，他创立的方剂具有鲜明的学术特色，不仅在儿科被奉为经典方，许多方剂在临床各科被广泛应用。

南宋医家陈文中则注重小儿生理上阳气不足和病理上易虚易寒的特点，认为"药性既温则固养元阳"，治法以温补见长。他在钱乙地黄丸的基础上，加入了附子、肉桂，为八味地黄丸，成补肾温阳主方。他还有补脾益真汤脾肾并治，十一、十二味异功散以肉桂、诃子、肉豆蔻、附子之类益火之源以消阴翳等。钱乙主寒凉与陈文中主温补学术观点的不同，形成了他们所立方剂各具特色，丰富了中医儿科方剂学。

明初朱橚等编著的《普济方·婴孩》凡 51 卷 22 门 357 论，载儿科方剂达 8300 余首，是集明之前儿科医方大成的中医儿科方剂学巨著，极大地方便了儿科医师的临证选方。明清时期，儿科以麻疹、天花为代表的温病流行，催生了中医学术发展史上又一高峰温病学派的崛起，治疗小儿温病的大量名方涌现，如吴有性《温疫论》

的达原饮、余师愚《疫疹一得》的清瘟败毒饮、王孟英《温热经纬》的甘露消毒丹等，尤其是吴瑭《温病条辨》创立的银翘散、桑菊饮、化斑汤、清营汤、清宫汤、安宫牛黄丸、沙参麦冬汤、新加香薷饮、三仁汤、增液汤、益胃汤、增液承气汤等一大批用于各类温病不同证候的方剂，在历次防御温疫流行中屡建奇功，挽救了无数患儿的生命。

方剂学起源于民间单方。远古时期先人"尝百草"识别单味药物功效的经验积累，在中医学理论的指导下逐步形成了君、臣、佐、使严谨配伍的方剂。但是一批具有特定疗效的单味药也作为"单方"，与"复方"一起在临床上继续发挥作用。例如，《本草纲目》记载的"五倍子研末，津调填脐中"治疗盗汗，《幼幼集成》载"苦楝根皮，诚天下打虫第一神方"等。更杰出者，如人痘接种法预防天花，不仅是人工免疫法的先驱，同时开创了生物制药用于预防传染病的先河。

适用于儿科的方剂历代传承，在临证实践中验证、筛选，逐步提炼出在治疗儿科疾病中兼具有效性、安全性的系列组方。在当代中医临床诊疗指南编制技术方法的研制中，我们提出对于经长期临床验证得到肯定的中医古方，不应按国外"专家经验"只能作为 V 级文献，因而不能获得循证性临床诊疗指南推荐的方法，只要是"古代文献记载、历代沿用至今、当代专家意见达成共识"的中医古方，作为"基于古代文献的专家共识"，应当提高其文献级别至 III 级，使之获得推荐使用。这种意见得到多数同行的认可，在中医各科循证性临床诊疗指南研制工作中发挥了积极的作用，为久经历练的中医古方在现代进一步推广应用扫清了障碍。

2. 儿科方剂的临床选取

古代医家已经提出，方剂配伍组成有严谨的要求，其来自中医学理论指导下治疗临床各科各类疾病选药用方规律的实践总结，有着独特的学术特色。而对于儿科用方，则需有更周密的设计和更严格的要求。

中医学自古有"七方"之说，始于金代成无己《伤寒明理药方论·序》："制方之用，大、小、缓、急、奇、偶、复七方是也。"它渊源于《素问·至真要大论》，并非为方剂分类而设，而是要求根据病邪的微甚、病势的轻重、体质的强弱及治疗的需要，提出的制方方法。所谓七方：大方，药味多、用量大，治疗邪盛病重的方剂；小方药味少、用量小，治疗病轻邪微的方剂；缓方，药性缓和，治疗病势缓慢需长期服用的方剂；急方，药性峻猛，治疗病势急重求取速效的方剂；奇方，单味药或药味合于单数的方剂；偶方，药味合于双数的方剂；复方，两方或数方结合使用而治疗复杂疾病的方剂。就儿科而言，多用小方、缓方，但若是急病则宜用急方，重病宜用大方，数病并作或证候兼夹宜用复方，病情单纯且药有专攻者可用单味奇方，其余情况则不必拘泥于药物组成的奇、偶之数。笔者经验，儿科用方宜大小兼取。药味宜少于成人，以适应儿科疾病相对单纯，药取专攻；每味之药量较之成人按体重比例相对较大，甚至用至成人量，以使方剂总量虽少于成人但能达到有效剂量。在儿科急病重症，如治疗流行性脑脊髓膜炎、流行性乙型脑炎时，使用自设龙胆清瘟败毒饮，龙胆最多曾用至15g、石膏用至60g，并未见到任何不良反应。所以，七方在儿科临床应用，应当根据患儿年龄、病情灵活掌握，不可拘泥。

儿科用方必须适合儿童体质特点。《小儿药证直诀·变蒸》说："五脏六腑，成而未全……全而未壮。"《万氏家藏育婴秘诀·幼科发微赋》有小儿"血气未充""肠胃脆薄""精神怯弱"等论述，十枣汤、鳖甲煎丸等峻剂在儿科需谨慎应用，即使如《小儿药证直诀》等儿科经典著作中介绍的含朱砂、轻粉、雄黄等毒性药的方剂现代也很少使用。《素问·五常政大论》说："大毒治病，十去其六；常毒治病，十去其七；小毒治病，十去其八；无毒治病，十去其九；谷肉果菜，食养尽之。无使过之，伤其正也。"用之于儿科，特别值得引为警戒。

儿童患病需要按体质选取适当方剂。例如：气虚质者患病时多用补气剂，方药性多偏温。阳虚质者常用性偏温热的温阳剂，慎用苦寒攻伐伤阳之品。阴虚质者多用养阴剂，并配以清泄虚火药物，忌辛燥温热之品。血虚质注重养血滋阴，慎用伤阴耗血之品。阳热质者选方宜偏寒，忌过用燥热。痰湿质者常用化痰燥湿剂，慎用滋腻补剂。特禀质者易患过敏性疾病，常用消风剂，忌用可能引发伏风的方药。这些都是值得我们引为注意的。

方剂必须在中医学理论指导下使用，如清代吴仪洛《成方切用·序》所说："《内经》，医之奥旨也；诸方，医之粗迹也。近代时医，相率以方授受，而求经论者无之。舍奥旨而务粗迹，安望其术之神良乎？"儿科临床治病，更需要在中医学及中医儿科学基本理论的指导下选方配伍用药。《素问·至真要大论》说："主病之谓君，佐君之谓臣，应臣之谓使。"提出的君、臣、佐、使组方原则为历代所沿用。张仲景所用桂枝汤及其类方、麻黄为君药的系列方，都是按君、臣、佐、使原则组方的儿科常用方。钱乙方中补肾以熟地黄为君、泻肺以桑白皮为君、补脾（益黄）以理气为主，其中旨意，皆值得我们深刻领会。

中医学临证思维讲究理、法、方、药。理，为对病机、证候的认识；法，为治疗主法的确立；方，是药物的有机组合；药，是指药物。理、法是方、药之据，方、药是理、法之具。即：诊治疾病需明确病因病机证候、确定治则治法，然后再选定主方、遣用药物。"方从法出""方随证设"，所以，对《伤寒杂病论》有从方证论者，可供临床应用参考。儿科临证选方，也必须首先问询起病之因，分析病变之机，寻思治疗主法，然后才能按配伍原则选方用药。笔者以为，儿科病种数在临床各科中居于首位，加上年龄跨度大、体质各有别，病情表现复杂多样，选方难度甚于成人。但是，可供儿童使用之方剂虽多，若论切合儿童患病特点之理、适合儿科疾病治法要求者，外感疾病当以《伤寒论》《温病条辨》方为首选，内伤杂病则以《金匮要略》《小儿药证直诀》方可充重任，所以，儿科医师若能娴熟应用张仲景、钱乙、吴瑭三位大家之方，可治儿科之疾病过半矣！

方剂用于临床，应按功用分类，据《本草纲目·序》中记载由北齐徐之才始创，宋代《圣济总录》正式分为"十剂"：宣剂、通剂、补剂、泄剂、轻剂、重剂、涩剂、滑剂、燥剂、湿剂。所谓"宣可决壅""通可去滞""补可扶弱""泄可去闭""轻可去实""重可镇怯""涩可固脱""滑可去著""燥可去湿""湿可润燥"是也。至清代汪昂《医方集解》又综合前人成就，细分为补养、发表、涌吐、攻里、表里、和解、理气、理血、祛风、祛寒、清暑、利湿、润燥、泻火、除痰、消导、收涩、杀虫、明目、痈疡、经产等21剂，并附救急良方。这种分类，与临床辨证分类紧密结合，后来吴仪洛《成方切用》、张秉成《成方便读》等，直至新中国成立以来方剂学教材、著作，皆以《医方集解》为蓝本。因此，本书《儿科成方切用》沿用此例，结合儿科特点，将儿科常用方剂划分为20类加以介绍，可便于儿科临床按理、法选方。

3. 儿科方剂的应用要领

自古流传至今且当今在儿科被广泛应用的方剂，即所谓儿科成方，反映了历代医家在他们的临床实践中，应用中医学辨证论治、理法方药理论指导治疗儿科疾病的成熟经验。我们今天认真学习前人 2000 多年积累下来的有效方剂，将会给我们面对儿科绝大多数常见病的处方用药带来极大的便利。当然，对于古代成方，若是方证完全对应，我们可以原方照用。但是，鉴于地理环境、时令季节，特别是患儿体质、疾病表现的差异，在更多的情况下，我们在临床上应用成方，还是要做适当的加减变化。例如，笔者研制的治疗儿童肺炎痰热闭肺证制剂清肺口服液，就是用经方麻黄杏仁甘草石膏汤合葶苈大枣泻肺汤合方加减而成；治疗流行性脑脊髓膜炎的龙胆清瘟败毒饮，就是用清瘟败毒饮合龙胆泻肝汤合方加减而成。

至于现代创立的新方，实际上或多或少来源于古方，或者是借鉴了古代医家的立方思维组建而成。如笔者治疗儿童反复呼吸道感染肺卫不固、营卫不和证的金屏汤，就是从患儿肺气亏虚卫表不固当予补肺固表出发，选用玉屏风散；又从患儿往往多汗而肢体不温需要温卫阳敛营阴考虑，选取桂枝加龙骨牡蛎汤。两方相合就可以构筑肺金屏障功能，增强患儿呼吸道免疫力，减少、减轻发病。又如治疗风咳的金敏汤，就是取意于九仙散消风敛肺、沙参麦冬汤润肺止咳、泻白散泻肺清热、三拗汤祛风宣肺，熔多方方意于一炉，精炼方药，治疗古籍未载、当今儿科临床常见的因伏风内潜、外风引发之"风咳"。

成方中的效方体现了古人的智慧，现代儿科临床应用也不能唯古方原方为是，还必须进一步发挥中医学辨证治疗，因时、因地、因人、因病制宜的特色，面对同病、同证也要"异治"，即针对每个患儿的个体患病特点，学习成方立意思维及组方原则，形成体现个体化诊疗优势的活用处方。现代学术著作中，对于每个病的治疗，先从病机分证，随之提出治法，再列主方、常用药，还要针对该病、证的主症之外的不同次症表现列举加减法，就是这种源于成方、适应个体的方药选用法门。例如：治疗食积，立消食化积导滞法，主方选保和丸。常用药焦山楂、焦六神曲、炒鸡内金、莱菔子消积化滞，其中焦山楂善消肉积，焦神曲、炒鸡内金善消陈腐食积，莱菔子善消面食之积，配陈皮、香附、砂仁行气宽中，茯苓、半夏健脾化湿，连翘清解郁热，组方立意周全。但还需要据证情加减，如腹胀甚者加厚朴、枳实行气导滞除胀；腹痛甚者加木香、槟榔下气止痛；便秘者加大黄、芒硝通导积滞；肚腹手足心热者加胡黄连、黄芩清胃肠积热；恶心呕吐者加姜半夏、竹茹和胃降逆止呕；大便稀溏者加苍术、炒薏苡仁健脾渗湿止泻；烦躁啼哭、夜卧不宁者加栀子、莲子心清心除烦安神；脘腹冷痛者加高良姜、乌药温中散寒，行气止痛等。

学习古人配方规律，还要注意方剂中的寒温相配、攻补相合。寒者热之、热者寒之，虚则补之、实则泻之固然是基本治疗原则，但是，临床寒热夹杂证、虚实夹杂证并非少见。所以，掌握寒温相配、攻补相合的治疗法便可以达到选方配伍用药的更高层次。举例而言，吴瑭银翘散为治疗外感风热常用方，取金银花、连翘、薄荷、牛蒡子、淡豆豉等一派辛凉药物，但又加用了荆芥一味辛温之品，此为何意？外感表证必须解表，辛温解表药的解表作用强于辛凉解表药，故即使是风热外感证，少加辛温解表药则更利于疏风解表散热。又如张仲景大青龙汤治疗哮喘外寒内热证寒温并用、汪昂健脾丸治疗积滞脾虚夹积证补消兼施等等，就都是相反相成配伍方剂的实例。能够应用好寒温相配，攻补相合的配方原则，需要有更高超的整体思维。

中药方剂作为中医治病最常用的手段，要兼顾有效性、安全性和经济性。现代评价一种治疗方案是否值得推广应用，就是要从这三方面综合考虑的。方药必须有效，这是毋庸置疑的，前辈医家精心选药组方，首先就是从药物组合后提高疗效为出发点的。方剂组成中的某些配伍除了提高有效性外，还有降低毒副作用，也就是增效减毒的作用。举例说：麻黄汤中麻黄为君药，辛温发汗解表、宣肺平喘，桂枝为臣药助麻黄发汗解表，杏仁为佐药助麻黄宣肺平喘，是为增效，而炙甘草为使药则起到调和诸药且缓和麻、桂峻烈之性的作用。调胃承气汤中大黄泄热通便、荡涤肠胃，芒硝咸寒泻下除热、软坚润燥助大黄通下，加上炙甘草便调和了大黄、芒硝攻下泄热之性使之和缓，且起到顾护脾胃的作用，更适合儿童患者应用。至于经济性，我们认为，贵重药品如麝香、穿山甲、牛黄、紫河车等因种种原因药源紧缺、价格昂贵，当尽量少用或改为代用品，某些中药由人为炒作而价格虚高应当抑制，少数人为获取经济利益而恣意应用高价药品更应当受到谴责。尽量选用效佳、安全、价廉的方药，才是我们使中医药能在更广大范围内推广应用的正道。

西汉淳于意说过："人之所病，病疾多；而医之所病，病道少。"儿科疾病病种尤多，而切合用于现代儿科复杂病症的药方尤难寻觅。我们中医儿科人在认真学习成方、结合临床研究其加减应用的同时，更需要在现代条件下开展临床研究、基础研究，创立更多适用于当今儿科病特点的新方，这也是我们传承弘扬中医药学的重要课题。

第一章

解表剂

第一节　辛温解表剂

麻黄汤

【原文】

（《伤寒论·辨太阳病脉证并治》）

太阳病，头痛，发热，身疼，腰痛，骨节疼痛，恶风，无汗而喘者，麻黄汤主之。

脉浮者，病在表，可发汗，宜麻黄汤。

太阳与阳明合病，喘而胸满者，不可下，宜麻黄汤主之。

太阳病，脉浮紧，无汗，发热，身疼痛，八九日不解，表证仍在，此当发其汗。服药已，微除，其人发烦目瞑。剧者必衄，衄乃解，所以然者，阳气重故也。麻黄汤主之。

麻黄汤方

麻黄三两（去节），桂枝二两（去皮），甘草一两（炙），杏仁七十个（去皮尖）。

上四味，以水九升，先煮麻黄，减二升，去上沫，内诸药，煮取二升半，去滓，温服八合。覆取微似汗，不须啜粥，余如桂枝法将息。

【临证心得】

麻黄汤证的主要证候，如仲景所云：发热，恶风，无汗，头痛，身疼，腰痛，骨节疼痛，气喘，脉浮紧。若加胸满为与阳明合病、若加胁痛为与少阳合病。

麻黄汤用于伤寒太阳病初起，为风寒束表证治疗之重剂。方中用麻黄为君药，发汗解表，宣肺平喘。配以桂枝为臣，取其温经散寒，助麻黄发汗以解表邪。杏仁利肺下气，助麻黄平喘止咳为佐。甘草调和诸药为使。四药组合，共彰发汗解表、宣肺平喘之效。

麻黄汤应用于儿科，主治外感风寒束表，恶寒，发热，无汗，口不渴，咽不红，脉浮数者。头痛剧可加白芷、川芎散寒止痛；身痛甚加羌活、秦艽祛风止痛；鼻流清涕加辛夷、苍耳子消风宣窍；咳嗽加白前、桔梗宣肺止咳；痰多加法半夏、陈皮燥湿化痰；气喘加紫苏子、莱菔子涤痰降气；外寒内热加黄芩、石膏清其内热。

需要注意的是，小儿外感风寒易于化热，本方温散力强，处方以 1～2 剂为妥，药后随时观察，如一汗而表解最佳，若是寒从热化，则当及时转予辛凉之剂。如属外感风寒轻证，临证多改用荆防败毒散加减。

除此之外，麻黄汤加减变化还可以用于多种儿科病症。若是风寒咳嗽，可以本方去桂枝为三拗汤再加止咳化痰药治之。麻黄、桂枝同用有辛温消风、宣通肺窍之功，笔者所创消风宣窍汤即取其宣散外风、内消伏风，再加消风、宣窍之品，治疗小儿鼻鼽肺经虚寒证。小儿风水水肿或阴水复感外邪属于风寒证者以麻黄汤合五苓散加减治疗，正合《素问·汤液醪醴论》"开鬼门，洁净府"之旨。现代还将麻黄作为配伍用药醒神升提，治疗小儿遗尿。

现代药理研究证实，麻黄汤具有抗菌、抗病毒、发汗、解热、镇痛、镇静、抗炎、抗过敏、强心、升高血压、止咳、平喘等多种作用。

本方中麻黄用于发汗解表当用生，若是用于宣肺平喘则当用蜜炙。小儿腠理疏松，麻黄、桂枝同用发汗力强，用量均不宜过大，以药后"微似汗"为佳，不可过汗亡阳。

方药常用剂量：麻黄 1～4g，桂枝 2～8g，杏仁 3～10g，甘草 1～4g。

桂 枝 汤

【原文】

（《伤寒论·辨太阳病脉证并治》）

太阳中风，阳浮而阴弱。阳浮者，热自发；阴弱者，汗自出，啬啬恶寒，淅淅恶风，翕翕发热，鼻鸣干呕者，桂枝汤主之。

太阳病，头痛发热，汗出恶风者，桂枝汤主之。

桂枝汤方

桂枝三两（去皮），芍药三两，甘草二两（炙），生姜三两（切），大枣十二枚（擘）。

上五味，㕮咀三味，以水七升，微火煮取三升，去滓，适寒温，服一升。服已须臾，啜热稀粥一升余，以助药力。温覆令一时许，遍身漐漐微似有汗者益佳，不可令如水流漓，病必不除。若一服汗出病差，停后服，不必尽剂。若不汗，更服，依前法。又不汗，后服小促其间。半日许，令三服尽。若病重者，一日一夜服，周时观之。服一剂尽，病证犹在者，更作服。若汗不出，乃服至二三剂。禁生冷、黏滑、肉面、五辛、酒酪、臭恶等物。

【临证心得】

《注解伤寒论·辨太阳病脉证并治》说："《内经》曰：辛甘发散为阳。桂枝汤，辛甘之剂也，所以发散风邪。《内经》曰：风淫所胜，平以辛，佐以甘苦，以甘缓之，以酸收之。是以桂枝为主，芍药甘草为佐也。《内经》曰：风淫于内，以甘缓之，以辛散之。是以生姜大枣为使也。"成无己引用《内经》论述，精辟地阐释了桂枝汤"发散风邪"的组方依据。

桂枝汤用于太阳中风，主治外感风寒、营卫不和证。方中桂枝温经散寒，解肌发表，是为君药。芍药能和血脉，敛营阴，桂枝与芍药配伍，则一散一收、调和营卫，能使表邪得解、里气以和，为臣药。生姜、大枣佐桂枝、芍药以和营卫。甘草调和诸药。诸药共用，有解肌发表、调和营卫之功。

桂枝汤临床应用，主治外感风寒，风伤卫、寒伤营，恶风畏寒，发热，汗出，头痛，鼻鸣，干呕，不渴，苔白，脉浮缓或浮弱者。《伤寒论》予本方加味、加量，又有多方之设。如桂枝加桂汤再加桂枝二两，增强祛外寒作用，且能降逆平冲，用于烧针被寒，邪气从少腹上冲心胸之奔豚。桂枝加芍药汤再加芍药三两，意在缓急止痛，用于太阳病误下而腹满时痛者。桂枝加大黄汤加芍药三两、大黄二两，治疗太阳病表证未解，兼见腹满大实而痛。桂枝加葛根汤加葛根四两，减桂枝、芍药各一两，治疗外感风邪，邪中太阳经腧，阻滞津液不能布敷，经脉失于濡养，以致项背强几几之证。

桂枝汤在儿科有广泛的应用,除治疗外感风寒表证用本方为平和之剂外,还被加减变化用于多种内伤杂病。例如:汗证营卫失调证,用本方加龙骨、牡蛎,为桂枝加龙骨牡蛎汤,治疗卫阳不足、营阴失守,汗出遍身而抚之不温者。反复呼吸道感染营卫失调证,用本方加黄芪去甘草,为黄芪桂枝五物汤,治疗卫表失于固护,反复外感,恶风畏寒,多汗而不温者。胃脘痛脾胃虚寒证,用本方加黄芪、饴糖,为黄芪建中汤,治疗胃痛隐隐,喜暖喜按者。腹痛脾胃虚寒证,用本方重用芍药再加饴糖,为小建中汤,治疗腹中拘急疼痛,喜温喜按者。心悸心阳亏虚证,用本方加附子,为桂枝加附子汤,治疗心悸不定,胸闷气短,形寒肢冷,脉细弱者。痹病行痹证,用本方去大枣加知母、麻黄、白术、防风、附子,为桂枝芍药知母汤,治疗全身肢节疼痛,身体羸瘦,脚肿,头眩,气短,泛恶欲吐者。

本方中桂枝用量差异较大,当视阳气亏虚程度、患儿年龄大小而定。芍药多用白芍,取其和营、敛阴、缓急、平肝之功。本方对于表实无汗,表郁里热,不汗出而烦躁,以及温病初起即见里热口渴、脉数等证,不宜使用。

本方后仲景所注煎服法值得注意。如"适寒温,服一升。服已须臾,啜热稀粥一升余,以助药力。"温服、啜热稀粥可以协助发汗解表,但"遍身漐漐微似有汗者益佳,不可令如水流漓,病必不除。"在小儿还有损伤阳气之忧。

方药常用剂量:桂枝 2 ~ 10g,芍药 4 ~ 12g,甘草 2 ~ 4g,生姜 2 ~ 6g,大枣 5 ~ 12g。

荆防败毒散

【原文】

(《摄生众妙方·诸疮门》)

荆防败毒散:治疮肿初起。

羌活、独活、柴胡、前胡、枳壳、茯苓、荆芥、防风、桔梗、川芎各一钱五分,甘草五分。

上用水一盅半,煎至八分。温服。

【临证心得】

荆防败毒散《摄生众妙方》原用于"治疮肿初起"，依处方组成分析，当属于初起见风寒表证而疮肿初现者。现代就其方剂组成应用于儿科临床，主要用于治疗风寒感冒初起，恶寒发热，头痛身疼，舌苔薄白，脉浮者，或疮肿初起，见表寒证者。

本方以荆芥、防风、羌活辛温解表，发散风寒为主药；辅以柴胡解表清热，独活祛风除湿，川芎活血祛风，前胡、桔梗宣肺止咳，枳壳理气宽中，茯苓利湿和中，甘草调和诸药。诸药协同，具有疏风解表，宣肺败毒作用。

本方常用于治疗小儿风寒感冒。常用药物：荆芥、防风、羌活、紫苏叶解表散寒；桔梗宣肺利咽；前胡宣肺化痰；甘草调和诸药。头痛项强明显加葛根、川芎散寒止痛；全身酸痛加桂枝、秦艽通络止痛；咳声重浊加白前、紫菀宣肺止咳；痰多加清半夏、陈皮燥湿化痰；呕吐加姜半夏、旋覆花降逆止呕。

荆防败毒散加减化裁还被用于儿科多种病证。例如：外感风寒未解里热已起，可加黄芩、石膏清热泻火；疮疡肿毒初起宜加白芷、金银花消肿解毒，疮疡红肿热痛则改用仙方活命饮加减；若是湿困脾胃，纳呆，舌苔白腻，去甘草，加藿香、厚朴化湿和胃。痛痹证肢体关节疼痛较剧、屈伸不利，加麻黄、细辛、制川乌逐寒祛风止痛。在本方基础上加入麻黄、蝉蜕、蒺藜、地肤子等消风药物，可祛风止痒，用以治疗荨麻疹风寒外袭证等皮肤病。

荆防败毒散药性偏温燥，凡里有实热或阴虚内热者不宜单独应用。

方药常用剂量：羌活 3～10g，独活 3～10g，柴胡 3～10g，前胡 3～10g，枳壳 3～6g，茯苓 3～10g，防风 3～10g，桔梗 3～6g，川芎 3～10g，甘草 2～4g。

葛 根 汤

【原文】

(《伤寒论·辨太阳病脉证并治》)

太阳病，项背强几几，无汗，恶风，葛根汤主之。

太阳与阳明合病者，必自下利，葛根汤主之。

葛根汤方

葛根四两，麻黄三两（去节），桂枝二两（去皮），生姜三两（切），甘草二两（炙），芍药二两，大枣十二枚（擘）。

上七味，以水一斗，先煮麻黄、葛根，减二升，去沫，内诸药，煮取三升，去滓。温服一升，复取微似汗。余如桂枝法将息及禁忌。诸汤皆仿此。

【临证心得】

葛根汤，仲景用治太阳病项背强几几、无汗、恶风，又治太阳与阳明合病自下利。前者是其发汗解表、生津舒筋的作用，后者是其开宣肺气、升提津液的作用。

葛根汤以葛根为君药，其功用生津液、濡筋脉；桂枝与麻黄疏散风寒、发汗解表；芍药、甘草生津养液、缓急止痛；生姜、大枣调和脾胃、鼓舞胃气。全方功能发汗解表、生津舒筋，因而可用于治疗风寒束表、太阳经输不利或内迫大肠，即外感风寒表实、项背强、无汗恶风或自下利的证候。

本方在儿科临床，主要用于以恶寒发热无汗、项背拘急不舒为主症的普通感冒、时疫感冒风寒束表证。流行性脑脊髓膜炎、流行性乙型脑炎初起，常有项强不舒的症状，其显示风寒表证者也可以采用本方，若其后邪热炽盛而颈项强直，也可以在清卫解表、清气解毒的同时，加入葛根以舒筋缓急。泄泻之风寒泻证，表寒证重无汗者可用全方，轻者有汗则可去麻黄而用，有解表散寒、升阳止泻的作用。患儿如头痛剧者，加蔓荆子、藁本祛风止痛；兼有呕逆者，加半夏、竹茹和胃降逆；大便稀薄者，加苍术、防风炭燥湿止泻。

方药常用剂量：葛根 2～10g，麻黄 1～4g，桂枝 2～6g，芍药 3～10g，大枣 5～12g，生姜 2～6g，甘草 1～4g。

九味羌活汤

【原文】

（《此事难知·太阳证·易老解利法》）

经云：有汗不得服麻黄，无汗不得服桂枝。若瘥，服则其变不可胜数，故立此法，使不犯三阳禁忌，解利神方。

九味羌活汤

羌活，防风，苍术，细辛，川芎，香白芷，生地黄，黄芩，甘草。

以上九味虽为一方，然亦不可执，执中无权，犹执一也，当视其经络前后左右之不同，从其多少大小轻重之不一，增损用之，其效如神。（即此是口传心授）

㕮咀。水煎服。若急汗，热服，以羹粥投之；若缓汗，温服之，而不用汤投之也。

脉浮而不解者，先急而后缓。脉沉而不解者，先缓而后急。

九味羌活汤不独解利伤寒，治杂病有神。

中风行经者，加附子；中风秘涩者，加大黄。中风并三气合而成痹等证，各随十二经上、下、内、外、寒、热、温、凉、四时、六气，加减补泻用之。炼蜜作丸尤妙。

【临证心得】

王好古是金元时期论伤寒有独到见解的医学家。他对所立九味羌活汤方义有自己的阐释：羌活，治太阳肢节痛君主之药也，然非无以为主也，乃拨乱反正之主，故大无不通、小无不入关节痛非此不治也；防风，治一身尽痛乃军卒中卑下之职，一听军令，而行所使引之而至；苍术，别有雄壮上行之气，能除湿，下安太阴，使邪气不纳传之于足太阴脾；细辛，治足少阴肾苦头痛；川芎，治厥阴头痛在脑；香白芷，治阳明头痛在额；生地黄，治少阴心热在内；黄芩，治太阴肺热在胸；甘草，能缓里急调和诸药。

《此事难知》九味羌活汤主治伤寒太阳病，其方未用麻黄、桂枝，以防其瘥后生变。方中羌活为君药，入太阳经，擅解表散寒、祛风除湿、通痹止痛；防风入太阳经，善祛风胜湿；苍术入太阴经，燥湿健脾、祛风散寒；细辛入少阴经，白芷入阳明经，川芎入少阳、厥阴经，俱能祛风散寒止痛，为臣药；生地黄、黄芩共为佐药以护阴清热，并可制前药之燥热。甘草调和诸药为使。九药合方，六经分治，而以疏利太阳为主，可祛风寒湿邪而解表、行气血并治心胸积热而通里，同治内外。另所谓分经论治，如治疗头痛按部位分经选药，均为有理有据的经验之谈。

作者虑太阳病用麻黄、桂枝辛烈温散而有过汗伤正之虞，于小儿肺卫不足、腠理不密之体尤为切合。儿科应用此方于外感风寒湿邪，肌表经腧不利者，可兼取疏风、散寒、除湿之功；辛温解表易伤阴津，加生地黄可护阴清热；儿科外感风寒易于化热，或体内本有蕴热，加黄芩清其内热。因而本方可用于小儿风寒湿外感兼内有蕴热的证候，症见恶寒发热，无汗，头痛项强，肢体酸楚疼痛，口苦微渴，舌苔白或微黄，脉浮或浮紧者。

此外，本方在儿科可经加减变化而用于痹病多个证候，如加桂枝、豨莶草治疗行痹，加制川乌、麻黄治疗痛痹，加独活、秦艽治疗着痹等。

方药常用剂量：羌活 3～10g，防风 3～10g，苍术 3～10g，细辛 1～3g，川芎 3～10g，白芷 3～10g，生地黄 3～10g，黄芩 3～10g，甘草 2～4g。

第二节　辛凉解表剂

银 翘 散

【原文】

（《温病条辨·卷一·上焦篇·风温，温热，温疫，温毒，冬温》）

太阴风温、温热、温疫、冬温，初起恶风寒者，桂枝汤主之；但热不恶寒而渴者，辛凉平剂银翘散主之。温毒、暑温、湿温、温疟不在此例。

太阴温病，恶风寒，服桂枝汤已，恶寒解，余病不解者，银翘散主之；余证悉减者，减其制。

辛凉平剂银翘散方

连翘一两，银花一两，苦桔梗六钱，薄荷六钱，竹叶四钱，生甘草五钱，芥穗四钱，淡豆豉五钱，牛蒡子六钱。

上杵为散，每服六钱，鲜苇根汤煎，香气大出，即取服，勿过煎。肺药取轻清，过煎则味浓而入中焦矣。病重者，约二时一服，日三服，夜一服；轻者，三时一服，日二服，夜一服；病不解者，作再服。

【临证心得】

银翘散为辛凉解表清热名方，吴瑭言其乃"辛凉平剂"，功擅辛凉透表，清热解毒，对于感冒及多种热病初起皆用为主方。本病在儿科主要用于治疗温病初起，发热无汗，或有汗不畅，微恶风寒，头痛口渴，咳嗽咽痛，舌质红，苔薄白或薄黄，脉浮数者。

本方中金银花、连翘取其甘寒、苦寒之性清解热毒；薄荷、淡豆豉、荆芥穗取其辛散之力，驱邪从表外泄；竹叶、芦根清热生津；桔梗合牛蒡子疏风宣肺，解毒利咽。诸药相合，使外感邪热外透内清得以祛除。

本方于大队辛凉解表药中加入辛温之荆芥穗一味，可增强辛散透表之功。并在煎煮过程中强调了"即取服，勿过煎"。现代药理研究亦表明，银翘散具有解热、镇痛、抗菌、抗病毒、解毒、抗炎、抗过敏等多种作用，方中金银花、连翘、薄荷、荆芥穗等均含挥发油，其挥发油为主要有效成分之一，故忌久煎。

银翘散在儿科临床广泛用于感冒、乳蛾、喉痹、肺炎喘嗽、麻疹、水痘、手足口病、痄腮等多种急性感染性疾病初期风热犯表证。无论病毒感染、细菌感染均可用之。配伍辛温解表之品荆芥发表力强，若是兼胃气不和可改用紫苏叶、头痛重者改用白芷、鼻窍不利者改用防风，高热者常加鸭跖草。笔者在临证时若见疑为病毒感染，热毒炽盛者，常选加大青叶、贯众、拳参、蚤休、板蓝根等；疑为细菌感染，热炽咽赤者，常加鱼腥草、蒲公英、野菊花、土牛膝等。乳蛾肿痛化脓者加败酱草、紫花地丁、冬瓜子、皂角刺等消痈排脓；鼻塞多涕加辛夷、苍耳子、黛蛤散、鱼脑石宣通肺窍；咳嗽阵作加杏仁、前胡、远志、百部宣肺止咳；喉中痰嘶加浙贝母、黛蛤散、天竺黄、瓜蒌皮清肺化痰；耳内疼痛者加蔓荆子、佛耳草、栀子、蒲公英解毒宣窍；痄腮肿痛加柴胡、黄芩、郁金、夏枯草清利少阳；皮肤疹点隐现加葛根、蝉蜕、西河柳、浮萍发表透疹等。

方药常用剂量：金银花 3～10g，连翘 3～10g，桔梗 2～6g，薄荷（后下）

3 ~ 6g，竹叶 3 ~ 10g，荆芥穗 3 ~ 10g，淡豆豉 3 ~ 10g，牛蒡子 3 ~ 10g，甘草 2 ~ 4g。

麻黄杏仁甘草石膏汤

【原文】

（《伤寒论·辨太阳病脉证并治》）

发汗后，不可更行桂枝汤。汗出而喘，无大热者，可与麻黄杏仁甘草石膏汤主之。

下后，不可更行桂枝汤，若汗出而喘，无大热者，可与麻黄杏子甘草石膏汤。

麻黄杏仁甘草石膏汤方

麻黄四两（去节），杏仁五十个（去皮尖），甘草二两（炙），石膏半斤（碎，绵裹）。

上四味，以水九升，先煮麻黄，减二升，去上沫，内诸药，煮取二升半，去滓。温服一升。

【临证心得】

麻黄杏仁甘草石膏汤，为麻黄汤去桂枝加石膏而成。仲景云："发汗后……汗出而喘，无大热者。"言其本为表证，应用桂枝汤发汗解表后，汗出、热减，本当邪祛正安，但反增喘证，说明表邪入里，肺热壅盛，宣肃失司，故治当清宣肺热而散邪，疏解肺郁而止咳喘，用麻黄杏仁甘草石膏汤。

麻黄杏仁甘草石膏汤选用炙麻黄，宣肺开表，以达"火郁发之"；配伍石膏，且石膏用量倍于麻黄，乃辛温发表变辛凉宣透之法，以奏辛凉宣泄之功。杏仁降气以助麻黄止咳喘，并以润肠通便之效助通腑泄热。甘草益气和中，调和诸药。全方四味，可达清肺平喘之效，如李士材《伤寒括要·太阳篇七十三方》所言："俟表里之邪尽彻，则不治喘、汗，喘、汗自止矣。"

儿科临床多用本方治疗小儿肺炎喘嗽、咳嗽、哮喘、麻疹、顿咳等属风热郁肺、痰热闭肺之病证。症见肺热喘促，咳嗽气逆，甚则气急、鼻翼扇动，有汗或无汗，身热不解，口渴，脉滑数，苔薄黄者。

临证常以本方配伍葶苈大枣泻肺汤加清肺涤痰活血之品治疗肺炎喘嗽痰热闭肺证、哮喘痰热阻肺证。本方另加细茶，可增肃肺化痰之功，即五虎汤。据证情，咳嗽频作可加桔梗、前胡、枇杷叶宣肺止咳；喘息痰鸣可加桑白皮、葶苈子、紫苏子泻肺涤痰；肺热壅盛可加黄芩、栀子、鱼腥草清宣肺热；喘鸣发绀可加虎杖、丹参、地龙解毒活血、解痉平喘。笔者多年来专注于小儿肺炎喘嗽的研究，在麻黄杏仁甘草石膏汤基础上，加宣肺止咳之前胡、肃肺平喘之桑白皮、泻肺涤痰之葶苈子、解毒活血之虎杖、清肺解热之黄芩等，研制了清肺口服液，应用于痰热闭肺证，经多中心、大样本、随机、对照临床观察，取得满意的疗效。

方药常用剂量：麻黄 2～4g，杏仁 3～10g，石膏 10～30g，甘草 2～4g。

越 婢 汤

【原文】

（《金匮要略·水气病脉证并治》）

风水：恶风，一身悉肿，脉浮，不渴，续自汗出，无大热，越婢汤主之。

越婢汤方

麻黄六两，石膏半斤，生姜三两，甘草二两，大枣十五枚。

上五味，以水六升，先煮麻黄，去上沫，内诸药，煮取三升，分温三服。恶风者加附子一枚炮，风水加术四两。

【临证心得】

越婢汤，如《金匮要略方义》所言："本方为治疗风水而肺胃有郁热之主要方剂。风水为病，乃风邪外袭，肺气不宣，水道失调，风水相击于肌表所致。治当解表祛风，宣肺行水。方中以麻黄为君药，发汗解表，宣肺行水；佐以生姜、大枣增强发越水气之功，使风邪水气从汗而解，尤可藉宣肺通调水道之力，使水邪从小便而去。因肺胃有热，故加石膏以清其热。使以甘草，调和药性，与大枣相伍，则和脾胃而运化水湿之邪。综合五药，乃为发越水气、清泄里热之剂。"

小儿肺脾肾不足，外感风水之邪，势急而在表，故见全身肌肤肿胀。越婢汤可用于小儿急性肾小球肾炎、慢性肾炎急性发作、紫癜性肾炎、特发性水肿等水气病风水夹热证，其症见发热，恶风寒，汗出，口渴，一身悉肿，脉浮等。

越婢汤方中重用麻黄以"开鬼门"，配生姜以宣散发越，石膏辛凉以清内郁之里热。甘草、大枣和中以助药力。诸药相合则可发汗行水，宣肺泄热。若风水肿势较甚，可加白术健脾燥湿，麻黄、白术配伍可行表里之湿。若汗出恶风损伤阳气，可稍加附子以回阳止汗。临证亦可加连翘、益母草、茯苓、车前草等以增清热利湿消肿之功。

方药常用剂量：麻黄 3～6g，石膏 10～20g，甘草 2～4g，大枣 2～3 枚，生姜 2～3 片。

柴葛解肌汤

【原文】

（《万氏秘传片玉心书·卷之五·发热门》）

小儿凡病有热，症既不同，治亦多异，须分虚实，不可妄用汗下也。

伤风发热，其症汗出，身热，呵欠，目赤涩，多睡，恶风喘急，此因解脱受风所致。宜疏风解肌退热，先服柴葛解肌汤，发去风邪，热退之时，再服凉惊丸，以防内热。

柴葛解肌汤

柴胡、干葛、黄芩、桂枝、赤芍、人参、甘草、竹叶七皮，姜、枣引。

【临证心得】

柴葛解肌汤有同名异方多首，临床采用明代陶节庵《伤寒六书·卷三·杀车槌法方》者较多，其处方组成：柴胡、干葛、甘草、黄芩、羌活、白芷、芍药、桔梗。原书载："治足阳明胃经受邪，目疼，鼻干，不眠，头疼，眼眶痛，脉来微洪，宜解肌，属阳明经病。"本书所录为万全《万氏秘传片玉心书》方，成书于《伤寒六书》之后，万氏方较陶氏方减羌活、白芷、桔梗辛温之品，增人参、甘草、竹叶益气、清热，对小儿体虚解脱受风而外感发热之证更为适宜。

柴葛解肌汤以柴胡、葛根解肌发表为君；黄芩清内郁之热为臣；桂枝、赤芍和营泄热，人参益气护卫，竹叶凉散风热为佐；生姜、大枣和营卫、健脾胃，甘草调和诸药为使。诸药相配，共奏疏风清热，解肌和营之效。

本方功擅疏风退热，解肌和营，可用于治疗发热、恶风、汗出、脉浮数等小儿外感伤风发热者。如患儿热势较高，或外感时邪，可加石膏清气分之热，重楼、鸭跖草、拳参等清解时邪之毒。

方药常用剂量：柴胡 3 ～ 10g，葛根 3 ～ 10g，黄芩 3 ～ 10g，桂枝 2 ～ 6g，赤芍 3 ～ 10g，人参（党参）3 ～ 10g，甘草 2 ～ 4g，竹叶 3 ～ 10g，大枣 5 ～ 12g，生姜 2 ～ 6g。

升麻葛根汤

【原文】

（《太平惠民和剂局方·卷二·治伤寒》）

升麻葛根汤：治大人、小儿时气温疫头痛发热，肢体烦疼，及疮疹已发及未发，疑二之间，并宜服之。

升麻、白芍药、甘草（炙）各十两，葛根十五两。

上为粗末。每服三钱，用水一盏半，煎取一中盏，去滓。稍热服，不计时候，日二三服，以病气去，身清凉为度。小儿量力服之。

【临证心得】

陈修园在《医学从众录·伤寒附法》中对升麻葛根汤作了很好的概述与发挥："升葛芍草表阳明，下利斑疹两收功。麻黄太阳无汗入，柴芩同病少阳经。"本方原用于麻疹病初起，麻疹未发或发而未透，症见发热恶风，头痛，肢体痛，喷嚏，目赤流泪，口渴，舌红苔干，脉浮数者。其功效辛凉解肌，透疹解毒。

升麻葛根汤方中升麻辛甘微寒，入肺、胃经，解肌透疹，清热解毒，为君药。葛根辛凉，外开腠理以发汗、透疹，内则生津清热，为臣药。芍药和营泄热，甘草益气解毒，并为佐药，助升麻、葛根透疹，解毒清热，且芍、草相合，养阴和中，汗出疹透而不伤正。

小儿形气未充，抗御外邪的能力低下，故易为疫疬之邪侵袭而患发热出疹性疾病。疹为阳毒，以透疹外泄而解毒为上策，若是疹毒内陷，则可产生肺炎喘嗽甚至邪陷心肝等变证，如《万氏家传痘疹心法·疹毒症治歌括》说："疹毒从来解在初，出尽毒解忧可无。腹中胀痛邪犹伏，喘促昏沉命必殂。"升麻葛根汤中升麻解肌透疹而解毒，葛根解肌透疹且生津，临证加荆芥、防风、薄荷、西河柳等疏风解表透疹则效力更佳。现代亦加减而用于小儿外感风热时疫表证，或痤疮、玫瑰糠疹等皮肤疾病，以及眉棱骨痛、三叉神经痛等阳明经头面疼痛。

方药常用剂量：升麻 3 ～ 10g，葛根 3 ～ 10g，芍药 3 ～ 10g，炙甘草 2 ～ 4g。

新加香薷饮

【原文】

（《温病条辨·卷一·上焦篇·暑温》）

《金匮》谓太阳中暍，发热恶寒，身重而疼痛，其脉弦细芤迟，小便已，洒然毛耸，手足逆冷，小有劳，身即热，口开，前板齿燥。若发其汗，则恶寒甚，加温针，则发热甚，数下，则淋甚。可与东垣清暑益气汤。

手太阴暑温，如上条证，但汗不出者，新加香薷饮主之。

新加香薷饮方（辛温复辛凉法）

香薷二钱，银花三钱，鲜扁豆花三钱，厚朴二钱，连翘二钱。

水五杯，煮取二杯。先服一杯，得汗止后服；不汗再服；服尽不汗，再作服。

【临证心得】

新加香薷饮，吴瑭自言："温病最忌辛温，暑病不忌者，以暑必兼湿，湿为阴邪，非温不解，故此方香薷、厚朴用辛温，而余则佐以辛凉云。"本方可用于治疗小儿夏季冒受暑湿的感冒、流行性感冒、夏季热等"暑温"病。

新加香薷饮由《太平惠民和剂局方》香薷散化裁而来，于原方扁豆易为扁豆花，加金银花、连翘而成，但前方以散寒化湿见长，本方则药性偏凉，擅于清热解暑。小儿暑温病多见恶寒发热，身重酸痛，面赤口渴，胸闷不舒，无汗或汗出热不解，舌苔白腻或黄腻，脉浮数等症状。本方中香薷辛温，为"夏月之麻黄"，解表祛暑化湿；厚朴苦辛温而气香，能下气除满化湿；加金银花、连翘、扁豆花，以"辛温复辛凉"，主治夏季感寒、暑湿内蕴、寒轻暑重之证。

本方用于小儿暑温证。常用加减法：暑热重者加黄连、栀子、淡豆豉清热泻火；暑湿重者加佩兰、藿香、六一散祛暑化湿；呕吐者加竹茹、姜半夏、陈皮降逆止呕；泄泻者加苍术、黄连、车前子清肠燥湿。

方药常用剂量：香薷 3 ～ 10g，厚朴 3 ～ 10g，连翘 3 ～ 10g，金银花 3 ～ 10g，扁豆花 3 ～ 10g。

柴胡葛根汤

【原文】

（《外科正宗·卷四·伤寒发颐第四十》）

柴胡葛根汤

柴胡葛根汤花粉，甘草连翘牛子芩，石膏桔梗升麻等，伤寒颐毒效多灵。

治颐毒表散未尽，身热不解，红肿坚硬作痛者。

柴胡、天花粉、干葛、黄芩、桔梗、连翘、牛蒡子、石膏各一钱，甘草五分，升麻三分。

水二盅，煎八分。不拘时服。

【临证心得】

柴胡葛根汤，原用治小儿发颐邪毒表散未尽，身热未解，红肿坚硬作痛。其病在少阳、阳明二经，治以清热解表，消肿止痛。

柴胡葛根汤方中柴胡入少阳经以泄热透表、葛根入阳明经以解肌发表，二药为君，使少阳、阳明二经之邪热壅结得以消解。柴胡、黄芩配伍清利少阳经热；连翘、牛蒡子、桔梗解表清热、透肌散邪；石膏、升麻内清肺胃之火、外解肌表之热；天花粉清热生津。足少阳胆经、手少阳三焦经行于耳后、颈侧，足阳明胃经、手阳明大肠经行于腮后、颈侧，故颈侧、腮部病变多从少阳、阳明二经立论，其热毒壅结者便多从清利二经热毒、散结消肿治疗，柴胡葛根汤可为基本方。

柴胡葛根汤常用于治疗发颐（化脓性腮腺炎）、痄腮（流行性腮腺炎）、颈部瘰核（颈淋巴结炎）等小儿颌下部热毒壅结之证，病属热毒壅结少阳、阳明二经者。腮部红肿热痛者，加金银花、蒲公英、紫花地丁清热解毒；腮肿不红边缘不清者，加板蓝根、夏枯草、僵蚕散结消肿；肿胀质硬者，加赤芍、牡丹皮、僵蚕、郁金疏经活血、化痰散结；大便秘结者，加大黄、虎杖通腑泄热。

方药常用剂量：柴胡 3～10g，天花粉 3～10g，葛根 3～10g，黄芩 3～10g，桔梗 3～10g，连翘 3～10g，石膏 10～30g，牛蒡子 3～10g，甘草 2～4g，升麻 2～6g。

第三节　扶正解表剂

败　毒　散

【原文】

（《小儿药证直诀·卷下·诸方》）

败毒散：治伤风、瘟疫、风湿，头目昏暗，四肢作痛，憎寒壮热，项强睛疼，或恶寒咳嗽，鼻塞声重。

柴胡（洗，去芦）、前胡、川芎、枳壳、羌活、独活、茯苓、桔梗（炒）、人参各一两，甘草半两。

上为末，每服二钱。入生姜、薄荷煎，加地骨皮、天麻。或咬咀，加蝉蜕、防风。治惊热可加芍药、干葛、黄芩。无汗加麻黄。

【临证心得】

败毒散为钱乙小儿方，用治伤风、瘟疫、风湿病风寒湿束表而气虚者，如《医方考·瘟疫门》曰："培其正气，败其邪毒，故曰败毒。"乃因小儿素体薄弱，气虚而外感风寒湿邪，症见恶寒发热，头目昏暗，四肢作痛，无汗，脉浮而重按无力，故以败毒散散寒祛湿，益气解表。

本方以羌活、独活共用，祛风散寒，除湿止痛，可祛一身之风寒湿邪，为君药。柴胡解表退热；川芎行气活血，宣痹止痛，共为臣药。桔梗、枳壳宣肃肺气，配前胡、茯苓化痰止咳，皆为佐药。再佐人参、甘草，益气扶正以鼓邪外出。

本方疏导经络，表散邪滞，其随证加减变方甚多，如汪昂《医方集解·发表之剂第二》说："有风热，加荆芥、防风，名荆防败毒散，亦治肠风下血清鲜。本方去人参，加连翘、金银花，名连翘败毒散，治疮毒。除人参，加黄芩，名败毒加黄芩汤，治温病不恶风寒而渴。去人参，加大黄、芒硝，名硝黄败毒散，消热毒壅积。败毒散合消风散，名消风败毒散，治风毒瘾疹，及风水、皮水在表，宜从汗解者。本方加陈廪米，名仓廪散，治噤口痢。"败毒散以解表为主，佐以益气，使扶正以助益气、祛邪而不伤正，是益气解表的常用方，可用于治疗小儿感冒、咳嗽、哮喘、痹病等疾病的气虚外感证，加减变化更可扩展其应用范围。

方药常用剂量：柴胡3～10g，前胡3～10g，川芎3～10g，枳壳3～10g，羌活3～10g，独活3～10g，茯苓3～10g，桔梗2～8g，人参3～10g，甘草2～4g。

再 造 散

【原文】

（《伤寒六书·杀车槌法·秘用三十七方就注三十七槌法》）

再造散：治患头疼发热，项脊强，恶寒无汗，用发汗药二三剂，汗不出者。庸医不识此证，不论时令，遂以麻黄重药，及火劫取汗，误人死者多矣。殊不知阳虚不能作汗，故有此证，名曰无阳证。

黄芪，人参，桂枝，甘草，熟附，细辛，羌活，防风，川芎，煨生姜。夏月加黄芩、石膏，冬月不必加。

水二盅，枣二枚，煎至一盅。槌法，再加炒芍药一撮，煎三沸。温服。

【临证心得】

再造散用于阳气虚弱、外感风寒表证，功善助阳益气，散寒解表。临证用于治疗阳虚而外感风寒，或外感风寒发汗太过伤阳者。症见恶寒发热，热轻寒重，无汗肢冷，倦怠嗜卧，面色苍白，语言低微，舌淡苔白，脉沉无力或浮大无力者。

再造散方中以桂枝、羌活为君，防风、细辛为臣，君臣相合疏风散寒，佐以熟附子温阳，黄芪、人参益气扶正以达邪，配桂枝、白芍调和营卫，姜、枣和胃益气以助解表散邪，甘草调和药性。诸药相合，共成助阳益气，散寒解表之功。

本方在儿科主要用于阳虚质患儿外感风寒表证。夏月暑热蒸盛者加黄芩、石膏祛暑清热。目前临床也常用于特禀质患儿素体阳虚，伏风内潜，外感风寒邪气，而致小儿鼻鼽肺气虚寒之证，可加入辛夷、苍耳子、地龙、蝉蜕等消风宣窍之品。需要注意的是，此方中桂枝、附子、细辛、生姜等均为辛温助阳通窍之品，如以肺卫阳虚为主可只用桂枝、细辛，兼脾阳虚加生姜、肾阳虚加附子，亦需防温燥过度助阳伤阴。

方药常用剂量：黄芪 $5 \sim 15g$，人参 $3 \sim 8g$，桂枝 $3 \sim 6g$，甘草 $2 \sim 4g$，熟附子 $2 \sim 4g$，细辛 $2 \sim 3g$，羌活 $3 \sim 6g$，防风 $3 \sim 6g$，川芎 $3 \sim 10g$，煨生姜 $3 \sim 5g$。

麻黄附子细辛汤

【原文】

（《伤寒论·辨少阴病脉证并治》）

少阴病，始得之，反发热，脉沉者，麻黄附子细辛汤主之。

麻黄附子细辛汤方

麻黄二两（去节），细辛二两，附子一枚（炮，去皮，破八片）。

上三味，以水一斗，先煮麻黄，减二升，去上沫，内诸药，煮取三升，去滓。温服一升，日三服。

【临证心得】

麻黄附子细辛汤原治太少两感，阳虚感寒之证。明·吴崑《医方考·伤寒门》曰："有太阳之表热，故用麻黄以发汗；有少阴之里寒，故用辛、附以温中。"本方功用温里助阳、散寒解表，常用于治疗阳虚外感之风寒表证，症见发热，恶寒甚剧，无汗，神疲蜷卧，舌苔白，脉沉微者。

本方以麻黄为君，辛温发散，发汗解表；制附子为臣，辛热温阳，助麻黄鼓邪外出；细辛性善走窜，外可助麻黄祛风散寒解表，内可协附子温里散寒助阳，且有合麻黄消风宣通肺窍之功。

近年来，笔者常取本方用于特禀质兼阳虚质小儿肺经虚寒、伏风引动之疾患，基本证象符合阳虚感寒、又由外风引动伏风而发病者。如鼻鼽，鼻塞、鼻痒、喷嚏、清涕横流者，常加辛夷、苍耳子、白芷、蒺藜等消风宣窍之品；风咳、频咳、咽痒、恶风寒、咽不红者，常加炙紫菀、蝉蜕、百部、五味子等敛肺抑风之品；哮喘，喘促气急、痰吼哮鸣、恶寒肢凉者，常加紫苏子、白芥子、射干、杏仁等涤痰平哮之品。

本方中附子、细辛皆为辛热有毒之品，应确认病属阳气虚寒证方可应用。且附子之炮制、先煎，细辛用量以不超过3g为宜，均值得注意。

方药常用剂量：麻黄2～5g，制附子2～6g，细辛1～3g。

加减葳蕤汤

【原文】

（《重订通俗伤寒论·六经方药·发汗剂》）

加减葳蕤汤：滋阴发汗法。俞氏经验方。

生葳蕤二钱至三钱，生葱白二枚至三枚，桔梗一钱至钱半，东白薇五分至一钱，豆豉三钱至四钱，苏薄荷一钱半，炙草五分，红枣两枚。

【临证心得】

加减葳蕤汤由《备急千金要方》葳蕤汤减麻黄、独活、杏仁、川芎、青木香、石膏，加葱白、豆豉、薄荷、桔梗、红枣而成，故名"加减葳蕤汤"。方中葳蕤即玉竹。

《重订通俗伤寒论》说："方以生玉竹滋阴润燥为君，臣以葱、豉、薄、桔疏风散热，佐以白薇苦咸降泄，佐以甘草、红枣甘润增液，以助玉竹之滋阴润燥，为阴虚之体感冒风温，以及冬温咳嗽，咽干痰结之良剂。"

加减葳蕤汤功擅滋阴清热，发汗解表。临证可用于治疗小儿阴虚外感风热证，症见头痛身热，微恶风寒，无汗或有汗不多，咳嗽，心烦，口渴，咽干，舌红，脉细数者。

小儿"稚阴未长"，精、血、津液等有形之物未曾充实成熟，阴虚质患儿更常显不足，外感风热又易伤阴津，故易见阴虚阳亢之虚热证。对于小儿阴虚外感风热之证，临证如见津伤烦热者，可加天花粉、竹叶、芦根清热生津除烦；阴虚肺热咳嗽者，酌加炙紫菀、百合、川贝母清热润肺止咳。

常用剂量：玉竹 3～10g，淡豆豉 4～12g，葱白 3～10g，桔梗 2～8g，薄荷 3～6g，白薇 3～6g，炙甘草 2～4g，大枣 5～12g。

第二章

清热剂

第一节　清气分热剂

白虎汤

【原文】

（《伤寒论·辨太阳病脉证并治》）

伤寒脉浮滑，此表有热、里有寒，白虎汤主之。

（《伤寒论·辨阳明病脉证并治》）

三阳合病，腹满身重，难以转侧，口不仁，面垢，谵语遗尿。发汗则谵语，下之则额上生汗，手足逆冷。若自汗出者，白虎汤主之。

白虎汤方

知母六两，石膏一斤（碎），甘草二两，粳米六合。

上四味，以水一斗，煮米熟，汤成，去滓。温服一升，日三服。

【临证心得】

白虎汤被谓为"寒剂之祖方"。柯韵伯云："阳明邪从热化，故不恶寒而恶热；热蒸外越，故大汗出；热灼胃中，故渴欲饮水；邪盛于经，故脉滑，然邪犹在经，故兼浮也。盖阳明属胃，外主肌肉，虽内外大热而未实，终非苦寒之药所宜也。"因此，使用本方，以大热、大汗、大渴、脉洪大有力等证为依据。

白虎汤重用石膏为君，辛甘大寒，配伍知母为臣，苦寒质润，能清阳明气分大热，并滋阴润燥、止渴除烦，使清热而不伤阴。粳米、甘草共为佐药，益胃生津，防大寒伤中之弊。历来用于外感热病见阳明气分大热，高热、神烦、津伤者，以此方化裁。药理研究报道本方具有有效抑制细胞因子的释放，调节机体免疫功能，促进肠蠕动，降低内生性致热源和中枢致热介质，拮抗自由基损伤等抗炎清热作用。

白虎汤作为辛寒清热生津之重剂，儿科临证加减化裁应用广泛，可用于治疗儿科多种外感热病，如肺炎喘嗽、病毒性脑炎、流行性脑脊髓膜炎等病阳明热盛，或各种温病热在气分，症见壮热面赤，烦渴引饮，口舌干燥，大汗出，脉洪大有力者。如属卫气同病，热毒较重，可合银翘散，加金银花、连翘、薄荷、板蓝根等解表清热之品；气分热毒深重，可合黄连解毒汤，加黄芩、黄连、栀子、大黄等清热解毒之品；气营两燔者，可合清营汤，加水牛角、生地黄、牡丹皮、玄参等清营泄热之品。前人也有多个白虎汤类方之设：如为暑热病身大热而气津两伤者，《伤寒论》加人参为白虎加人参汤；如为湿温病身热胸痞，汗多，舌质红，苔白腻者，《类证活人书》加苍术为白虎加苍术汤；如为风湿热痹壮热、关节肿痛，《金匮要略》加桂枝为白虎加桂枝汤等。

本方性大寒，小儿腠理疏松、脾胃薄弱，应中病即止，以免伤及纯阳之体。如表不解而恶寒无汗，或发热而无烦渴，或汗虽多而面色㿠白，或脉虽大而重按虚软者，均忌用。

方药常用剂量：石膏 10～60g，知母 3～10g，甘草 2～4g，粳米 10～15g。

竹叶石膏汤

【原文】

（《伤寒论·辨阴阳易差后劳复病证并治》）

伤寒解后，虚羸少气，气逆欲吐者，竹叶石膏汤主之。

竹叶石膏汤方

竹叶二把，石膏一斤，半夏半升（洗），麦门冬一升（去心），人参三两，甘草二两（炙），粳米半升。

上七味，以水一斗，煮取六升，去滓，内粳米，煮米熟汤成，去米。温服一升，日三服。

【临证心得】

竹叶石膏汤，《医宗金鉴》认为本方与白虎汤方相比，是"大寒之剂，易为清补之方。"凡热病过程中见气津已伤，身热有汗不退，胃失和降等均可使用。对于暑温病发热气津已伤者，尤为适合。

竹叶石膏汤乃白虎加人参汤以麦冬易知母，加竹叶、半夏。此方证为大邪已祛而小热未除，炉烟虽熄而灰中有火，以气阴两伤为主，清热而不伐正。本方以石膏重用为君，清热生津、除烦止渴；人参、麦冬为臣，益气养阴、生津止渴；半夏和胃降逆，温燥之性更达补而不滞之效，竹叶清热除烦，粳米、甘草养胃和中，共为佐药；甘草调和诸药，兼为使药。全方功能清热生津，益气和胃。

小儿禀赋不足，肺脏娇嫩，脾胃薄弱，感受暑气，蕴于肺胃，内热炽盛，耗伤津液，见发热多汗，烦渴喜饮，舌质红干，脉虚数；或热病之后余热未清，气阴两伤，见虚羸少气，呕逆烦渴，或虚烦不得眠，舌红少苔，脉虚而数等，均可用本方治疗。儿科临证常用于夏季热、肺炎后期、病毒性心肌炎热病后气阴耗伤之证等。本方除清热生津外，尤能益气和胃，降逆止呕，清补兼施。小儿"稚阳未充，稚阴未长"，其热病后期用药尤当顾护正气。本方在儿科临证应用时，可随气滞、气逆、津伤等偏盛而加减，如：加陈皮、枳实理气导滞；加竹茹、生姜降逆止呕；加天花粉、石斛养胃生津；加茯苓、白术健脾和胃等。

方药常用剂量：竹叶 3～10g，姜半夏 3～10g，人参（党参）3～10g，石膏 12～25g，麦冬 3～10g，炙甘草 2～4g，粳米 10～15g。

清暑益气汤

【原文】

（《温热经纬·卷四·薛生白湿热病篇》）

三十八、湿热证：湿热伤气，四肢困倦，精神减少，身热气高，心烦溺黄，口渴自汗，脉虚者。用东垣清暑益气汤主治。

同一热渴自汗，而脉虚、神倦，便是中气受伤而非阳明郁热。清暑益气汤乃东垣所制，方中药味烦多，学者当于临证时斟酌去取可也。

雄按：此脉此证，自宜清暑益气以为治，但东垣之方，虽有清暑之名而无清暑之实。观江南仲治孙子华之案、程杏轩治汪木工之案可知，故临证时须斟酌去取也。

汪按：清暑益气汤，洄溪讥其用药杂乱固当，此云无清暑之实尤确。余每治此等证，辄用西洋参、石斛、麦冬、黄连、竹叶、荷秆、知母、甘草、粳米、西瓜翠衣等，以清暑热而益元气，无不应手取效也。

汪按：此方较东垣之方为妥，然黄连尚宜酌用。

清暑益气汤方

西洋参、石斛、麦冬、黄连、竹叶、荷秆、知母、甘草、粳米、西瓜翠衣。

【临证心得】

清暑益气汤有李东垣《脾胃论》清暑益气汤与王士雄《温热经纬》清暑益气汤之分，两者均可用于暑伤气阴之证。李氏清暑益气汤用黄芪、苍术、升麻、人参、泽泻、炒曲、橘皮、白术、麦冬、当归身、炙甘草、青皮、黄柏、葛根、五味子，偏重益气；王氏清暑益气汤则偏重生津且增清暑之品。临床暑热耗伤气津者以用王氏清暑益气汤为多。

王士雄《温热经纬》云本方："以清暑热而益元气，无不应手取效也。"王氏清暑益气汤、白虎加人参汤、竹叶石膏汤三方相比，前者生津之力较强，中者清热之效更佳，后者兼有和胃降逆之功。

王氏清暑益气汤重用西瓜翠衣，取其味甘性凉以清解暑热、生津止渴，合以甘苦之西洋参益气生津、养阴清热，共为君药。荷梗清热解暑，石斛、麦冬养阴生津清热共为臣。少许黄连性味苦寒，清热泻火，增清暑之力；知母苦寒质润，泻火滋阴；竹叶甘淡，清热除烦利尿，均为佐药。粳米、甘草二者佐使，和中益气，调和诸药。诸药合用，共成清暑益气，养阴生津之功。

本方在儿科常用于夏季暑热所伤，耗气伤津，或因热病后体虚气阴两伤等，故予辛凉清暑、益气生津。用于夏季热、暑邪感冒等夏季暑热外感、耗气伤津，身热汗多，心烦口渴，小便短赤，体倦少气，精神不振，脉虚数者。随证候差别可于清暑益气方药中加用薄荷、淡豆豉等以解表退热；芦根、沙参等补养气阴。如兼有外感伤暑症状，但津伤尚不明显者，则方中去黄连、石斛、麦冬，加薄荷、大豆黄卷疏表清暑；如兼有湿邪，舌苔白腻者，方中去麦冬、石斛、知母滋腻之品，加藿香、佩兰、苍术、扁豆花清暑化湿。

方药常用剂量：西洋参 3 ～ 10g，石斛 3 ～ 10g，麦冬 3 ～ 12g，竹叶 3 ～ 10g，荷梗 3 ～ 10g，知母 3 ～ 10g，黄连 1 ～ 4g，粳米 10 ～ 15g，西瓜翠衣 15 ～ 30g，甘草 2 ～ 4g。

第二节　清营凉血剂

清营汤

【原文】

（《温病条辨·卷一·上焦篇·暑温》）

脉虚，夜寐不安，烦渴，舌赤，时有谵语，目常开不闭，或喜闭不开，暑入手厥阴也。手厥阴暑温，清营汤主之；舌白滑者，不可与也。

清营汤方（咸寒苦甘法）

犀角三钱，生地五钱，元参三钱，竹叶心一钱，麦冬三钱，丹参二钱，黄连一钱五分，银花三钱，连翘（连心用）二钱。

水八杯，煮取三杯。日三服。

【临证心得】

清营汤，"清营透热转气"，主治温病邪热初入营分，身热夜甚，口渴或不渴，时有谵语，心烦不眠，或斑疹隐隐，舌绛而干，脉细数。

清营汤方中犀角咸寒为君，清热凉血、解毒散瘀，现因动物保护已经禁用，临床多以水牛角代之；生地黄、玄参、麦冬三味相合为臣，清营解毒、养阴凉血；金银花、连翘清热解毒、轻宣透邪，期收"入营犹可透热转气"之效。黄连性味苦寒清心泻火，竹叶心长于清心除烦，丹参凉血活血散瘀，三者相合为佐药，助君药清热解毒凉血。诸药协同，具有清营透热，养阴活血的作用。

清营汤在儿科用于各种时行疾病邪入营分证。小儿易于感受温热邪毒，患流行性脑脊髓膜炎、流行性乙型脑炎、败血症、肠伤寒等传染病，若症见初入营分之证，可依内热之象酌加清热解毒之品，如栀子、黄芩等；或见出血之征则加赤芍、紫草等凉血止血安络。本方因养阴药易助湿邪，若为湿热毒邪郁阻，则不宜使用本方，即《温病条辨》所言："若舌白滑，不惟热重，湿亦重矣，湿重忌柔润药，当于湿温例中求之，故曰不可与清营汤也。"

1968年江苏泰兴流脑流行，笔者曾予清营凉血、活血散瘀法取得良效。流脑热入营血，常以神昏、舌绛、动血为主要表现，并可呈现气阳虚衰证候。流脑出血，以肌衄为主，小者为瘀点、大者为瘀斑，可成片密布。斑疹系热盛迫血妄行，兼夹瘀滞，可取本方加减清营凉血散瘀消斑治疗。若是暴发气阳虚衰证（流脑暴发型之休克型），则当中西医结合抢救后再予本方加减治疗。

方药常用剂量：水牛角10～30g，玄参3～10g，麦冬3～10g，金银花3～10g，连翘3～10g，丹参3～10g，生地黄4～15g，竹叶心3～6g，黄连2～4g。

犀角地黄汤

【原文】

（《备急千金要方·卷第十二·胆腑·吐血第六》 《外台秘要·卷二·伤寒衄血方四首》引《小品方》又名"芍药地黄汤"）

犀角地黄汤：治伤寒及温病，应发汗而不汗之内蓄血者，及鼻衄吐血不尽，内余瘀血，面黄，大便黑。消瘀血方。

犀角一两，生地黄八两，芍药三两，牡丹皮二两。

上四味，吹咀，以水九升，煮取三升。分三服。喜妄如狂者加大黄二两，黄芩三两。其人脉大来迟，腹不满自言满者，为无热，但依方，不须加也。

【临证心得】

犀角地黄汤，乃温病邪入营血之主方。临床广泛用于瘟疫邪毒热入营血病证，热扰心营，神昏谵语，斑色紫黑，舌绛起刺者；各种热盛动血之吐血、衄血、尿血、便血；蓄血发热，漱水不欲咽、腹不满，但自觉痞满，大便黑而易解者等。

犀角地黄汤如今以水牛角代犀角重用为君，凉血清心以宁血，清热解毒以降火；配伍生地黄为臣以凉血滋阴，增凉血之效、补阴血亏虚之不足；佐以赤芍、牡丹皮，助活血散瘀、凉血清热之效。四药相合，清热解毒，凉血散瘀，可使热清血宁，起化斑之功。《成方便读·理血之剂》言："犀角之寒，治其源也；丹皮之寒，疏其流也。源流既清，则血自不妄行。然血既妄行者，营必伤而阴必耗，故加生地、芍药以养阴而护营也。"

儿科临床除用于瘟疫邪毒热入营血之脑膜炎、脑炎、脓毒症等危重症外，目前广泛应用于小儿免疫性血小板减少症、过敏性紫癜、斑疹等血热妄行之病证，各种热盛动血之出血病证，以及蓄血发热者。本方凉散可安血热发斑之证，如流行性脑脊髓膜炎热入营血发斑便可用之。余曾以此方与清营汤加减治疗流行性脑脊髓膜炎暴发型之休克型，病情危重，西药抢救休克纠正后以肌肤出血为主，瘀点瘀斑成片密布，系热盛络伤迫血妄行，斑色紫而瘀滞，使用中药清营凉血散瘀消斑治疗，取得满意效果。本方加减还可用于小儿过敏性紫癜、免疫性血小板减少症、荨麻疹等病属于血热妄行证者。常用药：水牛角、生地黄、牡丹皮、赤芍、紫草、玄参、甘草等，根据不同证情，可配伍疏风解表、祛风通络、清热化湿、缓急止痛、益气养血、养阴清热、消风止痒等法并施。

方药常用剂量：水牛角10～30g，生地黄4～15g，赤芍3～10g，牡丹皮3～10g。

茜根散

【原文】

（《重订严氏济生方·鼻门·鼻论治》）

茜根散：治鼻衄终日不止，心神烦闷。

茜根、黄芩、阿胶（蛤粉炒）、侧柏叶、生地黄各一两，甘草（炙）半两。

上㕮咀。每服四钱，水一盏半，加生姜三片，煎至八分，去滓。温服，不拘时候。

【临证心得】

茜根散原用治血热妄行所致鼻衄之证，现在儿科临床以其养阴清热、凉血止血之功效，用于小儿鼻衄、过敏性紫癜、血尿等多种疾病属于阴虚内热出血者。症见出血时有反复，紫癜时轻时重、多呈散在、色红浅润，伴头晕、心悸、乏力，肌肤作热或五心烦热，盗汗，口渴不欲饮，舌红无苔或花剥，脉细数者。

茜根散功擅清热止血，并能养阴。以茜草根为君，性味苦寒，善走血分，凉血止血、化瘀通经；黄芩清热解毒、泻火止血，阿胶补血滋阴而能止血，二者相合为臣，协君药使热清、血止、阴复；侧柏叶凉血收敛而止血，生地黄苦寒入营血分，能清热凉血止血，佐助凉血止血之功；再加炙甘草调和诸药，兼以补益心脾之气。

儿科临证根据出血情况，对茜根散加减应用。如血热内盛者，可加水牛角、牡丹皮、紫草、仙鹤草等清热止血；气不摄血者，可加党参、黄芪、白术、血余炭等益气摄血止血；尿血者，可加小蓟、大蓟、荔枝草、茅根清热凉血；便血者，加槐花、地榆清肠止血；形寒肢冷者，加炮姜炭、百草霜温脾止血等。

方药常用剂量：茜草 3～10g，黄芩 3～10g，阿胶（蛤粉炒）3～10g，侧柏叶 3～10g，生地黄 3～10g，炙甘草 2～4g。

凉营清气汤

【原文】

（《喉痧症治概要·时疫烂喉痧麻正痧风痧红痧白喉总论·内服方》）

凉营清气汤：专治痧麻虽布，壮热烦躁，渴欲冷饮，甚则谵语妄言，咽喉肿痛腐烂，脉洪数，舌红绛，或黑糙无津之重症。

犀角尖五分（磨冲），鲜石斛八钱，黑山栀二钱，牡丹皮二钱，鲜生地八钱，薄荷叶八分，川雅连五分，京赤芍二钱，京元参三钱，生石膏八钱，生甘草八分，连翘壳三钱，鲜竹叶三十张，茅芦根各一两（去心节），金汁一两（冲服）。

如痰多加竹沥一两冲服，珠黄散每日服二分。

【临证心得】

秦伯未先生谓："温病必须防止入营，已见入营的苗头，必须想法转归气分。"凉营清气汤初设至今在儿科临床即主要用于时疫烂喉（猩红热）毒炽气营证，治以清气凉营，泻火解毒。

凉营清气汤以连翘、石膏、栀子、黄连、竹叶清解气分热毒，水牛角、生地黄、牡丹皮、赤芍凉营泻火解毒，玄参、薄荷、甘草利咽解毒，金汁、石斛、芦根、茅根清热泻火、养阴生津。全方共奏凉营透气、清热凉血之功。

小儿感染猩红热疫毒，出疹邪盛极期，邪毒炽盛，传入气营，故丹痧密布、色红如丹、或色紫如瘀点，壮热不解，烦躁口渴，咽喉肿痛腐烂，甚则谵语妄言，舌苔黄燥无津，或尖红舌刺，痧毒化火伤阴。临证应用本方，若丹痧布而不透、壮热无汗者，加淡豆豉、浮萍发表透邪；苔糙便秘、咽喉腐烂者，加大黄、玄明粉通腑泻火。若邪毒内陷心肝，出现神昏、抽搐等症，可选加紫雪、安宫牛黄丸清心开窍。

本方中金汁今无药源，已难以取用。

方药常用剂量：水牛角 10～30g，黄连 2～5g，石斛 3～10g，生地黄 4～12g，石膏 10～30g，薄荷叶 3～6g，生甘草 2～4g，焦栀子 3～10g，牡丹皮 3～10g，赤芍 3～10g，玄参 3～10g，连翘 3～10g，竹叶 3～10g，茅根 6～15g，芦根

6 ～ 15g。

第三节　气血两清剂

清瘟败毒饮

【原文】

（《疫疹一得·疫疹诸方》）

清瘟败毒饮：治一切火热，表里俱盛，狂躁烦心，口干咽痛，大热干呕，错语不眠，吐血衄血，热盛发斑。不论始终，以此为主。后附加减。

生石膏（大剂六两至八两，中剂二两至四两，小剂八钱至一两二钱）、小生地（大剂六钱至一两，中剂三钱至五钱，小剂二钱至四钱）、乌犀角（大剂六钱至八钱，中剂三钱至四钱，小剂二钱至四钱）、真川连（大剂六钱至四钱，中剂二钱至四钱，小剂一钱至一钱半）、生栀子、桔梗、黄芩、知母、赤芍、玄参、连翘、竹叶、甘草、丹皮。

疫证初起，恶寒发热，头痛如劈，烦躁谵妄，身热肢冷，舌刺唇焦，上呕下泄。六脉沉细而数，即用大剂；沉而数者，用中剂；浮大而数者，用小剂。如斑一出，即用大青叶，量加升麻四、五分引毒外透。此内化外解、浊降清升之法，治一得一，治十得十。以视升提发表而愈剧者，何不俯取刍荛之一得也。

此十二经泄火之药也。斑疹虽出于胃，亦诸经之火有以助之。重用石膏直入胃经，使其敷布于十二经，退其淫热；佐以黄连、犀角、黄芩泻泄心、肺火于上焦，丹皮、栀子、赤芍泄肝经之火，连翘、玄参解散浮游之火，生地、知母抑阳扶阴，泄其亢甚之火，而救欲绝之水，桔梗、竹叶载药上行；使以甘草和胃也。此皆大寒解毒之剂，故重用石膏，先平甚者，而诸经之火自无不安矣。

【临证心得】

　　清瘟败毒饮乃合《伤寒论》白虎汤、《外台秘要》引《小品方》之芍药地黄汤（又名犀角地黄汤）、《外台秘要》引《崔氏方》之黄连解毒汤等三方加减而成。《疫疹一得》自言："此十二经泄火之药也。斑疹虽出于胃，亦诸经之火有以助之。"

　　清瘟败毒饮功效清热泻火，凉血解毒。临床可用于治疗瘟疫热毒及一切火热之证，气血两燔，高热狂躁，心烦不眠，或神昏谵语，头痛如劈，大渴引饮，咽痛干呕，发斑吐血，舌绛唇焦，脉沉细而数，或沉数，或浮大而数。

　　本方重用石膏合知母、甘草以清阳明气分之热而顾护津液，如白虎汤之意；黄连、黄芩、栀子三药合用能泻三焦实火，仿黄连解毒汤之旨；犀角、牡丹皮、生地黄、赤芍专于清热解毒、凉血散瘀，即犀角地黄汤之效；再配连翘、玄参、桔梗、甘草清热透邪利咽，竹叶清心利尿。诸药合用，共奏清气凉血、清瘟败毒之功。

　　清瘟败毒饮用于多种外感热病热毒火邪充斥、气血两燔者，如流行性出血热、脓毒血症、病毒性脑炎、流行性脑脊髓膜炎、传染性单核细胞增多症，以及肺炎喘嗽、痄腮、水痘、手足口病、皮肤黏膜淋巴结综合征等疾病的相关证候。本方临床应用，按证候轻重，石膏、生地黄、水牛角、黄连皆有大剂、中剂、小剂的剂量区别，可见余霖创本方治疗热病是其大量临床病例实际应用的经验总结。本方加减应用：若见大便秘结，需加大黄、玄明粉以急下存阴；头痛如劈，呕恶频频，加龙胆、竹茹泻肝降逆；痘疹红赤，加紫草、六一散解毒化湿；腮部肿胀，配夏枯草、僵蚕清肝散结；热重阴伤，配麦冬、石斛清热生津；神昏谵语配服至宝丹开窍安神；颈强抽搐配服紫雪镇痉息风。

　　笔者治疗流行性脑脊髓膜炎的临床实践体会，对进入气营两燔阶段，邪火充斥肆虐者，以清气凉营、清肝泻火法治疗，从疫证肝经淫热证治角度提出用清瘟败毒饮加龙胆，对住院的多数普通型患者应用以泻肝败毒、清气凉营，确有良好的疗效。本方中主药之大剂、中剂、小剂用量，依患者病情及年龄而定。剂型取汤剂，昏迷者用鼻饲或灌肠法给药。重症者可1日2剂，每剂煎2次，1日4次给药。

　　方药常用剂量：石膏（大剂）60～120g、（中剂）30～50g、（小剂）10～20g，生地黄（大剂）16～24g、（中剂）10～15g、（小剂）3～9g，水牛角（大剂）

40～60g、(中剂)20～30g、(小剂)10～15g，黄连（大剂)9～12g、（中剂)5～8g、（小剂）2～4g，栀子3～10g，黄芩3～10g，知母3～10g，赤芍3～10g，玄参3～10g，连翘3～10g，竹叶3～10g，牡丹皮3～10g，桔梗3～8g，甘草2～4g。

第四节　清热解毒剂

黄连解毒汤

【原文】

（方出《肘后方·卷之二·治伤寒时气温病方第十三》）

若已六七日热极，心下烦闷，狂言见鬼，欲起走。

又方黄连三两，黄柏，黄芩各二两，栀子十四枚。水六升，煎取二升。分再服。治烦呕不得眠。

（名见《外台秘要·卷第一·崔氏方一十五首》）

又前军督护刘车者，得时疾三日已汗解，因饮酒复剧，苦烦闷干呕，口燥呻吟，错语不得卧，余思作此黄连解毒汤方。

黄连三两，黄芩、黄柏各二两，栀子十四枚（擘）。

上四味切，以水六升，煮取二升。分二服。一服目明，再服进粥，于此渐差。余以疗凡大热盛、烦呕、呻吟错语不得眠，皆佳，传语诸人，用之亦效。此直解热毒，除酷热，不必饮酒剧者，此汤疗五日中神效。

【临证心得】

黄连解毒汤集苦寒清热解毒之品于一炉，擅清热泻火，治一切实热火毒、三焦热盛之证。症见大热烦渴，口燥咽干，错语，不眠，或热病吐血、衄血，或热甚发斑，身热下利，湿热黄疸，外科痈疽疔毒，小便黄赤，舌质红，舌苔黄，脉数有力者。

黄连解毒汤以黄连为君，上可清泻上焦之火，以泻火宁心，又能入中焦以清泻火毒；黄芩、黄柏俱为臣药，共清上下二焦之火；栀子可清泻三焦之火毒，导热下行，为佐使之药。诸药合用，可达清泻三焦火毒之效。

儿科在多种病证如肺炎喘嗽毒热闭肺证、急喉风痰火上扰证、鼻衄肺胃热炽证、败血症邪毒炽盛证、麻疹口疮肺胃蕴热证、水痘毒热重证、痢疾肠腑湿热证等均常用本方据病证加减治疗。

需要注意的是，本方大苦大寒，小儿脾胃薄弱，当中病即止，以免伤脾败胃。

方药常用剂量：黄连 2～6g，黄芩 3～10g，黄柏 3～10g，栀子 3～10g。

泻 心 汤

【原文】

（《金匮要略·惊悸吐衄下血胸满瘀血病脉证并治》）

心气不足，吐血，衄血，泻心汤主之。

泻心汤方

大黄二两，黄连一两，黄芩一两。

上三味，以水三升，煮取一升。顿服之。

【临证心得】

《医宗金鉴》云："心气'不足'二字，当是'有余'二字。若是不足，如何用此方治之，必是传写之讹。心气有余，热盛也，热盛而伤阳络，迫血妄行，为吐、为衄。故以大黄、黄连、黄芩大苦大寒直泻三焦之热，热去而吐衄自止矣。"

泻心汤类方临床用之甚多，如三黄泻心汤、大黄黄连泻心汤、附子泻心汤、半夏泻心汤、生姜泻心汤、甘草泻心汤。清·程应旄《伤寒论后条辨·辨太阳病脉证第二》言："泻心诸方，开结、荡热、益虚，可谓具备。"

泻心汤以黄连、黄芩清热泻火解毒，大黄苦降止血，具有泻火解毒、清热凉血之功效。儿科临床用于治疗邪火内炽，迫血妄行，吐血、衄血、便血，以及三焦炽热，眼目赤肿、口舌生疮、湿热黄疸，舌苔黄腻，脉数实者。

本方应用加减法：吐血酌加侧柏叶、生地黄、牡丹皮清胃凉血；鼻衄酌加羊蹄、牛膝、桑白皮清肺凉血；便血酌加地榆、赤芍、槐花清肠止血；尿血可加白茅根、小蓟、藕节清热利尿；湿热黄疸，加栀子、茵陈、车前子清化湿热；目赤加栀子、菊花、龙胆清肝降火；口舌生疮加生地黄、竹叶、灯心草清心解毒；疮疡加金银花、紫花地丁、白芷清热解毒等。

泻心汤性味苦寒，小儿脾胃之体成而未全、脾胃之气全而未壮，故当中病即止，顾护脾胃，若是泄泻者更不可随便使用。

方药常用剂量：大黄 3～10g，黄连 2～6g，黄芩 3～10g。

凉 膈 散

【原文】

（《太平惠民和剂局方·卷六·治积热》）

凉膈散：治大人、小儿腑脏积热，烦躁多渴，面热头昏，唇焦咽燥，舌肿喉闭，目赤鼻衄，颔颊结硬，口舌生疮，痰实不利，涕唾稠黏，睡卧不宁，谵语狂妄，肠胃燥涩，便溺秘结，一切风壅，并宜服之。

川大黄、朴硝、甘草（爁）各二十两，山栀子仁、薄荷叶（去梗）、黄芩各十两，连翘二斤半。

上为粗末。每服二钱，水一盏，入竹叶七片、蜜少许，煎至七分，去滓。食后温服。小儿可服半钱，更随岁数加减服之。得利下住服。

【临证心得】

凉膈散擅治上、中二焦积热证。症见烦躁多渴，面热头昏，唇焦咽燥，胸膈烦热，口舌生疮，睡卧不宁，谵语妄动，咽痛吐衄，大便秘结，小便热赤，舌红苔黄，脉滑数者。

《素问·至真要大论》说："热淫于内，治以咸寒，佐以甘苦。"凉膈散咸寒、苦甘同用，清下与泻下并行。方中重用连翘为君，取其轻透之功，清热解毒、透散上焦之热；配黄芩清胸膈郁热，栀子泻三焦燥热、引火下行，大黄、芒硝通腑泄热、荡涤内结燥热，俱为臣药；薄荷、竹叶清宣上焦之热，为佐助之品；甘草、白蜜为使药，缓药性、润燥热、和诸药。诸药合用，有凉膈泻热之效。

凉膈散在儿科临床应用广泛，如口疮、鹅口疮、烂乳蛾、吐血、鼻衄，及各种热病，热积上焦、中焦者。临证应用加减配伍：如口干渴者，加天花粉、麦冬、芦根清热生津；烦躁者，加石膏、郁金、淡豆豉清热除烦；苔黄腻，湿热重者，加石菖蒲、滑石、佩兰清热化湿等。此即如《成方便读》所言："如是则有形无形、上下表里诸邪，悉从解散。"

方药常用剂量：大黄2～10g，芒硝3～10g，甘草2～5g，栀子3～10g，薄荷叶3～8g，黄芩3～10g，连翘5～10g，竹叶3～10g。

普济消毒饮

【原文】

（原名"普济消毒饮子"，见《东垣试效方·卷第九·杂方门》）

泰和二年，先师以进纳监济源税，时四月，民多疫疠，初觉憎寒体重，次传头面肿盛，目不能开，上喘，咽喉不利，舌干口燥，俗云大头天行。亲戚不相访问，如染之，多不救。张县承任亦得此病，至五六日，医以承气加蓝根下之，稍缓，翌日，其病如故，下之又缓，终莫能愈，渐至危笃。或曰李明之心存心于医，可请治之。遂命诊视，具说其由。先师曰：夫身半已上，天之气也；身半已下，地之气也。此邪热客于心肺之间，上攻头目而为肿盛，以承气下之，泻胃中之实热，是诛伐无过，殊不知适其所至为故。遂处方：用黄芩、黄连味苦寒，泻心肺间热，以为君；橘红苦平，玄参苦寒，生甘草甘寒，泻火补气，以为臣；连翘、黍粘子、薄荷叶苦辛平，板蓝根味苦寒，马勃、白僵蚕味苦平，散肿消毒，定喘，以为佐；新升麻、柴胡苦平，行少阳、阳明二经不得伸；桔梗味辛温为舟楫，不令下行。共为细末，半用汤调，时时服之，半蜜为丸，嚼化之，服尽良愈。因叹曰：往者不可追，来者犹可及。凡他所有病者，皆书方以贴之，全活甚众。时人皆曰：此方天人所制，遂刊于石，以传永久。

普济消毒饮子

黄芩、黄连各半两，人参三钱，橘红（去白）、玄参、生甘草各二钱，连翘、鼠粘子、板蓝根、马勃各一钱，白僵蚕（炒）七分，升麻七分，柴胡二钱，桔梗二钱。

上件为细末，服饵如前法。或加防风、薄荷、川芎、当归身，咬咀如麻豆大。每服秤五钱，水二盏，煎至一盏，去滓，稍热，时时服之。食后如大便硬，加酒煨大黄一钱或二钱以利之。肿势甚者，宜砭刺之。

【临证心得】

普济消毒饮多用于时行邪毒客于上焦头面咽喉耳项，致患头面咽喉腮颈红肿疼痛，咽喉不利，恶寒发热，目赤多眵，舌干口燥，舌质红，苔白或黄，脉浮数有力者。

普济消毒饮用苦寒之黄芩、黄连两味，泻心肺间热以为君；橘红苦辛，玄参苦寒，生甘草甘寒，泻火补气以为臣；连翘、牛蒡子、薄荷叶苦辛平，板蓝根味苦寒，马勃、僵蚕、升麻、柴胡味苦平，清太阳、少阳、阳明经热；桔梗辛温引药上行。诸药合用共行清热解毒，疏风散邪之效。

吴瑭《温病条辨·上焦篇》言本方："小儿纯阳火多，阴未充长，亦多有是证。"儿科临证常以本方加减治疗小儿急乳蛾肺胃热盛证、喉痹肺胃实热证、腺样体肥大肺咽蕴热证、痄腮热毒壅盛证、臂核热毒壅结证等多种风热邪毒上攻病证。临床应用时，如发热初起者，加薄荷、蝉蜕、金银花解表清热；腮、颈部肿胀疼痛者，加蒲公英、夏枯草、牡丹皮清热散结；热盛者，加石膏、知母、蒲公英清热泻火；大便秘结者，加大黄、玄明粉、虎杖通腑泄热；口渴唇燥阴伤者，可重用玄参，加天花粉、生地黄、芦根清热养阴生津。

方药常用剂量：黄芩 3～10g，黄连 2～5g，橘红 2～5g，玄参 3～10g，甘草 2～4g，柴胡 3～10g，桔梗 2～8g，连翘 3～10g，牛蒡子 3～10g，板蓝根 4～12g，马勃 2～4g，僵蚕 3～10g，升麻 2～6g。

仙方活命饮

【原文】

（《校注妇人良方·卷二十四·疮疡门》，为《女科万金方》"神仙活命饮"之异名）

仙方活命饮：治一切疮疡，未成者即散，已成者即溃。又止痛消毒之良剂也。

白芷、贝母、防风、赤芍药、当归尾、甘草节、皂角刺（炒）、穿山甲（炙）、天花粉、乳香、没药各一钱，金银花、陈皮各三钱。

上用酒一大碗，煎五七沸。服。

【临证心得】

仙方活命饮治疗一切疮疡痈肿初起阳证，具有清热解毒，消肿溃坚，活血止痛之效。主治疮疡肿毒初起，赤肿焮痛，或喘促咳嗽，或身热微恶寒，舌苔薄白或微黄，脉数有力，属于阳证者。

本方选用"疮家圣药"之金银花，清热解毒，消散红肿，为君药。当归尾、赤芍、没药、乳香、陈皮活血散瘀、行气止痛，俱为臣药。防风、白芷辛散，畅行营卫，可疏风散结以消肿；浙贝母、天花粉清热排脓、散结消肿；穿山甲、皂角刺通行经络，解毒消肿、溃坚排脓，均为佐药；甘草清热解毒，兼能调和诸药，为使药。

仙方活命饮在儿科有广泛应用，诸如各种外症疮疡痈肿、烂乳蛾、腺样体肥大、睑腺炎等的相关证候皆可以本方加减治疗。

本方中穿山甲片，张锡纯谓其："味淡性平，气腥而窜，其走窜之性无微不至，故能宣通脏腑，贯彻经络，透达关窍，凡血凝、血聚为病皆能开之。"《本草从新·卷十七·虫鱼鳞介部》载穿山甲片："善窜，专能行散通经络，达病所。"是消肿散结之要药，但目前出于对野生动物的保护，穿山甲药材使用受限，如用以治痈肿疮毒，亦可仅用皂角刺，并酌加夏枯草、浙贝母、玄参等行气散结活血之品。

原方用好酒煎、送服，现多用水煎服。穿山甲可入散剂服。

方药常用剂量：穿山甲 3 ～ 6g，甘草 2 ～ 5g，防风 3 ～ 10g，没药 3 ～ 10g，赤

芍 3 ～ 10g，白芷 3 ～ 10g，归尾 3 ～ 6g，乳香 3 ～ 10g，浙贝母 3 ～ 10g，天花粉 3 ～ 10g，皂角刺 3 ～ 10g，陈皮 3 ～ 6g，金银花 3 ～ 10g。

五味消毒饮

【原文】

（《医宗金鉴·卷七十二·发无定处疔疮》）

又有红丝疔……又有暗疔……又有内疔……又有羊毛疔……以上诸证，初起俱宜服蟾酥丸汗之；毒势不尽，憎寒壮热仍作者，宜服五味消毒饮汗之。

五味消毒饮

金银花三钱，野菊花、蒲公英、紫花地丁、紫背天葵子各一钱二分。

水二盅，煎八分，加无灰酒半盅，再滚二三沸时，热服。渣，如法再煎服。被盖出汗为度。

【临证心得】

《医宗金鉴》云："夫疔疮者，乃火证也。迅速之病，有朝发夕死，随发随死……"五味消毒饮方善清热解毒，散结消肿，治疗皮肤疔疮痈肿等外症为常用方。

五味消毒饮方中金银花入肺、心、胃经，可解上中焦之热毒，又能消散痈疮，故重用为君。蒲公英、紫花地丁均具清热解毒、消痈散结之功，为痈疮疔毒之要药，共为臣。野菊花功擅清热解毒散结，清肝胆之火；紫背天葵能除三焦之火，排脓定痛。五药合用，气血同清，三焦并治，为治疗疮痈基本方。

儿科临证常用本方治疗疖、疔、疽、痈、黄水疮、烂乳蛾、丹毒、臀核肿痛、鼻渊、针眼等病，红肿热痛，发热恶寒，舌红脉数者。

笔者在临证每于热毒壅结之外症疮疡，以及烂乳蛾、针眼、鼻渊、聤耳等病红肿化脓者，常以此方加减治之。个人体会，辨证复方如五味消毒饮等治疗细菌感染化脓类疾病，因其抗菌、抗炎、凉血、活血、解热、止痛、消肿、排脓等多重效应，效果优于单一的抗生素。治疗外症疮毒，初起发热，局部红肿者常加白芷、薄荷、连翘、牛蒡子散热解毒；高热持续，红肿热痛者加石膏、知母、黄芩、黄连清热解毒；脓肿形成者加皂角刺、赤芍、败酱草、冬瓜子消痈排脓。五味消毒饮在内痈亦多使用，肺痈常加芦根、桔梗、薏苡仁；肝痈常加柴胡、黄芩、牡丹皮；肠痈常加红藤、大黄、桃仁等，助以解毒消痈。

方药常用剂量：金银花 4～12g，野菊花 3～10g，蒲公英 5～15g，紫花地丁 5～15g，紫背天葵 4～10g。

第五节　清脏腑热剂

导赤散

【原文】

（《小儿药证直诀·卷下·诸方》）

导赤散：治小儿心热，视其睡，口中气温，或合面睡，及上窜切牙，皆心热也。心气热则心胸亦热，欲言不能，而有就冷之意，故合面睡。

生地黄、甘草（生）、木通各等分。

上同为末，每服三钱，水一盏，入竹叶，同煎至五分。食后温服。一本不用甘草，用黄芩。

【临证心得】

导赤散为儿科经典方剂，其主治证候病机钱乙概括为"心热"，故见"视其睡，口中气温，或合面睡，及上窜切牙""目内赤，目直视而搐，目连眨而搐"等证候。

导赤散方中生地黄甘寒质润，入心、肾经，清热降火，凉血滋阴；木通苦寒，入心与小肠经，清上焦之心火，导下焦小肠之热，共为君药。竹叶甘淡，清心除烦，淡渗利湿，引心火下行，为臣药。生甘草梢"达茎中而止淋痛"，清热解毒，并调和诸药，为佐使药。

　　导赤散乃养阴、清热、降火平和之方，功效可清心凉血，利尿通淋。儿科临证所治为心经热盛，心胸烦热，口渴面赤，两目频眨，口舌生疮，烦闹多啼，夜寐龄齿，小便短涩不畅，尿时刺痛，舌红脉数者。临床主要用于心火上炎证的口疮、夜啼、龄齿、抽动障碍、心悸等疾病，以及心火下移小肠之热淋。如《医方考·火门》所言："心与小肠为表里，故心热则小肠亦热，而令便赤。"《医宗金鉴》也论述道："导赤者，导心经之热从小肠而出，以心与小肠为表里也。"本方主治"水虚火不实者"。若心经实热，可加黄连、淡竹叶，甚者更加大黄，以釜底抽薪。笔者临床诊治小儿心火上炎之口疮、夜啼、龄齿、不寐诸症皆常用之，并可配合选用黄芩、栀子、麦冬、灯心草、煅龙骨、珍珠母、钩藤、茯苓等药物。

　　古方所载木通应用木通科植物木通、三叶木通或白木通，但近100多年来有用关木通者。关木通为马兜铃科植物东北马兜铃的藤茎，用量过大可引起急性肾功能衰竭，不可取用。临床使用本方也可用木通替代品，用于利水通淋可用通草、用于入心清火可用灯心草。

　　方药常用剂量：生地黄3～10g，甘草2～4g，木通2～5g（通草2～4g，灯心草1～2g），竹叶3～10g。

清热泻脾散

【原文】

（《医宗金鉴·卷五十一·初生门·鹅口》）

鹅口白屑满舌口，心脾蕴热本胎原，清热泻脾搽保命，少迟糜烂治难瘥。

　　注：鹅口者，白屑生满口舌，如鹅之口也。由在胎中受母饮食热毒之气，蕴于心、脾二经，故生后遂于口舌之间，治法以清热泻脾散主之，外用发蘸井水拭口，搽以保命散，日敷二三次，白退自安。倘治之稍迟，必口舌糜烂，吮乳不得，则难瘥矣。

　　清热泻脾散

　　山栀（炒），石膏（煅），黄连（姜炒），生地，黄芩，赤苓。

引用灯心。水煎服。

【临证心得】

清热泻脾散功效如其方名，是儿科用于治疗小儿心脾蕴热上冲苗窍之鹅口疮、口疮的常用方剂。临床多用于鹅口疮、口疮、手足口病、烂乳蛾等疾病的心脾积热证，除口腔内症状外，尚可见烦躁多啼，便干尿黄，舌质红，舌苔黄，脉滑等症。

清热泻脾散方中黄连、栀子清心泻热；黄芩、石膏散脾经郁热；生地黄清热凉血；赤茯苓、灯心草清热降火，导热下行，诸药共奏清心泻脾之功。现代药理研究表明：清热泻脾散方中黄连、栀子、黄芩对多种细菌有抑制作用，对白色念珠菌也有显著的抗菌作用。

小儿心脾积热循经上冲苗窍发生疾病的原因，内责之于素体积热或阴虚，外则由于感受外邪，护养过温或喂养不当，食物食具不洁，恣食辛辣炙煿，蕴而生热，故可见口舌生疮诸症。清热泻脾散为基本方，并可随证加减：若大便秘结，加大黄、枳实通腑泄热；口干喜饮者，加石斛、玉竹、芦根、天花粉养阴生津；湿热重者，加藿香、佩兰、六一散清热化湿。同时，应内外合治，加用外吹药物，选用冰硼散、珠黄散、青黛散、锡类散等。

方药常用剂量：栀子 3～6g，黄芩 3～10g，黄连 2～4g，煅石膏（先煎）10～25g，生地黄 4～12g，赤茯苓 3～10g。

龙胆泻肝汤

【原文】

（《医方集解·泻火之剂》）

龙胆泻肝汤（肝胆火《局方》）：治肝胆经实火、湿热，胁痛耳聋，胆溢口苦，筋萎阴汗，阴肿阴痛，白浊溲血。

龙胆草（酒炒），黄芩（炒），栀子（酒炒），泽泻，木通，车前子，当归（酒洗），生地黄（酒炒），柴胡，甘草（生用）。

【临证心得】

龙胆泻肝汤，如《重订通俗伤寒论》所言："此为凉肝泻火，导赤救阴之良方。"因其苦寒直折，泻肝胆实火，清肝经湿热之性，在临床各科疾病应用广泛。常见如肝胆实火引起的胁痛，头痛，目赤，口苦，耳聋，耳肿，以及肝经湿热下注证。

龙胆泻肝汤方中龙胆善泻肝胆之实火，并能清下焦之湿热为君，《药品化义·龙胆草》云："胆草专泻肝胆之火，主治目痛、颈痛、两胁疼痛、惊痫邪气、小儿疳积，凡属肝经热邪为患，用之神妙。"证之临床，对肝经邪火炽盛者确有苦寒直折之功。黄芩、栀子、柴胡苦寒泻火，车前子、木通、泽泻清利湿热，使湿热从小便而泄，均为臣药；肝为藏血之脏，肝经有热则易伤阴血，故佐以生地黄、当归养血益阴；甘草调和诸药为使。配合成方，共奏泻肝胆实火、清肝经湿热之功。

小儿易感外邪，六气皆从火化，化热化火导致热病，且易生风动血，化火伤阴。笔者常以此方用于治疗儿科肝胆实火诸证。例如：流行性脑脊髓膜炎肝经邪火炽盛者，取本方与清瘟败毒饮合方加减；眩晕肝阳上亢证，以本方与天麻钩藤饮合方加减；胁痛肝胆湿热证，加延胡索、郁金、川楝子等行气疏肝；抽动障碍肝亢化火证，加石决明、钩藤、天麻等平肝息风；不寐肝郁化火证，加连翘、灯心草、龙骨等清心宁神；痄腮毒窜睾腹证，加川楝子、荔枝核、延胡索等疏利肝经等。

本方中多用寒凉药物，脾胃薄弱者当慎用。其中龙胆大苦大寒，当辨证确认为肝火亢盛者方可使用，且常用宜取小剂量，仅在如流行性脑脊髓膜炎、流行性乙型脑炎等瘟疫重症肝经淫热时方可大剂量使用。

方药常用剂量：龙胆 1～5g，炒黄芩 3～10g，栀子 3～10g，泽泻 3～10g，车前子 3～10g，当归 3～10g，生地黄 3～15g，柴胡 3～10g，生甘草 2～6g，木通 2～4g。

泻青丸

【原文】

（《小儿药证直诀·卷下·诸方》）

泻青丸：治肝热搐搦，脉洪实。

当归（去芦头，切，焙，秤），龙脑（焙，秤），川芎，山栀子仁，川大黄（湿纸裹煨），羌活，防风（去芦头，切，焙，秤）。

上件等分为末，炼蜜和丸，鸡头大。每服半丸至一丸，煎竹叶汤同砂糖温水化下。

【临证心得】

泻青丸为钱乙创立的小儿清肝泻火方，此方凉肝经、清肝热，原文用于小儿肝经热盛、气郁化火的急惊风证候。钱乙《小儿药证直诀》对急、慢惊风的病因病机、辨证治疗进行了详细论述，并创立了泻青丸等方，用于肝热惊风等证候。

泻青丸，本方名曰泻青，即为泻肝胆也。其功能泻肝清火祛风，主治风火相搏，肝经郁火，风热惊风，目赤肿痛，烦躁易怒，尿赤便秘，脉洪实等症。方中龙脑即冰片，有清热开窍醒神作用，主治热病神昏惊厥，为君药。大黄泄热下行，栀子清泻三焦火热，竹叶清热利尿，合以导肝经邪火从二便而出，为臣药。羌活、防风"火郁发之"，能疏风发表、泻肝经郁火；当归、川芎养肝润燥，因肝"体阴而用阳"，为佐使药。诸药合用，可平肝热，止搐搦。《医方集解·泻火之剂》有言本方："一泻、一散、一补，同为平肝之剂，故曰泻青。五脏之中，惟肝尝有余，散之即所以补之，以木喜条达故也。"药理研究显示泻青丸组方含芳香类中药，富含挥发性成分，具有镇静、抗惊厥、抗癫痫和保护脑组织等作用。

泻青丸泻肝清火祛风，临床以其为基本方加减，用于外感风热惊风，还可用于治疗小儿梦游症、失眠症伴焦虑、性早熟单纯乳房早发育、睑板腺囊肿、抽动障碍、注意缺陷多动障碍等肝经郁火之证。

方中龙脑一味，即冰片，现代研究能促进治疗中枢神经系统疾病药物透过血脑屏障，提高治疗药物脑组织中的浓度，因而认为对中枢神经系统疾病的治疗具有重要价值。天然冰片来自龙脑香科植物龙脑香树脂加工品，价高难得，现有化学合成之"合成龙脑"代用。冰片多在中成药丸散剂或外用散剂中使用，不入煎剂。现代上市中成药泻青丸中改龙脑为龙胆，清肝泻火而助息风。

方药常用剂量：当归 3 ～ 10g，川芎 3 ～ 10g，栀子 3 ～ 10g，大黄 3 ～ 6g，羌

活 3 ～ 10g，防风 3 ～ 10g，竹叶 3 ～ 10g，冰片 0.15 ～ 0.3g（入丸散剂）。

清肝达郁汤

【原文】

（《重订通俗伤寒论·六经方药·清凉剂》）

清肝达郁汤：清疏肝郁法。俞氏经验方，从加味逍遥散加减。

焦山栀三钱，生白芍钱半，归须一钱，川柴胡四分，粉丹皮二钱，清炙草六分，广橘白一钱，苏薄荷四分（冲），滁菊花钱半，鲜青橘叶五片（剪碎）。

【临证心得】

清肝达郁汤乃以逍遥散法疏肝达郁。《重订通俗伤寒论》"秀按"曰："肝喜畅遂条达，达则无病。俗所谓肝气病者，皆先由肝郁不伸也。郁于胸胁，则胸满胁痛；郁于肠间，则腹满而痛，甚则欲泄不得泄，即泄亦不畅。"

清肝达郁汤清肝疏郁，然气郁者多从热化，故以栀子、菊花宣泄肝火，牡丹皮清肝凉血，柴胡、薄荷、当归须活血通络，白芍养血柔肝，青橘叶宣散郁结，炙甘草、橘白和中健胃。

本方主治小儿忧郁忿怒，损伤肝气，木郁不达，久而化火诸症，口苦，舌红，苔黄，脉弦数者。临床应用加减，暴怒气盛者，加制香附、醋炒青皮，暂为平气以伐肝；肠鸣飧泄者，加乌梅炭、白僵蚕，升达肠气以泄肝；疝气肿痛者，加小茴香、橘核、荔枝核，疏肝泄气以止痛；因于湿热食滞，腹中痛甚者，加《局方》越鞠丸，舒畅六郁以止痛。

本方用于抽动障碍肝阳内亢、气郁化火证，若患儿抽动频繁，肢颈痉挛，是风窜经络，可加全蝎、蜈蚣、地龙、蝉蜕、白芍等解痉息风；以频繁眨眼、挤眉为主要表现者，是肝风犯目，加野菊花、密蒙花、蔓荆子、石决明清肝息风。用于儿童抑郁症肝郁气滞证，可加青皮、陈皮、香附、郁金理气疏肝。用于儿童焦虑症肝郁化火证，可加黄芩、黄连、生地黄、蒺藜清肝解郁。用于面部痤疮湿热上攻证，可加桑白皮、黄芩、苦参、枇杷叶清利湿热。

方药常用剂量：牡丹皮 3 ～ 10g，栀子 3 ～ 10g，柴胡 3 ～ 10g，白芍 4 ～ 12g，当归须 3 ～ 6g，菊花 3 ～ 10g，橘白 2 ～ 4g，炙甘草 2 ～ 4g，薄荷 3 ～ 6g，青橘叶 3 ～ 10g。

左 金 丸

【原文】

（《丹溪心法·卷一·火六》）

左金丸方：治肝火。一名回令丸。

黄连六两（一本作芩），吴茱萸一两或半两。

上为末，水丸或蒸饼丸。白汤下五十九。

【临证心得】

左金丸在《丹溪心法》中用于肝火之证。主治肝火犯胃，胁肋及脘腹胀痛，呕吐口苦，吞酸嘈杂，嗳气，口干，舌质红，舌苔黄，脉弦数者。

左金丸方中黄连性味大苦大寒，重用为君药，一则入肝经泻肝火；二则清胃热，并能降逆止呕；三则"实则泻其子"，清心火以泻肝火。吴茱萸辛热，为佐使药，引黄连入肝经，制黄连之寒气，能温胃止痛，并助黄连和胃止呕。二药相合泻火而不凉遏，苦寒而不伤胃，以清热泻火、降逆止呕。现代药理研究显示，左金丸具有保护胃黏膜、促进胃溃疡修复、抑制胃肠运动、减少胃酸分泌、降低胃蛋白酶活性、抗抑郁、抗肿瘤等作用。

儿科临床现多采用本方治疗幽门螺杆菌胃炎、反流性食管炎、溃疡性结肠炎、肠易激综合征腹泻型等，属于肝郁化火、横逆犯胃，肝胃不和之证。例如，笔者对于幽门螺杆菌胃炎有从寒热证治之论，如胃热气滞之胃脘痛，则可用左金丸为主清热和胃，热重者加黄芩、蒲公英清热解毒；脘腹胀痛者加木香、枳实行气消胀；恶心呕吐者加陈皮、竹茹和胃降逆；纳呆食少者加焦六神曲、焦山楂消食助运。如见脾虚胃热证则治以温脾清胃，予黄芪建中汤、左金丸合方加减。

方药常用剂量：黄连 3 ～ 6g，吴茱萸 1 ～ 3g。

泻 白 散

【原文】

(《小儿药证直诀·卷下·诸方》)

泻白散：又名泻肺散。治小儿肺盛，气急喘嗽。

地骨皮（洗去土，焙）、桑白皮（细锉，炒黄）各一两，甘草（炙）一钱。

上锉散，入粳米一撮，水二小盏，煎七分。食前服。

【临证心得】

泻白散，钱乙谓："胸满短气，气急喘嗽上气，当先散肺，后发散风冷。散肺，泻白散、大青膏主之。肺不伤寒则不胸满。"泻白散方证在于"肺热内郁"，《麻科活人全书》治疗麻疹合并肺炎喘嗽用《汤头歌诀》加味泻白散主之。泻白散主治肺热壅盛喘咳，甚则气急，皮肤蒸热，发热日晡尤盛，舌质红，舌苔黄，脉细数之证。

泻白散方中桑白皮味甘寒性降，专入肺经，清肺热，泻肺气，平喘咳，故以为君；地骨皮甘寒入肺，助桑白皮清降肺中伏火，为臣药；炙甘草、粳米养胃和中，培土生金，扶肺气，和药性，共为佐使。诸药合用，有清泻肺热、止咳平喘之功。

泻白散用于儿科肺热咳喘、热结肺咽等证。咳嗽者可加杏仁、桔梗、前胡宣肺止咳；痰壅者可加胆南星、浙贝母、瓜蒌皮清金化痰；气逆喘促者可加炙麻黄、葶苈子、紫苏子泻肺平喘；肺热重者可加黄芩、虎杖、贯众清泄肺热等。采用本方治疗喉痹、鼾症热结肺咽证，可加板蓝根、土牛膝、蒲公英、山豆根等解毒利咽；治疗鼻渊肺经风热证，可加薄荷、白芷、苍耳子、金银花等疏风清热。

方药常用剂量：地骨皮 3～10g，桑白皮 3～10g，炙甘草 2～4g，粳米 10～15g。

葶苈大枣泻肺汤

【原文】

（《金匮要略·肺痿肺痈咳嗽上气病脉证治》）

肺痈，喘不得卧，葶苈大枣泻肺汤主之。

肺痈，胸满胀，一身面目浮肿，鼻塞，清涕出，不闻香臭酸辛，咳逆上气，喘鸣迫塞，葶苈大枣泻肺汤主之。

（《金匮要略·痰饮咳嗽病脉证病治》）

支饮不得息，葶苈大枣泻肺汤主之。

葶苈大枣泻肺汤方

葶苈（熬令黄色，捣丸如弹子大），大枣十二枚。

先以水三升，煮枣取二升，去枣，纳葶苈，煮取一升。顿服。

【临证心得】

葶苈大枣泻肺汤证，仲景谓："肺痈，喘不得卧。"其要领在"喘不得卧"，即"支饮不得息"者，并非仅用于肺痈一病。

本方主药葶苈子质重沉降，功擅泻肺气与痰饮，下气而定喘，配伍大枣以顾护脾土。《删补名医方论》曰："肺痈喘不得卧及水饮攻肺喘急者，方中独用葶苈之苦，先泻肺中之水气，佐大枣恐苦甚伤胃也。"

葶苈大枣泻肺汤主治肺失肃降、痰饮咳喘之证。儿科常用于肺炎喘嗽、哮喘等疾病。如与麻黄杏仁甘草石膏汤合用，是治疗肺炎喘嗽痰热闭肺证的基本方，咳剧加前胡、炙紫菀肃肺止咳；喘促加桑白皮、紫苏子泻肺平喘；热重加黄芩、鱼腥草清肺泄热；痰盛加天竺黄、鲜竹沥清化痰热；喘促而面唇青紫者，加丹参、虎杖解毒化瘀。哮喘热性哮喘证则常与炙麻黄、杏仁、炙款冬花、黄芩、紫苏子、胆南星、地龙、细辛、栀子、虎杖等同用，清肺涤痰，平哮定喘。

方药常用剂量：葶苈子 3～10g，大枣 5～12g。

苇茎汤

【原文】

（《外台秘要·卷第十·肺痈方九首》 《金匮》卷上附方：异名"千金苇茎汤"。《古今录验》疗肺痈方）

苇茎汤方

锉苇一升，薏苡仁半升，桃仁五十枚（去尖皮，两仁者），瓜瓣半升。

上四味㕮咀。以水一斗，先煮苇令得五升，去滓，悉内诸药，煮取二升。分再服。当吐如脓。（仲景《伤寒论》云：苇叶切二升。《千金》范汪同《千金》云：苇茎二升，先以水二斗，煮五升。）

【临证心得】

苇茎汤主治肺痈痰热瘀结之证。症见咳吐腥臭黄痰脓血，胸中隐隐作痛，咳时尤甚，舌质红，苔黄腻，脉滑数。

苇茎汤中苇茎为君，现代多用芦根，取其甘寒善清肺热，祛痰排脓，《本经逢源》说："专于利窍，善治肺痈，吐脓血臭痰。"为清肺消痈之要药。冬瓜子清热化痰、利湿排脓，能清上彻下，肃降肺气，与苇茎相配则清肺宣壅、涤痰排脓；薏苡仁甘淡微寒，上清肺热而排脓，下利胃肠而渗湿，共为臣药。桃仁活血化瘀，可助消痈，是为佐药。诸药合用，共具清热化痰、逐瘀排脓之效。

儿科常用本方治疗肺脓肿、肺炎喘嗽、支气管扩张合并感染等疾病，临证遇肺热咯吐脓血痰者，均可用本方清肺排脓。如热盛可加黄芩、栀子、金荞麦清肺解热；脓痰加鱼腥草、败酱草、蒲公英消痈排脓；血痰加仙鹤草、牡丹皮、红藤凉血活血；咳嗽加桔梗、杏仁、炙紫菀宣肺止咳；胸痛加赤芍、丹参、川芎通络散结；腑气不通，大便秘结者加大黄、虎杖泻下结热。若是肺结核病咯吐脓血，可与百部、黄芩、功劳叶、夏枯草、丹参、白及等同用解毒消痈。

方药常用剂量：芦根 15～30g，薏苡仁 6～15g，冬瓜子 6～15g，桃仁 3～10g。

清 胃 散

【原文】

（《脾胃论·卷下》）

清胃散：治因服补胃热药，而致上下牙痛不可忍，牵引头脑满热发大痛，此足阳明别络入脑也。喜寒恶热，此阳明经中热盛而作也。

真生地黄、当归身已上各三分，牡丹皮半钱，黄连六分（拣净，如黄连不好更加二分；如夏月倍之。大抵黄连临时增减无定），升麻一钱。

上为细末，都作一服，水一盏半，煎至七分，去渣。放冷服之。

【临证心得】

清胃散本治因误服补胃的热药，而引起胃火上冲，导致属于阳明胃经的上下牙龈疼痛难忍，牵引至整个头脑胀满、发热、疼痛，或者唇口腮颊肿痛，口气热臭，口舌干燥，舌质红，舌苔黄，脉滑大而数。

清胃散方中黄连苦寒直折，泻胃腑之火，为君药。升麻甘辛微寒，可清热解毒，治胃火之牙痛，其性升散透发，又可宣达郁遏之伏火，为臣药，兼为引经之使。黄连合升麻，升降相因，泻火而无凉遏之弊，散火而无升焰之虞。生地黄凉血滋阴、牡丹皮凉血清热，阳明经多气多血，合而用之可制燥热伤及阴血，兼为臣药。佐以当归养血活血，合生地黄滋阴养血、牡丹皮消肿止痛。诸药共奏清胃热凉血之功。

儿科临床多用本方于牙宣（牙周炎，牙龈脓肿）、口疮、龋齿等属于胃火上炎者，或胃中积热，嗳腐吞酸等证。小儿后天常因调护失宜、喂养不当及不注意口腔卫生，致胃腑火热熏蒸口腔牙龈。本方重在清胃凉血，兼以升散解毒。临证若热毒较重者，加栀子、贯众泻火解毒；牙龈肿痛者，加白芷、蒲公英清胃消肿；口疮疼痛者，加石膏、黄芩清脾泻热；心烦尿赤者，加竹叶、芦根清心除烦；口臭便秘者，加大黄、槟榔通腑泻火；积滞化热者，加连翘、瓜蒌子清热导滞等。

方药常用剂量：生地黄 $4 \sim 12g$，当归 $3 \sim 10g$，牡丹皮 $3 \sim 10g$，升麻 $3 \sim 10g$，黄连 $2 \sim 4g$。

泻 黄 散

【原文】

（《小儿药证直诀·卷下·诸方》）

泻黄散：又名"泻脾散"。治脾热弄舌。

藿香叶七钱，山栀子仁一钱，石膏五钱，甘草三两，防风四两（去芦，切，焙）。

上锉，同蜜酒微炒香，为细末。每服一钱至二钱，水一盏，煎至五分。温服清汁，无时。

【临证心得】

泻黄散乃钱乙所设泻脾胃伏火之方。张山雷在《小儿药证直诀笺正》即言本方"为脾胃蕴热而设"，既清泻脾中伏热，又振复脾胃气机，虽名"泻黄"，然独以风药为重，效《内经》"火郁发之"之微旨，是散火即所以泻火，使脾火清泻而正气无伤，诸证得愈。

泻黄散方中以石膏、栀子泻脾胃积热，俱为君药；防风疏散脾经伏火，为臣药；藿香叶芳香醒脾，为佐药；甘草泻火和中，为使药。本方治在清散并用，兼顾脾胃。

儿科临床应用泻黄散主治脾胃伏火证。症见：口疮，口臭，烦渴易饥，口燥唇干，舌红，脉数；脾热弄舌；小儿身黄睛黄，疳热口臭唇焦，泄泻黄沫，脾热口甜，胃热口苦，不吮乳等。口疮风热乘脾者加金银花、连翘、薄荷清热散火；口臭便秘者加槟榔、大黄、枳实导滞通腑；唇风干红者去藿香，加生地黄、麦冬、玄参润脾消风；脾热弄舌者加生地黄、黄连、竹叶清心泻脾等。

方药常用剂量：藿香 3～10g，栀子 3～10g，石膏 10～25g，甘草 2～5g，防风 3～10g。

芍药汤

【原文】

（《素问病机气宜保命集·卷中·泻痢论第十九》）

芍药汤：下气调血。经曰：溲而便脓血，气行而血止，行血则便脓自愈，调气则后重自除。

芍药二两，当归、黄连各半两，槟榔二钱，木香二钱，甘草二钱（炙），大黄三钱，黄芩半两，官桂一钱半。

上咬咀。每服半两，水二盏，煎至一盏。食后温服。如血痢则渐加大黄，如汗后脏毒加黄柏半两，依前服。

【临证心得】

芍药汤为治疗热痢腹痛之常用方。《医宗金鉴·卷五·痢疾门》总结其为："湿热凝结于肠胃，以致腹中窘痛，频频下痢，尿短色红，舌赤唇焦，喜饮冷水。"

芍药汤以黄芩、黄连之苦寒，清大肠湿热，除致病之因，为君药。木香、槟榔之辛温以行滞气，体现"调气则后重自除"之旨；重用芍药养血和营、缓急止痛，配当归活血养血，体现"行血则便脓血自愈"之义；四药相配，共为臣药，调和气血。大黄苦降，"通因通用"，下湿热之郁积；少量肉桂，反佐之意，助归、芍通和营卫，制芩、连苦寒之性；炙甘草缓中和药。诸药合用，湿去热清，气血调和，下痢自愈。

本方清热解毒，调气和血，治疗湿热痢疾，症见腹痛便脓血，赤白相兼，里急后重，肛门灼热，小便短赤，苔腻微黄。若热盛伤阴者，可去肉桂，加石斛、麦冬护阴生津；苔腻脉滑，兼有食滞者，去甘草，加焦山楂、焦六神曲消食导滞；腹胀满，气滞较重者，宜去肉桂、甘草，加枳壳行气。

方药常用剂量：白芍 6～12g，当归 3～10g，黄芩 5～12g，黄连 2～5g，大黄 3～10g，肉桂 2～5g，槟榔 3～10g，木香 2～5g，炙甘草 2～4g。

香连丸

【原文】

（《证类本草·第七卷·黄连》）

又香连丸亦主下痢，近世盛行。

其法：以宣连、青木香分两停同捣筛，白蜜丸如梧子。空腹饮下二三十丸，日再。如神。其久冷人，即用煨熟大蒜作丸（此方本出李绛《兵部手集方》。婴孺用之亦效）。

【临证心得】

香连丸主治热痢，症见内热口渴，下痢赤白，日夜不止，肛门灼痛，或泄泻不止，儿科临床多见于痢疾、泄泻等疾患。

香连丸功擅清肠燥湿，理气化滞。方中黄连苦寒而燥，功可清热燥湿、泻火解毒；木香辛苦降，辛可行大肠之滞气，苦能泻胃肠之实热。

小儿脾胃薄弱，感受湿热邪毒易于损伤胃肠，发为湿热痢疾、泄泻，其兼见气滞腹痛、腹胀、里急后重者适用本方治疗。若兼见表证者，加防风、荆芥、紫苏叶疏风解表、行气燥湿；表未解而里热已甚者，加葛根、马齿苋、地锦草清肠解毒；热毒甚者，加白头翁、苦参、黄芩清热解毒；湿重于热者，加苍术、藿香、六一散渗湿燥湿；腹痛腹胀甚者，加枳壳、厚朴、槟榔消积除胀。陈修园《时方歌括·寒能胜热》云本方："故久痢之偏热者，可以统治也。"

方药常用剂量：黄连 2 ~ 6g，木香 2 ~ 5g。

白头翁汤

【原文】

（《伤寒论·辨厥阴病脉证并治》）

热利下重者，白头翁汤主之。

下利欲饮水者，以有热故也，白头翁汤主之。

白头翁汤方

白头翁二两，黄连三两，黄柏三两，秦皮三两。

上四味，以水七升，煮取二升，去滓。温服一升，不愈，更服一升。

【临证心得】

白头翁汤，仲景以其治热利下重。清代徐大椿《伤寒约编·白头翁汤证》总结道："此为清热除湿之方，乃热利下重之宣剂也。"

白头翁汤方中白头翁性味苦寒入阳明血分为君药，清热解毒，凉血止痢。配伍黄芩泻火解毒、燥湿厚肠；黄柏清下焦湿热，共为臣药。佐使以苦涩性寒之秦皮，清热解毒兼收涩止痢。诸药相合，共奏清热解毒，凉血止痢之效。《医宗金鉴》云："厥阴下利，属于寒者，厥而不渴，下利清谷；属于热者，消渴下利，下重便脓血。此热利下重，乃火郁湿蒸，秽气奔逼广肠，魄门重滞而难出。即《内经》所云'暴注下迫'者是也。"

本方在儿科主要用于热毒壅盛，气血瘀滞，化为脓血之热痢。临床可见泻下脓血、赤多白少、里急后重、腹痛，肛门灼热，舌质红，舌苔黄，脉弦数等。痢疾总为肠胃积滞有余之证，小儿罹患湿热之证尤多，而且易于化火，甚者内陷厥阴。白头翁汤主治热毒血痢，临证加减：下痢色赤者，加当归、地榆、苦参凉血止痢；脓液多者，加黄芩、马齿苋、鱼腥草清肠止痢；里急后重便下不爽者，加槟榔、枳实、大黄消积化滞；舌苔厚腻者，加苍术、厚朴、陈皮化湿消积；兼见表证者，加荆芥、防风、白芷祛风解表；疫毒痢急服安宫牛黄丸。

方药常用剂量：白头翁 5～12g，黄柏 3～10g，秦皮 3～10g，黄连 2～6g。

第六节　清虚热剂

青蒿鳖甲汤

【原文】

（《温病条辨·卷三·下焦篇·风温，温热，温疫，温毒，冬温》）

夜热早凉，热退无汗，热自阴来者，青蒿鳖甲汤主之。

青蒿鳖甲汤方（辛凉合甘寒法）

青蒿二钱，鳖甲五钱，细生地四钱，知母二钱，丹皮三钱。

水五杯，煮取二杯。日再服。

【临证心得】

青蒿鳖甲汤乃养阴透热之良方，善治温病后期，热邪深伏阴分，夜热早凉，热退无汗，能食消瘦，舌红少苔，脉细数。

本方以鳖甲蠕动之物，性味咸寒，直入肝经至阴之分，既能养阴退热，又能入络搜邪；青蒿苦辛而寒，芳香通络，清热透络，从少阳领邪外出；两药相配，滋阴清热，内清外透，使阴分伏热有外达之机，共为君药。《温病条辨》自释"此方有先入后出之妙，青蒿不能直入阴分，有鳖甲领之入也；鳖甲不能独出阳分，有青蒿领之出也。"细生地甘凉，滋阴凉血，清阴络之热；知母者，知病之母也，性味苦寒质润，滋阴降火，二药共助鳖甲以养阴津退虚热，为臣药。牡丹皮辛苦性凉，泻血中之伏火。诸药合用，共奏养阴透热之功。

本方用于儿科常见之热病恢复期阴虚内热之证，阴津亏虚、阳浮于外，故而夜热早凉者。如暑温恢复期见低热不已，两颧潮红，手足心热，咽干口渴等，常用本方加减，青蒿、地骨皮、牡丹皮清退虚热；鳖甲、生地黄、知母养阴清热；芦根、天花粉清热生津。若大便秘结加瓜蒌子、火麻仁、桑椹润肠通便；虚烦不宁加百合、酸枣仁、夜交藤养心安神除烦；咽干口渴加北沙参、麦冬、玉竹养胃生津止渴；惊惕不安加珍珠母、玄参、钩藤安神镇惊。

方药常用剂量：青蒿 3 ～ 10g，知母 3 ～ 10g，牡丹皮 3 ～ 10g，鳖甲 5 ～ 15g，生地黄 5 ～ 12g。

当归六黄汤

【原文】

（《兰室秘藏·自汗门》）

当归六黄汤：治盗汗之圣药也。

当归、生地黄、熟地黄、黄柏、黄芩、黄连已上各等分，黄芪加一倍。

上为粗末。每服五钱，水二盏，煎至一盏。食前服。小儿减半服之。

【临证心得】

当归六黄汤原设为治疗盗汗之方，主治阴虚有火，盗汗发热，面赤口干，唇燥心烦，便难溲赤，舌红，脉数者。

当归六黄汤方中当归、生地黄、熟地黄滋阴养血，"壮水之主，以制阳光"，共为君药。盗汗乃水火不济，心火独旺，迫津外泄，故用以下三药为臣，黄芩清上焦火、黄连清中焦火、黄柏泻下焦火，使火降而阴津内守，不致外泄为汗。小儿藩篱疏薄，卫虚不固，故倍用黄芪，补气固表御风。全方七味，共奏滋阴泻火、固表止汗之功，气阴充，内火降，则盗汗可止。

小儿汗证，自隋《诸病源候论》始，即分为"头身喜汗"和"盗汗"两大类。所谓小儿汗证多是体质虚弱而致汗出过多，俗称"虚汗"。一般包括自汗、盗汗两大类。由于小儿往往自汗盗汗并见，与成人有所不同，因此常统称为"汗证"。小儿汗证多从气阴亏虚立论，治以益气养阴固表，但亦有虚实夹杂，内热迫津外泄者，本方便适用于此证。

　　本方在儿科用以养阴益气，清热降火，治疗汗证不限于盗汗，自汗亦可用，只要证属阴虚内热多汗者均可治之。其内热证象可见为面赤、烦闹、夜啼、溲赤、便秘、舌红等。故小儿汗证尽管证属气虚、阴虚而卫表不固者多，虚热、实热而迫津外泄者亦非罕见，虚实兼见者更属常见，若是辨证为虚实夹杂者应用此方加减则更为妥帖。此方在多种外感热病后期气阴已伤、内热未清而见多汗、口干、烦闹、舌红等证时亦可应用。汗出过多者，亦常加用煅龙骨、煅牡蛎、碧桃干、浮小麦等固表收敛之品。

　　方药常用剂量：当归 3～10g，生地黄 3～10g，熟地黄 3～10g，黄芩 3～10g，黄柏 3～8g，黄连 2～4g，黄芪 5～15g。

第三章

泻下剂

第一节　寒下剂

大承气汤

【原文】

（《伤寒论·辨阳明病脉证并治》）

阳明病，脉迟，虽汗出不恶寒者，其身必重，短气，腹满而喘，有潮热者，此外欲解，可攻里也。手足濈然而汗出者，此大便已硬也，大承气汤主之。

伤寒若吐若下后不解，不大便五六日，上至十余日，日晡所发潮热，不恶寒，独语如见鬼状。若剧者，发则不识人，循衣摸床，惕而不安（一云顺衣妄撮，怵惕不安），微喘直视，脉弦者生，涩者死。微者，但发热谵语者，大承气汤主之。若一服利，则止后服。

阳明病，谵语有潮热，反不能食者，胃中必有燥屎五六枚也。若能食者，但硬耳，宜大承气汤下之。

二阳并病，太阳证罢，但发潮热，手足漐漐汗出，大便难而谵语者，下之则愈，宜大承气汤。

若不大便六七日，小便少者，虽不受食（一云不大便），但初头硬，后必溏，未定成硬，攻之必溏；须小便利，屎定硬，乃可攻之，宜大承气汤。

伤寒六七日，目中不了了，睛不和，无表里证，大便难，身微热者，此为实也，急下之，宜大承气汤。

阳明病，发热汗多者，急下之，宜大承气汤。

发汗不解，腹满痛者，急下之，宜大承气汤。

阳明少阳合病，必下利，其脉不负者，为顺也。负者，失也，互相克贼，名为负也。脉滑而数者，有宿食也，当下之，宜大承气汤。

（《伤寒论·辨少阴病脉证并治》）

少阴病，得之二三日，口燥咽干者，急下之，宜大承气汤。

少阴病，六七日，腹胀不大便者，急下之，宜大承气汤。

大承气汤方

大黄四两（酒洗），厚朴半斤（炙，去皮），枳实五枚（炙），芒硝三合。

上四味，以水一斗，先煮二物，取五升，去滓，内大黄，更煮取二升，去滓，内芒硝，更上微火一两沸。分温再服。得下，余勿服。

【临证心得】

大承气汤乃仲景所设用于阳明腑实证中热实内结之重症者，痞、满、燥、实具备，症见阳明腑实，潮热谵语，手足濈然汗出，矢气频频，大便不通，脘腹满痛拒按，舌苔焦黄起刺，或焦黑燥裂，脉沉滑或沉迟有力；热结旁流，下利清水，臭秽难闻，脐腹疼痛，按之坚硬有块；热厥，高热神昏，扬手掷足，烦躁饮冷，便秘不通；痉病，牙关紧闭，手足抽搐，角弓反张，口噤龂齿。如《医宗金鉴》言："诸积热结于里而成满痞燥实者，均以大承气汤下之也。"

大承气汤方中大黄苦寒，泄热攻积，可荡涤胃肠邪热积滞，为君药。芒硝咸苦寒，泻热通便，润燥软坚，助大黄峻下热结，为臣药。然邪热可去，而腑气不通，实热积滞难以速下，故合以厚朴为君，行气除满、消胀荡滞；臣以枳实下气开痞散结。四药合用，峻下行气，通导大便，使塞者通，闭者畅，热可泄，阴得存，阳明腑实之证可解。

大承气汤在儿科临床胃腑实邪积热之证用为主方，肺热壅盛兼腑实便秘者又有通下清上之功，诸如多种外感时行疾病及感冒、乳蛾、肺炎喘嗽、哮喘的相关证候中，均可取之急下存阴、通腑泄热之功，与治疗该病证的药物协同增效。方证中"痞"者心下痞实硬坚，用枳实以破气结；"满"者腹胁满急膜胀，用厚朴以消其壅；"燥"者肠中燥屎干结，用芒硝润燥软坚；"实"者腹痛大便不通，用大黄攻积泻热。临证当视四证之轻重而选择四药药量之多少以应其证。

小儿脾胃薄弱，不耐攻伐，使用大承气汤应严格掌握适应证候，且中病即止，久攻则易于损脾伤正。

方药常用剂量：大黄 3 ～ 10g，枳实 3 ～ 10g，厚朴 3 ～ 10g，芒硝 3 ～ 10g。

小承气汤

【原文】

（《伤寒论·辨阳明病脉证并治》）

若不大便六七日，恐有燥屎，欲知之法，少与小承气汤，汤入腹中，转矢气者，此有燥屎也，乃可攻之。

其后发热者，必大便复硬而少也，以小承气汤和之。

阳明病，其人多汗，以津液外出，胃中燥，大便必硬，硬则谵语，小承气汤主之。

阳明病，谵语，发潮热，脉滑而疾者，小承气汤主之。

太阳病，若吐、若下、若发汗后，微烦，小便数，大便因硬者，与小承气汤和之愈。

得病二三日，脉弱，无太阳柴胡证，烦躁，心下硬，至四五日，虽能食，以小承气汤少少与，微和之，令小安，至六日，与承气汤一升。

小承气汤方

大黄四两，厚朴二两（炙，去皮），枳实三枚（大者，炙）。

以上三味，以水四升，煮取一升二合，去滓。分温二服。初服汤当更衣，不尔者，尽饮之；若更衣者，勿服之。

【临证心得】

小承气汤方，吴崑《医方考·伤寒门》说："此其里证虽成，病未危急，痞、满、燥、实、坚犹未全俱，以是方主之，则气亦顺矣，故曰小承气。"

小承气汤方中大黄泻热通便，厚朴行气散满，枳实破气消痞，诸药合用，可以轻下热结，除满消痞。本方相较大承气汤，去芒硝，用大黄倍厚朴，原方厚朴量减至大承气汤四分之三，减枳实二枚，以治阳明腑实轻证，轻下热结。

小儿易虚易实，难当猛剂，不耐攻伐，小承气汤较大承气汤去芒硝减厚朴、枳实用量，泻势稍缓，轻下热结，除满消痞。儿科用于外感热病阳明腑实证，谵语潮热，大便秘结，胸腹痞满，舌苔黄，脉滑数；痢疾初起，腹满胀痛，里急后重者。其余如食滞中焦、热结肠胃之感冒夹积、积滞、便秘等病的相关证候均可用之。

方药常用剂量：大黄 3～10g，厚朴 2～6g，枳实 2～8g。

调胃承气汤

【原文】

（《伤寒论·辨太阳病脉证并治》）

伤寒脉浮，自汗出，小便数，心烦，微恶寒，脚挛急，反与桂枝汤，欲攻其表，此误也，得之便厥……若胃气不和，谵语者，少与调胃承气汤。

太阳病未解，脉阴阳俱停（一作微），必先振栗汗出而解。但阳脉微者，先汗出而解，但阴脉微（一作尺脉实）者，下之而解。若欲下之，宜调胃承气汤。

伤寒十三日不解，过经谵语者，以有热也，当以汤下之。若小便利者，大便当硬，而反下利，脉调和者，知医以丸药下之，非其治也。若自下利者，脉当微厥，今反和者，此为内实也，调胃承气汤主之。

（《伤寒论·辨阳明病脉证并治》）

阳明病，不吐不下，心烦者，可与调胃承气汤。

太阳病三日，发汗不解，蒸蒸发热者，属胃也，调胃承气汤主之。

伤寒吐后，腹胀满者，与调胃承气汤。

调胃承气汤方

大黄四两（去皮，清酒浸），甘草二两（炙），芒硝半升。

上三味咬咀。以水三升，煮取一升，去滓，内芒硝，更上火微煮令沸。少少温服。

【临证心得】

大承气汤、小承气汤、调胃承气汤证，虽均为阳明腑实证，然轻重有别。大承气汤乃燥热实邪严重阻滞，腑气不通，痞满燥实坚俱见，为峻下剂；小承气汤气滞明显，痞满较甚，但燥热实结较轻，乃轻下剂；调胃承气汤为燥热实邪结聚胃肠，燥热重但痞满不甚，乃缓下剂。

《素问·至真要大论》谓："热淫于内，治以咸寒，佐以甘苦……火淫于内，治以咸冷，佐以苦辛……"调胃承气汤方中以大黄苦寒，泻火通下为君药；芒硝咸寒，软坚润燥为臣药；甘草甘缓和中，益气养胃，缓消大黄苦泄之力，为佐药。诸药合用，使燥热得解，胃气自和。

所谓"少与调胃承气汤"，意取缓下泄热、调胃和中，在儿科应用尤为适宜。调胃承气汤在儿科主要用于治疗阳明病胃肠燥热，口渴便秘，腹痛拒按，或肠胃热盛而见发斑吐衄，口龈咽喉肿痛等。

小儿脾常不足运化力弱，易见乳积食积、邪热内结、积滞便秘等病证，轻者消食化积可促其内消，重者则需通导积滞以下积清热。调胃承气汤通腑较大承气汤、小承气汤力缓，在儿科更为多用。乳积者可加炒麦芽、炒谷芽和胃消乳；食积者加焦山楂、焦六神曲消食化积；腹胀者加枳实、莱菔子行气消胀；口臭者加槟榔、胡黄连消积清热。

调胃承气汤用于便秘者大黄需生用、后下，芒硝烊化，大便通利后则去芒硝，大黄与其他药物同煎；若是大便稀泄者则停用本方。

方药常用剂量：大黄 3 ～ 6g，芒硝 3 ～ 10g，甘草 2 ～ 4g。

大黄牡丹汤

【原文】

（《金匮要略·疮痈肠痈浸淫病脉证并治》）

肠痈者，少腹肿痞，按之即痛如淋，小便自调，时时发热，自汗出，复恶寒。其脉迟紧者，脓未成，可下之，当有血；脉洪数者，脓已成，不可下也，大黄牡丹汤主之。

大黄牡丹汤方

大黄四两，牡丹一两，桃仁五十个，瓜子半升，芒硝三合。

上五味，以水六升，煮取一升，去滓，内芒硝，再煎沸。顿服之。有脓当下，如无脓，当下血。

【临证心得】

大黄牡丹汤，仲景用于肠痈脓起之证。张秉成《成方便读·外科之剂》说："夫肠痈之病，皆由湿热瘀聚郁结而成。"症见右下腹肿痞，疼痛拒按，右下肢屈伸痛甚，小便自调，时时发热，自汗恶寒，苔黄腻，脉滑数者。

大黄牡丹汤方中大黄苦寒攻下，泻火逐瘀，通便解毒；桃仁苦平，性善破血，配大黄破瘀泻热，共为君药。牡丹皮辛苦微寒，凉血清热、活血散瘀；芒硝咸寒，软坚散结，泻热导滞，二者合用，增散瘀消肿疗痈之效，助清热凉血活血之力，俱为臣药。冬瓜子甘寒滑利，清肠利湿，排脓消痈。《本草纲目》言"治肠痈"，是为佐药。诸药合用，攻下、泻热与逐瘀并用，使结瘀湿热速下，痛随利减，痈肿得消，诸症自愈。

儿科用之治疗肠痈初起，湿热瘀滞证，如急性阑尾炎、阑尾周围脓肿、炎症性肠病、急性胰腺炎等。大黄牡丹汤治疗肠痈（急性阑尾炎），《金匮要略》提出只用于"脓未成"，笔者临床体会，本方不论是急性阑尾炎脓未成、脓已成，或者脓腔破溃形成之局限性腹膜炎，以及未获得及时治疗后遗留的阑尾包块、慢性阑尾炎，均可以加减用之。急性期酿脓阶段可加金银花、黄芩、蒲公英解毒消肿；脓已成加败酱草、红藤、皂角刺消痈排脓；急性期过后遗留阑尾包块加赤芍、没药、穿山甲化瘀消积。

目前临床儿童急性阑尾炎及化脓者多主张手术治疗，但若是监护人希望先作保守治疗或暂时未具备手术条件者，或与手术同时使用，本方加减仍然是一种可取的方法。若是已破溃形成腹膜炎者则应予急症手术，不可耽误病情。

方药常用剂量：大黄5～15g，牡丹皮3～10g，桃仁3～10g，冬瓜子10～20g，芒硝3～10g。

六 磨 汤

【原文】

（《世医得效方·卷六·大方脉杂医科》）

四磨汤：治气滞腹急，大便秘涩。

大槟榔、沉香、木香、乌药。

上四味，于擂盆内各磨半盏，和匀。温服。有热者，加大黄、枳壳，名六磨汤。

【临证心得】

六磨汤原方乃在主治气滞腹急，大便秘涩的四磨汤基础上，因胃肠有热，加大黄、枳壳两味通腑泄热而成。儿科临床常以此治疗食积气滞，腹痛便秘诸证。

六磨汤以大黄、枳壳、槟榔三味攻积导滞、通腑泻下，木香、沉香、乌药理气导滞、行气消胀。六药合用，辛温香散，能升能降，通理三焦之气，尤其善行胃肠之气而止痛，兼能健脾消食，共奏调理胃肠、通便导滞之功。《金匮翼·便秘》曰："气秘者，气内滞，而物不行也。"

小儿脾胃不足，饮食不节易于形成积滞，出现呃逆、腹胀、便秘等气滞便秘证候，临证可投以此方。若大便干结者，加虎杖、郁李仁、火麻仁、瓜蒌子等清热润肠通便；腹胀甚者，加厚朴、莱菔子等行气导滞；纳差，食积者，加焦山楂、焦六神曲、鸡内金等消食化积。

方药常用剂量：槟榔 3～10g，沉香 2～5g，木香 2～5g，乌药 2～5g，大黄 2～6g，枳壳 3～10g。

第二节　温下剂

大黄附子汤

【原文】

（《金匮要略·腹满寒疝宿食病脉证治》）

胁下偏痛，发热，其脉紧弦，此寒也，以温药下之，宜大黄附子汤。

大黄附子汤方

大黄三两，附子三枚（炮），细辛二两。

上三味，以水五升，煮取二升。分温三服。若强人煮取二升半，分温三服。服后如人行四五里，进一服。

【临证心得】

大黄附子汤，为寒热互协，刚柔并济之和剂，仲景以此温中散寒，通便止痛。《医宗金鉴》引张璐评曰："近世但知寒下一途，绝不知有温下一法。盖暴感之热结而以寒下，久积之寒结亦可寒下乎？……寒热合用，温攻兼施，此圣法昭然，不可思议者也。"由此可知，古人多以寒下，而仲景则知温下亦有妙用。

大黄附子汤中附子温里助阳，散寒止痛，为君药。大黄通导大便，荡涤肠道积滞，为臣药。寒凉之大黄配大辛大热之附子，"去性存用"，温下寒积。佐以细辛，辛温宣通，助温里散寒通经。《成方便读》言其："是以非温不能散其寒，非下不能去其积，故以附子、细辛之辛热善走者搜散之，而后用大黄得以行其积也。"

大黄附子汤多用于治疗寒积实证，儿科临床如寒湿痢，其内有冷积，见面色青灰，腹痛绵绵不绝，脓血滞下不爽，里急，舌苔白腻，脉沉弦者则可用之温通导下。

此外，如仲景所言"胁下偏痛"，若小儿寒疝、寒实腹痛等寒积里实证也可应用。肾阳精血亏虚，肠燥便秘者，加肉苁蓉、锁阳温肾润肠通便；脾阳亏虚便秘者，加干姜、白术温脾助运通便。

本方煎煮后分少量、多次服用，得利 3 ～ 5 次则停服。

方药常用剂量：大黄 3 ～ 6g，炮附子 3 ～ 10g，细辛 2 ～ 3g。

温脾汤

【原文】

（《备急千金要方·卷第十三·心脏·心腹痛第六》）

治腹痛，脐下绞结，绕脐不止，温脾汤方。

当归、干姜各三两，附子、人参、芒硝各二两，大黄五两，甘草二两。

上七味，㕮咀。以水七升，煮取三升。分服，日三。

【临证心得】

孙思邈立温脾汤以温脾阳，下寒积。其主要证候：腹痛，脐下绞结，绕脐不止。

温脾汤方中以附子辛温大热，温壮阳气，解散寒凝；大黄苦寒沉降，荡涤积滞，与附子并用，温阳下积，共为君药。芒硝软坚润肠，助大黄泻下攻积；干姜温运脾阳，助附子温阳散寒，均为臣药。人参、当归益气养血，扶养脾气，恢复运化之力。甘草调和诸药，又助人参益气之能。诸药合用，能温阳以祛寒、攻下不伤正，对于脾阳不振、冷积内滞之便秘腹痛有较好的效果。

温脾汤适用于脏腑虚冷兼有腑气不通患儿。素体脾阳虚弱，脏腑虚冷，或寒湿内停，损伤阳气，或病久及肾，肾阳不足，阴寒内生，温煦无权，不能蒸化津液，温润肠道。症见大便不干，排出困难，腹中冷痛，四肢不温。可用于便秘、麻痹性肠梗阻、功能性腹痛、腹型癫痫等疾病，属阳虚冷积证者。但若需久服，则以取其法、减其剂应用为妥。

方药常用剂量：大黄 3 ～ 10g，当归 3 ～ 10g，人参 3 ～ 10g，甘草 2 ～ 4g，干姜 2 ～ 6g，芒硝 3 ～ 10g，炮附子 3 ～ 10g。

第三节　润下剂

麻子仁丸

【原文】

(《伤寒论·辨阳明病脉证并治》)

趺阳脉浮而涩，浮则胃气强，涩则小便数，浮涩相搏，大便则硬，其脾为约，麻子仁丸主之。

麻子仁丸方

麻子仁二升，芍药半斤，枳实半斤（炙），大黄一斤（去皮），厚朴一斤（炙，去皮），杏仁一升（去皮尖，熬，别作脂）。

上六味，蜜和丸如桐子大。饮服十丸，日三服，渐加，以知为度。

【临证心得】

麻子仁丸，仲景用治脾约。其证属胃强脾弱，胃热肠燥，见趺阳脉浮涩，大便硬，小便数，脘腹胀满，舌质红，舌苔黄，脉数等症。故治以润肠清热通便。

麻子仁丸中含有小承气汤之药物，然本方证却无潮热谵语、腹满痛等，主以润肠泻热通下为用。《伤寒论讲义》总结为："本方是小承气加麻仁、杏仁、芍药而组成……取其缓缓润下之义。"

本方中火麻仁性味甘平，质润多脂，润肠通便，为君药。大黄泻热通便以通腑；杏仁宣肃肺气而润肠；白芍养阴缓急，共为臣药。枳实、厚朴行气破结导滞，为佐药。蜂蜜润燥滑肠，调和诸药，为使药。诸药合用，使燥热去，腑气通，阴液复，脾津布，而大便自调。

小儿脾常不足，或先天素体脾虚，或后天喂养不当，或热病耗伤阴津，出现胃热肠燥、津液不足之便秘，适宜应用本方。肠腑津亏，口干舌燥、大便干秘难解者，加瓜蒌子、郁李仁、柏子仁润燥通便。若是服用本方治疗后大便已畅，胃热减轻，可用虎杖取代大黄；脘腹胀满减轻后，可去枳实、厚朴，改用槟榔、陈皮利气行滞。

方药常用剂量：火麻仁 5～15g，大黄 3～6g，芍药 3～10g，枳实 3～10g，厚朴 3～10g，杏仁 3～10g。

五 仁 丸

【原文】

（《世医得效方·卷六·大方脉杂医科》，为《杨氏家藏方·卷四》"滋肠五仁丸"之异名）

五仁丸：治津液枯竭，大肠秘涩，传导艰难。

桃仁、杏仁（炒，去皮尖）各一两，柏子仁半两，松子仁一钱二分半，郁李仁一钱（炒），陈皮四两（另为末）。

上将五仁别研为膏，入陈皮末研匀，炼蜜为丸，如梧桐子大。每服五十丸，空心，米饮送下。

【临证心得】

五仁丸方中多质润种仁类。其中杏仁质润多脂为君药，润燥导滞，肃降肺气。桃仁润燥滑肠，助杏仁传导之功，为臣药。柏子仁性多润滑，《本草纲目》载其"润肺制燥……治虚秘"；郁李仁质润性降，润滑肠道，可治胃肠燥热，大便秘结不通；松子仁润五脏，《本草从新》言可"治大肠虚秘"；合以陈皮行气导滞，使气行则大肠得以运化，四药共为佐药。五仁炼蜜合用，使肠燥润，津液复，便结通。

五仁丸临证用于治疗小儿肠燥便秘，艰涩难出及血虚便秘。本方以种仁类润肠合陈皮行气以通下，辨证关键在于津亏肠燥。若兼见燥热之象者可加入虎杖、火麻仁、瓜蒌子同用清热润肠通便；兼血虚者可加当归身、胡麻仁、桑椹滋阴养血通便。

本方滑肠之性较强，且桃仁、郁李仁兼活血之能，故脾虚大便干稀不调小儿不宜使用。

方药常用剂量：桃仁 3～10g，杏仁 3～10g，松子仁 6～10g，柏子仁 5～10g，郁李仁 5～10g，陈皮 3～10g。

第四章

和解剂

第一节　和解少阳剂

小柴胡汤

【原文】

(《伤寒论·辨太阳病脉证并治》)

太阳病，十日以去，脉浮细而嗜卧者，外已解也。设胸满胁痛者，与小柴胡汤。

伤寒五六日，中风，往来寒热，胸胁苦满，嘿嘿不欲饮食，心烦喜呕，或胸中烦而不呕，或渴，或腹中痛，或胁下痞硬，或心下悸，小便不利，或不渴，身有微热，或咳者，小柴胡汤主之。

小柴胡汤方

柴胡半斤，黄芩三两，人参三两，半夏半升（洗），甘草（炙）、生姜（切）各三两，大枣十二枚（擘）。

上七味，以水一斗二升，煮取六升，去滓，再煎取三升。温服一升，日三服。

【临证心得】

小柴胡汤主治伤寒少阳证，其主要证候，如《伤寒论》云："往来寒热，胸胁苦满，嘿嘿不欲饮食，心烦喜呕，口苦，咽干，目眩，舌苔薄白，脉弦等。"《古今名医方论》引程郊倩言："邪在少阳，是表寒里热两郁不得升之故。"

《伤寒明理论》据《黄帝内经》阐述其病机曰："热淫于内，以苦发之。邪在半表半里，则半成热矣。热气内传，攻之不可，则迎而夺之，必先散热，是以苦寒为主……"本方柴胡苦平，入肝胆经，清透少阳半表之邪，疏泄气机之郁滞，为君药。黄芩苦寒，清泄少阳半里之热，为臣药。柴胡配黄芩，一散一清，以解少阳之邪。

人参、甘草益气补脾；生姜、半夏和胃降逆；炙甘草助参、枣扶正，助半夏和胃，大枣助参、草益气，姜、枣合用，又如成无己补充言："《内经》曰：辛甘发散为阳。表邪未已，迤逦内传，既未作实，宜当两解。其在外者，必以辛甘之物发散。"可调和营卫，助柴胡以和表，俱为使药。诸药合用，共奏和解少阳之功。

万全《万氏家传育婴秘诀·五脏证治总论》谓："春乃少阳之气，万物之所以发生者也。小儿初生曰芽儿者，谓如草木之芽，受气初生，其气方盛，亦少阳之气方长未已。"小儿中焦阳气枢机自转不息，感邪后则易伤升发之稚阳，遂致枢机不利，即易罹患少阳之病，故以此方和解表里，以复使生机勃勃，中正平和。

本方临证变化较多，《伤寒论·辨太阳病脉证并治》即有："若胸中烦而不呕者，去半夏、人参，加栝楼实一枚。若渴者，去半夏，加人参，合前成四两半，栝楼根四两。若腹中痛者，去黄芩，加芍药三两。若胁下痞硬者，去大枣，加牡蛎四两。若心下悸，小便不利者，去黄芩，加茯苓四两。若不渴，外有微热者，去人参，加桂枝三两，温覆微汗愈。若咳者，去人参、大枣、生姜，加五味子半升，干姜二两。"等随证治疗变法。

小柴胡汤在儿科临床应用广泛，如多种外感热病邪入半表半里之发热，皆可以本方加减治疗。痄腮邪犯少阳证可去人参，加夏枯草、虎杖、赤芍、贯众解毒散结。发颐毒结少阳证去人参，加蒲公英、紫花地丁、败酱草、皂角刺解毒消痈。急喉痹肝胆火盛证与黄芩汤合方加减；急性胆囊炎肝胆湿热证与茵陈蒿汤合方加减；热淋湿热下注证与八正散合方加减等。

方药常用剂量：柴胡5～10g，黄芩5～10g，半夏3～10g，生姜3～6g，人参（党参）3～10g，炙甘草2～4g，大枣5～12g。

蒿芩清胆汤

【原文】

（《重订通俗伤寒论·六经方药·和解剂》）

蒿芩清胆汤：和解胆经法。俞氏经验方。

青蒿脑钱半至二钱，淡竹茹三钱，仙半夏钱半，赤茯苓三钱，青子芩钱半至三钱，生枳壳钱半，陈广皮钱半，碧玉散（包）三钱。

【临证心得】

蒿芩清胆汤，俞根初言其为"和解胆经法"。依其组方来看，方中取新发嫩芽之青蒿脑，苦寒芳香，清暑热以透邪，辟秽又化湿；黄芩苦寒，化湿燥湿兼清胆热，两药相合，清解胆经少阳湿热，共为君药。竹茹清热化痰止呕，陈皮理气化痰宽胸，枳壳下气消痰除痞，半夏和胃降逆化痰，四药相伍，俱为臣药。赤茯苓、碧玉散淡渗利湿，并导胆热下行，为佐使药。诸药相合，共为清胆热、化痰湿、畅气机之要方。

蒿芩清胆汤功擅清胆利湿、和胃化痰，主要用于治疗足少阳胆经与手少阳三焦经湿遏热郁，三焦气机不畅，胆热内炽，兼有湿郁痰浊内阻者。症见寒热如疟，寒轻热重，口苦胸闷，吐酸苦水，或呕黄涎而粘，甚则干呕呃逆，胸胁胀痛，小便黄少，舌质红，苔白腻，间现杂色，脉弦滑数者。《重订通俗伤寒论》自称："此为和解胆经之良方，凡胸痞作呕、寒热如疟者，投无不效。"

本方应用于儿科湿热郁阻少阳，呕吐胸胁胀痛等证。暑湿湿温似疟寒热间作者，可加香薷、柴胡、草果祛暑化湿；热淋肝胆湿热证者，加栀子、萹蓄、车前子清利湿热；多寐胆热痰扰证者，加石菖蒲、藿香、苍术辟浊化痰，醒神开窍。

方药常用剂量：青蒿 3～10g，竹茹 3～8g，半夏 3～10g，赤茯苓 3～10g，黄芩 3～10g，枳壳 3～10g，陈皮 3～6g，碧玉散（滑石、甘草、青黛）6～15g。

第二节　调和肝脾剂

四 逆 散

【原文】

（《伤寒论·辨少阴病脉证并治》）

少阴病，四逆，其人或咳，或悸，或小便不利，或腹中痛，或泄利下重者，四逆散主之。

四逆散方

甘草（炙），枳实（破，水渍，炙干），柴胡，芍药。

上四味，各十分，捣筛。白饮和服方寸匕，日三服。

【临证心得】

四逆散，仲景用于少阴病，寒邪变热传里，阳郁于里，故见手足不温，腹中痛，小便不利，泄利下重；或肝失调达，气郁致厥；或咳，或悸。

《注解伤寒论》言本方能"散传阴之热"，有疏肝和脾、解郁透热之功用。所谓四逆，指手足不温，主要缘于外邪传经入里，气机郁遏，不得疏泄，以致阳气内郁，不能达于四肢产生。所以，本方主治肝气郁结，疏泄失常，与阳气虚衰的四肢厥逆完全不同。

四逆散方中以柴胡入肝胆经，既疏解肝郁，又升发清阳，可透邪外出，为君药；芍药养血敛阴柔肝，为臣药。君臣相合，一升一敛，可升散而不伤阴。佐以枳实行气散结解郁，以增疏畅气机之效。炙甘草缓急止痛，益脾和中，调和诸药为佐使药。如《注解伤寒论》所评："《内经》曰：热淫于内，佐以甘苦，以酸收之，以苦发之。

枳实、甘草之甘苦，以泄里热；芍药之酸，以收阴气；柴胡之苦，以发表热。"原文加减中，若咳者，加五味子、干姜，并主下利；悸者，加桂枝；小便不利者，加茯苓；腹中痛者，加附子；泄利下重者，加薤白。可供临证参考。

小儿"脾常不足，肝常有余"，若肝气失于疏泄，气机郁滞，则肝气横逆犯脾，临证虽症状各异，但投以此方，则能透邪解郁、疏肝理脾。儿科临证用于腹痛肝脾不和证可加紫苏梗、郁金、茯苓、陈皮疏肝理脾；胆囊炎轻症右胁下胀痛可加黄芩、郁金、川楝子、虎杖清肝利胆；乳房早发育胀痛可加夏枯草、瓜蒌皮、香附、郁金疏肝理气；脑性瘫痪脾虚肝亢证可加党参、白术、茯苓、钩藤健脾柔肝等。

方药常用剂量：柴胡 3～10g，芍药 3～10g，枳实 3～10g，炙甘草 2～4g。

逍 遥 散

【原文】

（《太平惠民和剂局方·卷九·治妇人诸疾》）

逍遥散：治血虚劳倦，五心烦热，肢体疼痛，头目昏重，心忪颊赤，口燥咽干，发热盗汗，减食嗜卧，及血热相搏，月水不调，脐腹胀痛，寒热如疟。又疗室女血弱阴虚，荣卫不和，痰嗽潮热，肌体羸瘦，渐成骨蒸。

甘草（微炙赤）半两，当归（去苗，锉，微炒）、茯苓（去皮，白者）、芍药（白）、白术、柴胡（去苗）各一两。

上为粗末。每服二钱，水一大盏，烧生姜一块切破，薄荷少许，同煎至七分，去渣。热服，不拘时候。

【临证心得】

逍遥散用于肝郁血虚之证，乃疏肝养血、健脾和中之方药。主要证候见：五心烦热，或往来寒热，肢体疼痛，头目昏重，心悸颊赤，口燥咽干，胸闷胁痛，神疲食少，月经不调，乳房作胀，脉弦而虚。

逍遥散方中柴胡苦平，疏肝解郁，为君药。当归甘辛苦温，养血活血；白芍酸苦微寒，养血柔肝，共为臣药。白术、茯苓、甘草健脾益气，木郁则易土衰，《金匮要略·脏腑经络先后病脉证》云："见肝之病，知肝传脾，当先实脾。"少许薄荷可疏肝解郁，助柴胡以散肝郁；煨生姜温胃和中，辛散达郁，共为佐药。诸药合用，疏肝郁，养血虚，健脾运，共奏调肝健脾养血之功。

逍遥散方加减可用于儿科多种病症。例如：儿童抑郁症肝郁脾虚证，加玫瑰花、石菖蒲、远志、太子参解郁健脾；儿童焦虑症肝郁化火证，加牡丹皮、栀子、生地黄、蒺藜清肝泻火；注意缺陷多动障碍脾虚肝旺证，加薄荷、夏枯草、珍珠母、酸枣仁疏肝宁心；久泻肝脾不和证，加陈皮、防风、苍术、益智仁升清运脾；多寐脾虚肝旺证，加薄荷、钩藤、石菖蒲、远志疏肝化痰；肝豆状核变性脾虚肝亢证，加党参、枳壳、牡丹皮、钩藤健脾平肝；性早熟肝郁化火证，加栀子、牡丹皮、龙胆、夏枯草清肝降火等。

方药常用剂量：柴胡 3～10g，当归 3～10g，茯苓 3～10g，芍药 3～10g，白术 3～10g，炙甘草 2～4g，薄荷 2～4g，生姜 3～6g。

痛泻要方

【原文】

（方出《丹溪心法·卷二·泄泻十》）

治痛泄。

炒白术三两，炒芍药二两，炒陈皮两半，防风一两。久泻加升麻六钱。

上锉，分八贴，水煎，或丸服。

（名见《医学正传·卷之二·泄泻》）

治痛泻要方（刘草窗）

白术二两（炒），白芍药二两（炒），陈皮一两五钱（炒），防风一两。

上细切，分作八服，水煎或丸服。久泻，加升麻六钱。

【临证心得】

痛泻要方以补脾柔肝、祛湿止泻法治疗泄泻脾虚肝郁证。明代医家吴昆《医方考·泄泻门》曰："泻责之脾、痛责之肝，肝责之实、脾责之虚，脾虚肝实，故令痛泻。"小儿脾土虚弱，肝木来乘，肝脾不和，运化失常，水湿水谷不化而泄泻屡发不止，症见肠鸣腹痛，大便泄泻，泻必腹痛，泻后痛缓，舌苔薄白。

痛泻要方中白术苦甘温，燥湿健脾以培土气，为君药。白芍酸寒，养血柔肝缓急而止痛，为臣药。两者相伍，能扶脾柔肝。陈皮辛苦温，理气醒脾和胃，为佐药。防风性升阳散气，为脾经引经之药，助白芍疏肝，合白术升举脾经阳气。四药相配，可以补脾土而泻肝木，调气机以止痛泻。

儿科应用痛泻要方，可用于脾弱肝亢之腹痛泄泻。便稀无臭者加党参、苍术、炮姜健脾燥湿止泻；便下热臭者加黄连、黄芩、葛根清肠燥湿止泻；腹痛阵阵加枳实、延胡索、橘叶缓肝止痛；大便夹不消化物加焦六神曲、炒谷芽、炒麦芽健脾助运等。本方还可以加味用于其他疾病的脾虚肝旺证，如夜啼加入淡竹叶、灯心草清心宁神；呕吐加入姜半夏、竹茹和胃降逆；便血加入地榆、刺猬皮凉血止血等。

方药常用剂量：炒白术 5～15g，炒芍药 3～10g，炒陈皮 3～6g，防风 3～6g。

益脾镇惊散

【原文】

（《医宗金鉴·卷五十二·泻证门·惊泻》）

惊泻因惊成泄泻，夜卧不安昼惕惊，粪稠若胶带青色，镇惊养脾服通灵。

注：惊泻者，因气弱受惊，致成此证。其候夜卧不安，昼则惊惕，粪稠若胶，色青如苔。治宜镇心抑肝。先以益脾镇惊散定其惊，次以养脾丸理其脾，庶可愈矣。

益脾镇惊散

人参一钱半，白术（土炒）、茯苓各三钱，朱砂八分，钩藤二钱，甘草（炙）五分。

上为细末。每服一钱，灯心汤调服。

【临证心得】

益脾镇惊散乃治疗小儿惊泻之方，功效益气健脾、镇惊安神。主要用于小儿惊泻、夜啼脾虚肝旺证。症见气弱受惊，夜卧不安，昼则惊惕，泄泻粪稠若胶，色青如苔。

益脾镇惊散以人参补气健脾，为君药。茯苓淡渗利湿、宁心健脾；炒白术益气健脾、燥湿利水，两者合用温中健脾除湿，共为臣药。朱砂重镇安神，清心定惊；钩藤凉肝息风，安神止惊，二者为佐药。甘草和中健脾，并能调和诸药。诸药合用，则脾气健旺，运化复常，心定肝平，惊泻、夜啼自愈。

小儿脾气薄弱，神气怯弱，肝气未充，易因伤于饮食、情志失摄而发生惊泻。本方临床应用，若脾虚未甚者常用党参代人参。朱砂宜少用，如朱钩藤（朱砂 0.1g 拌钩藤），或改用淡竹叶。

方药常用剂量：党参（人参）3～10g，白术 3～10g，钩藤 3～10g，灯心草 1～3g，茯苓 3～10g，朱砂 0.1～0.2g，甘草 2～4g。

第三节　调和寒热剂

半夏泻心汤

【原文】

（《伤寒论·辨太阳病脉证并治》）

伤寒五六日，呕而发热者，柴胡汤证具，而以他药下之，柴胡证仍在者，复与柴胡汤。此虽已下之，不为逆，必蒸蒸而振，却发热汗出而解。若心下满而硬痛者，此为结胸也，大陷胸汤主之。但满而不痛者，此为痞，柴胡不中与之，宜半夏泻心汤。

半夏泻心汤方

半夏半升（洗），黄芩、干姜、人参、甘草（炙）各三两，黄连一两，大枣十二枚（掰）。

上七味，以水一斗，煮取六升，去滓，再煎取三升。温服一升，日三服。

【临证心得】

半夏泻心汤证主要在寒热错杂，痞结心下，以寒热中阻，胃气不和，心下痞满不痛，或干呕、或呕吐，肠鸣下利，舌苔薄黄而腻，脉弦数等为主症。

《金匮要略心典》曰："是虽三焦俱病，而中气为上下之枢，故不必治其上下，而但治其中。"半夏泻心汤方中半夏辛温，和胃降逆、消痞散结，为君药。干姜辛热，温中散寒；黄芩、黄连性苦寒，泻热除痞，共为臣药。君臣相配，调和寒热、辛开苦降。人参、炙甘草、大枣甘温益气，补虚健脾助运，为佐药。炙甘草调和药性，兼为佐使之能。诸药合用，寒热平调，散结除痞，使寒清热祛，升降复常，

半夏泻心汤应用于儿科，主治急慢性胃肠炎、胃肠功能紊乱等属肠胃不和，寒热错杂，升降失调者。证候可见：泄泻肠鸣，恶心呕吐，气味秽臭，面色无华，四肢不温，脘痞纳差，舌质淡，舌苔薄黄或腻等。

方药常用剂量：半夏 5～10g，黄芩 3～10g，干姜 2～6g，人参（党参）3～10g，黄连 2～4g，大枣 5～10g，炙甘草 2～4g。

黄 连 汤

【原文】

（《伤寒论·辨太阳病脉证并治》）

伤寒胸中有热，胃中有邪气，腹中痛，欲呕吐者，黄连汤主之。

黄连汤方

黄连三两，甘草三两（炙），干姜三两，桂枝三两（去皮），人参二两，半夏半升（洗），大枣十二枚（擘）。

上七味，以水一斗，煮取六升，去滓。温服，昼三夜二。

【临证心得】

黄连汤为泻心汤类方之一，《金镜内台方议》释曰："胃中有邪气，使阴阳不交，

阴不得升为下寒，故腹中痛；阳不得降为上热，故欲呕吐也。"现代儿科常用于急性胃肠炎、功能性腹痛等病肠寒胃热证。症见腹中痛、欲呕吐者。

黄连汤实乃半夏泻心汤加黄连二两，易黄芩为桂枝而成。本方主治上热下寒之证，胃热则呕，肠寒则痛，故以黄连清泄胃热，干姜、桂枝温散肠中之寒，再佐以半夏和胃降逆，人参、甘草、大枣益胃和中。合而用之，辛开苦降，寒热并调，和胃降逆，恢复中焦升降运化功能，如《医宗金鉴》所说："此为阴阳相格，寒热并施之治法也。"

儿科临证若见胸脘痞闷不食，嗳气呕吐，腹中隐痛，舌质淡胖，舌苔薄白等寒夹食滞症状，可加焦神曲、鸡内金、陈皮、砂仁以消食导滞、温胃降逆；若肠寒较轻者，则可去桂枝，加茯苓、陈皮健脾和胃，或加用局部温熨等外治法。

方药常用剂量：黄连 2～6g，炙甘草 2～4g，干姜 2～6g，桂枝 2～6g，人参（党参）3～10g，半夏 3～10g，大枣 5～10g。

第五章

表里双解剂

葛根黄芩黄连汤

【原文】

(《伤寒论·辨太阳病脉证并治》)

太阳病，桂枝证，医反下之，利遂不止，脉促者，表未解也，喘而汗出者，葛根黄芩黄连汤主之。

葛根黄芩黄连汤方

葛根半斤，甘草（炙）二两，黄芩二两，黄连三两。

上四味，以水八升，先煮葛根，减二升，内诸药，煮取二升，去滓。分温再服。

【临证心得】

葛根黄芩黄连汤，仲景用治外感表证未解，热邪入里，身热，下利臭秽，肛门有灼热感，心下痞，胸脘烦热，喘而汗出，口干而渴，舌苔黄，脉数者。《医方集解·表里之剂》曰："此足太阳阳明药也。表证尚在，医反误下，邪入阳明之腑，其汗外越，气上奔则喘，下陷则利，故舍桂枝而用葛根，专治阳明之表，加芩、连以清里热，甘草以调胃气，不治利而利自止、不治喘而喘自止矣。又太阳表里两解之变法也。"

葛根黄芩黄连汤方重用葛根，甘辛而凉，入阳明经，既能发表解肌，以解在表之邪，又能升清阳，止泻利，使表解里和，为君药。臣以苦寒之黄芩、黄连清热厚肠止利。甘草甘缓和中，调和诸药，为佐使药。诸药合用，共奏表里两解，清热止利之功。现代实验研究表明，本方对痢疾杆菌、伤寒杆菌、副伤寒杆菌以及多种其他病原微生物均有抑制或杀灭作用，以及解热、抗炎、解痉等作用。本方对湿热泻、湿热痢的治疗作用，与其抗菌和抗感染免疫作用有关。

小儿冷暖不知自调、饮食不知自节，易为湿热邪毒侵袭肠胃而发病。若发为湿热泻，可于本方加车前子、苍术、地锦草化湿清肠止泻；若发为湿热痢，可于本方加白头翁、马齿苋、槟榔清肠解毒化滞。发热者，加薄荷、淡豆豉解表清热；呕吐者，加竹茹、姜半夏降逆止呕；夏日泛恶苔腻者，加藿香、佩兰芳化湿浊；腹痛者，加木香、陈皮理气止痛；纳差者，加焦山楂、焦六神曲运脾开胃。

方药常用剂量：葛根 5 ～ 12g，黄芩 3 ～ 10g，黄连 2 ～ 6g，炙甘草 2 ～ 5g。

大柴胡汤

【原文】

（《伤寒论·辨太阳病脉证并治》）

太阳病，过经十余日，反二三下之，后四五日，柴胡证仍在者，先与小柴胡汤。呕不止，心下急，郁郁微烦者，为未解也，与大柴胡汤，下之则愈。

伤寒十余日，热结在里，复往来寒热者，与大柴胡汤。

（《伤寒论·辨发汗后病脉证并治》）

伤寒发热，汗出不解，心中痞硬，呕吐而下利者，属大柴胡汤。

（《伤寒论·辨可下病脉证并治》）

阳明病，发热，汗多者，急下之，宜大柴胡汤。

大柴胡汤方

柴胡半斤，黄芩三两，芍药三两，半夏半升（洗），生姜五两（切），枳实四枚（炙），大枣十二枚（掰）。

上七味，以水一斗二升，煮取六升，去滓再煎。温服一升，日三服。一方加大黄二两。若不加大黄，恐不为大柴胡汤也。

【临证心得】

大柴胡汤为小柴胡汤与小承气汤合方加减而成，仲景用治少阳、阳明合病，往来寒热，胸胁苦满，呕吐不止，郁郁微烦，心下痞硬或满痛，大便秘结，或协热下利，舌苔黄，脉弦有力者。

大柴胡汤重用柴胡为君，和解少阳。黄芩为臣，清泄少阳郁热，配合柴胡，和解清热。枳实、大黄泻热通腑、行气破结，内泻阳明热结，亦为臣药。芍药缓急止痛，助柴胡、黄芩清肝胆之热，合枳实、大黄治腹中实痛；半夏和胃降浊以止呕逆，辛开散结以除痞满；配伍生姜，既增止呕之功，又解半夏之毒，共为佐药。大枣既助半夏和胃止呕，又能调营卫而和诸药。诸药合用，共奏和解少阳、内泻热结之功。

儿科应用本方加减治疗多种疾病热入少阳、阳明里实证。例如：黄疸胆郁发黄证，加茵陈、金钱草、栀子、玄明粉、虎杖化湿解毒、利胆退黄；肝痈毒盛肉腐证，加金银花、蒲公英、败酱草、皂角刺、牡丹皮清热解毒、消痈排脓；急性胆囊炎肝胆湿热证，加茵陈、栀子、金钱草、川楝子、泽泻清泄湿热、疏肝利胆；急性胰腺炎肝脾气滞证，加郁金、陈皮、黄连、竹茹、赤芍疏肝理气、清胃降逆等。

方药常用剂量：柴胡5～10g，枳实3～10g，生姜2～5g，黄芩3～10g，芍药3～12g，半夏3～10g，大黄2～4g，大枣5～12g。

防风通圣散

【原文】

（《黄帝素问宣明论方·卷三·风门》）

防风通圣散

防风、川芎、当归、芍药、大黄、薄荷叶、麻黄、连翘、芒硝各半两，石膏、黄芩、桔梗各一两，滑石三两，甘草二两，荆芥、白术、栀子各一分。

上为末。每服二钱，水一大盏，生姜三片，煎至六分。温服。涎嗽，加半夏半两，姜制。

【临证心得】

《黄帝素问宣明论方》防风通圣散原用于"解酒过热毒，兼解利诸邪所伤"，现临床多用于风热壅盛、表里俱实证，憎寒壮热，头目昏眩，偏正头痛，目赤睛痛，口苦口干，咽喉不利，胸膈痞闷，咳呕喘满，涕唾稠黏，大便秘结，小便赤涩，疮疡肿毒，肠风痔漏，苔腻微黄，脉数有力等。

防风通圣散方中防风、荆芥、麻黄、薄荷轻清升散，发汗散邪，疏风解表，使风热之邪从汗而解。大黄、芒硝泻热通便，栀子、滑石清热利湿，使里热从二便而出；石膏、黄芩清解肺胃之热；连翘、桔梗清宣上焦，解毒利咽；当归、川芎、芍药养血和血，白术、甘草健脾和中。煎加生姜和胃助运。配合成方，则发汗不伤表，清下不伤里，共奏疏风解表，泻热通便之效。

儿科应用本方，取其宣肺通腑、表里双解功效，用于表里俱实之疮疡肿毒、外感热病，加减变化可治疗过敏性紫癜、急性肾小球肾炎、荨麻疹、湿疹、睑腺炎等多种疾病的相关证候。

常用剂量：防风 3 ～ 10g，川芎 3 ～ 10g，当归 3 ～ 10g，芍药 3 ～ 10g、大黄 2 ～ 6g，薄荷 3 ～ 6g，麻黄 2 ～ 4g，连翘 3 ～ 10g，芒硝 3 ～ 10g，石膏 10 ～ 25g，黄芩 3 ～ 10g，桔梗 3 ～ 10g，滑石 3 ～ 10g，甘草 2 ～ 4g，荆芥 3 ～ 10g，白术 3 ～ 10g，栀子 3 ～ 6g，生姜 3 ～ 5g。

第六章

祛湿剂

第一节 化湿和胃剂

平 胃 散

【原文】

（《医方类聚·卷之十·五脏门·简要济众方》）

治胃气不和，调气进食平胃散方。

苍术四两（去黑皮，捣为粗末，炒黄色），厚朴三两（去粗皮，涂生姜汁，炙令香熟），陈橘皮二两（洗令净，焙干），甘草一两（炙黄）。

上件药四味，捣罗为散。每服二钱，水一中盏，入生姜二片，枣二枚，同煎至六分，去滓。食前温服。

【临证心得】

平胃散为温燥化湿法代表方剂，主治脾胃湿滞，湿浊中阻，症见脘腹胀满，口淡食少，恶心呕吐，肢体倦怠，大便溏泄，舌苔白腻，脉濡缓。《景岳全书·古方八阵·和阵》云："夫所谓平胃者，欲平治其不平也。此为胃强邪实者设，故其性味从辛从燥从苦，而能消能散，惟有滞有湿有积者宜之。"

平胃散重用苍术辛香苦温，燥湿运脾为君药。厚朴辛温而散，行气化湿，消胀除满，为臣药。君臣相合，湿邪可散，脾运复健。陈皮辛行温通，理气和胃，燥湿醒脾，协苍术、厚朴强燥湿行气之力，为佐药。炙甘草甘平入脾，益气和中，调和诸药，为使药。煎加姜、枣增补脾和胃之效。诸药合用，共成燥湿运脾，行气和胃之功，"太阴湿土，得阳始运"（《临证指南医案·脾胃》）。

平胃散用于儿科，以脘腹胀满、不思进食、舌苔白腻为主症。治疗厌食湿困脾土证，可加佩兰、藿香、焦六神曲燥湿运脾；治疗呕吐呃逆胃失和降证，加半夏、丁香、柿蒂和胃降逆；治疗积滞湿食中阻证，加槟榔、枳实、焦山楂消食化积；治疗腹痛湿阻气机证，加紫苏梗、木香、香附理气止痛；治疗腹胀气机壅结证，加枳实、大腹皮、莱菔子行气消胀。

方药常用剂量：苍术 3～10g，厚朴 3～10g，陈皮 2～6g，甘草 2～4g，生姜 2～5g，大枣 5～10g。

不换金正气散

【原文】

（《太平惠民和剂局方·卷二·治伤寒吴直阁增诸家名方》，为《简易方》"不换金散"之异名）

不换金正气散

治四时伤寒，瘴疫时气，头疼壮热，腰背拘急，五劳七伤，山岚瘴气，五膈气噎，咳嗽痰涎，行步喘乏，或霍乱吐泻，脏腑虚寒，下痢赤白，并宜服之。

厚朴（去皮，姜汁制），藿香（去枝、土），甘草（爁），半夏（煮），苍术（米泔浸），陈皮（去白）。

上等分，为锉散。每服三钱，水一盏半，生姜三片，枣子二枚，煎至八分，去滓。食前，稍热服。忌生冷、油腻、毒物。若四方人不服水土，宜服之。常服能辟岚气，调和脾胃，美饮食。

【临证心得】

不换金正气散为平胃散加藿香、半夏而成，主治湿浊内停兼表寒证。

不换金正气散方中藿香辛温芳香，化湿而醒脾，可驱散外在表寒与内在脾胃之湿困。苍术辛香苦温，功擅燥湿运脾；厚朴燥湿行气除满；陈皮理气和胃，燥湿醒脾；甘草既补中益气，又调和诸药。煎煮时加生姜、大枣调和脾胃。《医方考·湿门》言："是方也，苍术、厚朴、陈皮、甘草，前之平胃也，可以平湿土敦阜之气而消岚瘴；乃半夏之燥，所以醒脾；藿香之芬，所以开胃。方名曰正气者，谓其能正不正之气故尔！""正气之功，虽金不换也。"全方燥湿与行气并用，气畅则湿化，共奏解表化湿、醒脾开胃、扶助运化之功。

不换金正气散用于儿科临床，主症为脘腹痞满，食欲不振，泛恶呕吐，口腻不渴，舌苔白腻。笔者推荐本方作为厌食湿困脾土、运化失健证主方，可于方中再加入佩兰化湿醒脾，枳实行气宽中，炙鸡内金、焦山楂、焦六神曲消食助运等。用于食积、湿困之积滞，可加莱菔子、槟榔、焦山楂、焦六神曲消食化积。用于暑湿困脾之夏季感冒，可加香薷、青蒿、黄芩、六一散清暑化湿。用于中焦湿热之腹痛、呕吐，可加大豆黄卷、竹茹、黄连、黄芩清化湿热。用于脾不化湿之泄泻，可加藿香、豆蔻、扁豆、车前子燥湿止泻。

方药常用剂量：厚朴 3～10g，藿香 3～10g，姜半夏 3～10g，苍术 3～10g，陈皮 3～6g，炙甘草 2～4g，生姜 2～6g，大枣 5～10g。

藿香正气散

【原文】

（《太平惠民和剂局方·卷二·治伤寒续添诸局经验秘方》）

藿香正气散：治伤寒头疼，憎寒壮热，上喘咳嗽，五劳七伤，八般风痰，五般膈气，心腹冷痛，反胃呕恶，气泻霍乱，脏腑虚鸣，山岚瘴疟，遍身虚肿；妇人产前、产后，血气刺痛；小儿疳伤，并宜治之。

大腹皮、白芷、紫苏、茯苓（去皮）各一两，半夏曲、白术、陈皮（去白）、厚朴（去粗皮，姜汁炙）、苦梗各二两，藿香（去土）三两，甘草（炙）二两半。

上为细末。每服二钱，水一盏，加生姜三片，大枣一枚，同煎至七分。热服。如欲出汗，衣被盖，再煎，并服。

【临证心得】

藿香正气散原列主治病证较多，但论其证候病机以外感风寒、内伤湿滞为主，症见发热恶寒，头痛，胸膈满闷，脘腹疼痛，恶心呕吐，肠鸣泄泻，舌苔白腻等。

藿香正气散方中藿香辛温芳香，外散风寒，内化湿滞，为治疗霍乱吐泻之要药，重用为君药。陈皮、半夏曲行气燥湿，和中降逆；白术、茯苓健脾助运，除湿和胃，同为臣药。紫苏、白芷辛香发散，助藿香外散风寒，兼可芳香化浊，醒脾宽中；厚朴、大腹皮行气化湿，行滞除满；桔梗宣肺利膈，解表化湿；生姜、大枣调和营卫，俱为佐药。甘草调和脾胃，中和药性，为使药。诸药合用，共成解表化湿，理气和中之方。

费伯雄《医方论·和解之剂》言藿香正气散"辟秽祛邪，兼治瘴气，由其芳烈之性足以胜之，而又兼用化痰利湿之品以顾脾胃，中州一和，则客邪自解矣。"凡外感风寒暑湿，内伤湿浊不化，中州升降逆乱，皆可用之。例如：寒湿伤脾之呕吐，可取本方加丁香、豆蔻、砂仁和中止呕；中寒气滞之腹痛，可加香附、吴茱萸、小茴香温中快气；风寒伤脾之泄泻，可加防风炭、苍术、葛根祛风燥湿；风寒夹湿之感冒，可加荆芥、佩兰、桂枝祛风散寒；暑湿伤脾之感冒，可加香薷、苍术、大豆黄卷祛暑化湿等。

藿香正气散有多种不同剂型的上市中成药。儿童建议应用藿香正气液，服用方便、安全。藿香正气软胶囊在学龄儿童可直接服用，小年龄儿童可挤出胶囊内稠液冲服。藿香正气散、藿香正气丸在儿童服药有所不便。藿香正气水为酊剂，含有乙醇辅料，婴幼儿服用可能出现酒精样反应，若是同时服用头孢类药物还可能发生双硫仑样反应（软弱、眩晕、嗜睡、幻觉、全身潮红、头痛、恶心、呕吐、血压下降等），应避免服用。

方药常用剂量：藿香 3～10g，紫苏 3～10g，白芷 3～10g，大腹皮 3～10g，茯苓 3～10g，半夏曲 3～10g，白术 3～10g，陈皮 2～6g，厚朴 3～10g，桔梗 3～10g，炙甘草 2～5g，生姜 3～10g，大枣 5～10g。

第二节　清热祛湿剂

茵陈蒿汤

【原文】

（《伤寒论·辨阳明病脉证并治》）

阳明病，发热汗出者，此为热越，不能发黄也。但头汗出，身无汗，剂颈而还，小便不利，渴引水浆者，此为瘀热在里，身必发黄，茵陈蒿汤主之。

伤寒七八日，身黄如橘子色，小便不利，腹微满者，茵陈蒿汤主之。

茵陈蒿汤方

茵陈蒿六两，栀子十四枚（擘），大黄二两（去皮）。

上三味，以水一斗二升，先煮茵陈，减六升，内二味，煮取三升，去滓。分三服。小便当利，尿如皂角汁状，色正赤，一宿腹减，黄从小便去也。

【临证心得】

茵陈蒿汤是阳明湿热发黄的代表方剂，主要用于湿热黄疸，包括初生儿及年长儿因肝胆积热不散，热毒化火，瘀积于胆，而致胎黄、黄疸等病。症见一身面目俱黄，色鲜明如橘皮，腹微满，口中渴，小便色黄、不利，舌苔黄腻，脉沉实或滑数。

茵陈蒿汤方中茵陈苦寒降泄，可清热利湿，疏利肝胆，为君药。栀子清泄三焦湿热，泄热降火，助茵陈导湿热从小便而出，为臣药。大黄泄热逐瘀，通利大便，合茵陈导湿热下行由大便而去，为佐药。三药相配，使湿热邪毒从二便排泄，湿热瘀滞前后分消，湿去热除，黄疸自退。如成无己《伤寒明理论·诸药方论》所言："苦寒相近，虽甚热，大毒必祛除，分泄前后，复得利而解矣。"现代药理研究表明，本方具有显著的利胆保肝作用，还有解热、抗炎、镇静、利尿、泻下等作用，是为治疗湿热黄疸的药理基础。

小儿胎中禀受或后天感受湿热邪毒，发生新生儿黄疸、病毒性肝炎等属于阳黄者，均可以用本方为基本方治疗。加减应用：热毒重者可加黄芩、平地木、金钱草、虎杖清热解毒；湿重者加泽泻、猪苓、苍术、车前子化湿利水；呕吐者加半夏、陈皮、竹茹和胃止呕；脘闷腹胀者加藿香、厚朴、枳壳理气化湿；右胁胀痛者加郁金、川楝子、佛手疏肝理气；纳呆食少者加炒麦芽、鸡内金、焦山楂开胃消食；若是大便稀泄者则当去大黄。

方药常用剂量：茵陈 5～15g，栀子 3～8g，大黄 3～8g。

八 正 散

【原文】

（《太平惠民和剂局方·卷六·治积热》）

八正散：治大人、小儿心经邪热，一切蕴毒，咽干口燥，大渴引饮，心忡面热，烦躁不宁，目赤睛疼，唇焦鼻衄，口舌生疮，咽喉肿痛。又治小便赤涩，或癃闭不通，及热淋、血淋，并宜服之。

车前子、瞿麦、萹蓄（亦名地扁竹）、滑石、山栀子仁、甘草（炙）、木通、大黄（面裹，煨，去面，切，焙）各一斤。

上为散。每服二钱，水一盏，入灯心，煎至七分，去滓。温服，食后，临卧。小儿量力少少与之。

【临证心得】

八正散治疗心经邪热下注小肠，膀胱湿热，症见咽干口燥，大渴引饮，烦躁不宁，目赤睛疼，唇焦鼻衄，口舌生疮，咽喉肿痛，面红心悸，小便赤涩，或癃闭不通、热淋、血淋。

八正散方中滑石清热利湿、利尿通淋；木通清火利湿，导湿热下行，共为君药。瞿麦利水通淋，清热凉血；萹蓄、车前子清热利湿，利水通淋，俱为臣药。辅以栀子、大黄清热泻火、引热下行，合诸药令湿热由二便分消，为佐药。甘草梢和药缓急，止尿道涩痛，有佐使之功。灯心草增利水通淋之效。实验研究表明，本方能抑制尿道致病性大肠杆菌菌毛表达和对尿道上皮细胞的黏附，发挥治疗作用。但应用本方治疗急性尿路感染必须达到足够疗程，才能彻底治愈疾病，否则易引起新的复发性感染，这与西医治疗泌尿道感染强调抗生素足量足疗程道理相同。

《诸病源候论·小儿杂病诸候·小便频数》云："肾与膀胱为表里，俱主水，肾气下通于阴，此二经既受客热，则水行涩，故小便不快而起数也。"八正散能清热泻火、利水通淋，治疗热淋常用药物：木通、萹蓄、栀子、滑石、车前子、灯心草、甘草梢。若发热，小便灼痛，加柴胡、黄芩、黄连、黄柏、生地黄清热解毒；小便红赤，加瞿麦、地榆、牡丹皮、荔枝草、蒲黄凉血止血；尿中夹砂石或频数短少，加金钱草、石韦、海金砂、鸡内金清利排石；小腹胀痛，加乌药、延胡索、川楝子、荔枝核理气止痛。

方药常用剂量：车前子 4～10g，萹蓄 6～10g，滑石 5～10g，栀子 3～10g，炙甘草 2～4g，木通 2～4g，大黄 3～6g，瞿麦 4～12g，灯心草 1～3g。

甘露消毒丹

【原文】

（《医效秘传·卷一·瘟疫附》）

故凡人之脾胃虚者，乃应其厉气，邪从口鼻皮毛而入。病从湿化者，发热目黄，胸满，丹疹，泄泻。当察其舌色，或淡白，或舌心干焦者，湿邪犹在气分，用甘露消毒丹治之。

甘露消毒丹

飞滑石十五两，淡芩十两，茵陈十一两，藿香四两，连翘四两，石菖蒲六两，白蔻四两，薄荷四两，木通五两，射干四两，川贝母五两。

【临证心得】

甘露消毒丹，清热利湿、化浊解毒，主治瘟疫、暑温、湿温，见发热口渴，胸闷腹胀，肢酸倦怠，颐肿咽痛，或身目发黄，或痘疹湿疮，或泄泻淋浊，小便短赤，舌苔薄白、白腻或黄腻，脉濡数或滑数。

甘露消毒丹重用滑石、茵陈、黄芩，滑石利水渗湿、清热解暑，茵陈清热利湿退黄，黄芩清热燥湿、泻火解毒，三药相伍为君，强清热利湿之功。配豆蔻、石菖蒲、藿香行气化湿、宣畅气机，为臣药。连翘、薄荷、射干、川贝母清热解毒、利咽散结；木通清热利湿，导湿热从小便而去，俱为佐药。诸药协同，可令弥漫三焦之湿热毒邪俱除。

儿科临床应用本方于湿温、时疫之邪留恋气分，湿热并重之证。治疗手足口病邪犯肺脾证，加金银花、黄芩、大豆黄卷透表清热；水痘邪伤肺卫证，加金银花、竹叶、桔梗疏风清热；疱疹性咽峡炎毒结肺咽证，加金银花、牛蒡子、山豆根清咽解毒等。

常用剂量：飞滑石 4～10g，黄芩 3～10g，茵陈 3～10g，藿香 3～10g，连翘 3～10g，豆蔻 3～10g，射干 3～10g，薄荷 3～6g，石菖蒲 3～10g，木通 2～3g，川贝母 3～10g。

四 妙 丸

【原文】

（《成方便读·利湿之剂》）

二妙丸：苍术、黄柏……

本方加牛膝，为三妙丸……

再加苡仁，为四妙丸。因《内经》有云：治痿独取阳明。阳明者主润宗筋，宗筋主束筋骨而利机关也。苡仁独入阳明，祛湿热而利筋骨，故四味合而用之，为治痿之妙药也。

【临证心得】

张秉成立四妙丸治疗肝肾不足，湿热下注，致成痿病、痹病。方中苍术燥湿健脾，黄柏清热燥湿，用"苍术妙于燥湿，黄柏妙于去热"（《医方考·痛风门》）。牛膝补肝肾，强筋骨，引药下行；薏苡仁祛湿热，舒筋骨。四味合用，为治疗湿热痿病、痹病之妙剂。

儿科应用本方治疗湿热浸淫之下肢痿病，可加萆薢、丹参、地龙、络石藤、丝瓜络等活血舒筋通络。治疗痹病中之着痹，属湿热邪毒侵袭、下肢经络痹阻者，可加防己、桑枝、乌梢蛇、豨莶草、忍冬藤等祛风清热活络。

方药常用剂量：苍术 3～10g，牛膝 3～10g，黄柏 3～8g，薏苡仁 10～20g。

六 一 散

【原文】

（《伤寒标本心法类萃·卷下》，为《黄帝素问宣明论方·卷十》"益元散"之异名）

益元散：即天水散。

滑石六两，甘草一两。

右为末。水调，或加蜜，或葱豉汤调。一名天水散，一名六一散。

【临证心得】

六一散原名"益元散"，又名"天水散"，后人通称为"六一散"。主治感受暑邪夹湿，暑湿下注，症见身热心烦口渴，小便不利，或吐利泄泻，或下痢赤白，或小便赤涩，癃闭淋痛，亦治石淋。

六一散，其方名取"天一生水，地六成之"之义，此外亦指其药物用量比例。方中滑石甘淡性寒，质重而滑，入胃、膀胱经，清热解暑、利水通淋。甘草生用，甘平偏凉，清热泻火、益气和中，配伍滑石，制寒凉伐胃之弊。二药 6∶1 合用，共奏清暑利湿之效。

六一散在儿科应用广泛，如暑湿感冒、夏季热、湿热泻、热淋等病。由于其药少力薄，故常与相关病证的其他方药配伍，取其清热利湿之功助力。

方药常用剂量：滑石 12～18g，甘草 2～3g。

第三节　温中化湿剂

茵陈理中汤

【原文】

（《伤寒广要·卷八·发黄》）

茵陈理中汤：治阴寒发黄，腹痛自利者。

理中汤加茵陈一钱主之。若小便不利。加五苓散。合而用之。脉沉寒甚足冷者。必加附子半个主之。

【临证心得】

茵陈理中汤乃理中汤加茵陈而成，故能健脾温中化湿，主要用于脾胃虚弱，寒湿郁滞，黄疸色泽晦暗、日久不退，面色无华，神疲身倦，纳少腹胀，食而易吐，大便稀薄，色灰白，四肢欠温。

茵陈理中汤方中茵陈苦寒，功擅利湿退黄，为君药；党参有补脾益气之功，白术功能燥湿化滞、健脾益气，干姜长于温脾散寒，俱为佐药；甘草功可和中缓急、调和诸药，为佐使之药。《临证指南医案·疸》中言："阴黄之作，湿从寒水，脾阳不能化热，胆液为湿所阻，渍于脾，浸淫肌肉，溢于皮肤，色如熏黄，阴主晦，治在脾。"诸药相合，则寒湿自去，脾阳得复，阴黄可消。

儿科临床主要应用本方于胎黄寒湿阻滞证等阴黄。茵陈理中汤用于治疗寒湿阻滞，肝失疏泄，胆汁外溢而致之阴黄，常加活血通络之品以助。在多种溶血性黄疸，以及部分肝细胞性黄疸中可以见到此证。若见到身倦乏力，大便稀薄者，加黄芪、茯苓、桂枝、苍术、车前子健脾益气化湿。呕吐者，加陈皮、枳实、姜半夏温胃止呕；食少纳呆者，加焦六神曲、砂仁、炒麦芽运脾开胃；水肿尿少者，加茯苓、猪苓、玉米须健脾利水；胁痛者，加柴胡、郁金、牡丹皮疏肝利胆；肝脾肿大者，加莪术、穿山甲、鳖甲化瘀消癥。

方药常用剂量：茵陈 4～12g，党参 3～10g，白术 3～10g，干姜 2～6g，甘草 2～4g。

<h1 style="text-align:center">茵陈术附汤</h1>

【原文】

（《医学心悟·卷二·伤寒兼症》）

阴黄之症，身冷，脉沉细，乃太阴经中寒湿，身如熏黄，不若阳黄之明如橘子色也。当问其小便利与不利……小便自利，茵陈术附汤主之。

茵陈术附汤

茵陈一钱，白术二钱，附子五分，干姜五分，甘草（炙）一钱，肉桂三分（去皮）。

水煎服。

【临证心得】

茵陈术附汤治小儿阴黄之证，可由阳黄失治迁延日久，或早期过用苦寒药物，损伤脾肾阳气而致。病至此时，多示病情危重，如不及时正确治疗，预后不良。

茵陈术附汤功效温阳化湿退黄。用于阴黄重症，症见黄疸色黯，身冷，小便自利，脉沉细者。

本方茵陈为君药，具有利湿退黄之功；附子、干姜补肾助阳，以化气利水，为臣药；配伍肉桂可引火归元，助补阳化气行水之效，白术培土益气、燥湿利水，为佐药；炙甘草健脾益气，调和诸药，为使药。诸药相合，温补脾肾阳气，利湿以退黄。

本方临床应用需确证为黄疸病脾肾阳虚证。见于黄疸久延不退之慢性肝炎、肝硬化、肝衰竭等肝胆疾病，或黄疸迅速加深之溶血性黄疸等，重症需结合中西医多种治疗措施积极抢救。

方药常用剂量：茵陈 4～12g，白术 6～15g，附子 1～3g，干姜 1～3g，炙甘草 2～4g，肉桂 1～3g。

第四节　利水渗湿剂

五 苓 散

【原文】

（《伤寒论·辨太阳病脉证并治》）

太阳病，发汗后，大汗出，胃中干，烦躁不得眠，欲得饮水者，少少与饮之，令胃气和则愈。若脉浮，小便不利，微热消渴者，五苓散主之。

发汗已，脉浮数，烦渴者，五苓散主之。

中风发热，六七日不解而烦，有表里证，渴欲饮水，水入则吐者，名曰水逆，五苓散主之。

五苓散方

猪苓十八铢（去皮），泽泻一两六铢，白术十八铢，茯苓十八铢，桂枝半两（去皮）。

上五味，捣为散。以白饮和服方寸匕，日三服，多饮暖水，汗出愈。如法将息。

【临证心得】

五苓散乃仲景治太阳蓄水证代表方剂，主治脾阳不振、气不化水之证。主要证候：外有表证，内停水湿，头痛发热，烦渴欲饮，或水入即吐，小便不利；水湿内停的水肿、身重、小便不利，以及霍乱呕吐泄泻、烦渴引饮、小便不利；痰饮、脐下动悸，吐涎沫而头眩等。

五苓散重用泽泻为君，利水渗湿；猪苓、茯苓助君药淡渗利湿，为臣药；佐以白术健脾燥湿。《素问·灵兰秘典论》曰："膀胱者，州都之官，津液藏焉，气化则能出矣。"再佐以桂枝温阳化气以利水、辛温发散以解表。五药相配，可得化气行水、健脾益气、发散解表之能，使"蓄水、痰饮"之证自除。

《医宗金鉴·幼科心法要诀》说："小儿水肿，皆因水停于肺脾二经。"本方中泽泻、猪苓、茯苓、白术入脾经益气利水，桂枝入肺、膀胱经通阳化气行水。五苓散治疗急性肾小球肾炎风寒水湿相搏而水肿，或者肾病综合征复感风寒而发作者，可与麻黄连翘赤小豆汤同用。治疗疳证疳肿胀，可加黄芪、防己、党参等健脾益气消肿。治疗黄疸阴黄证，可加茵陈、附子、干姜温阳除湿退黄；治疗小儿水疝脾虚失运证，可加黄芪、生姜皮、路路通温阳利水通络。

方药常用剂量：猪苓 3～10g，白术 3～10g，茯苓 3～10g，泽泻 3～10g，桂枝 3～6g。

麻黄连翘赤小豆汤

【原文】

（《伤寒论·辨阳明病脉证并治》）

伤寒瘀热在里，身必发黄，麻黄连轺赤小豆汤主之。

麻黄连轺赤小豆汤方

麻黄二两（去节），连轺二两（连翘根也），杏仁四十个（去皮尖），赤小豆一升，大枣十二枚（擘），生梓白皮一升（切），生姜二两（切），甘草二两（炙）。

以上八味，以潦水一斗，先煮麻黄再沸，去上沫，内诸药，煮取三升，去滓。分温三服，半日服尽。

【临证心得】

仲景所用麻黄连轺赤小豆汤治疗湿热发黄，乃湿热内蕴，兼有表证未解，感受外风湿热，肺失宣肃，症见发热恶寒，无汗肤痒，睑浮身肿，咳嗽气喘，小便短少，黄疸身重,脉象浮滑等。

《古方选注》说:"麻黄连翘赤小豆汤,表里分解法,或太阳之热,或阳明之热,内合太阴之湿,乃成瘀热发黄,病虽从外至内,而黏着之邪,当从阴以出阳也……《经》云:湿上甚为热,若湿下行则热解,热解则黄退也。"麻黄连轺赤小豆汤方中麻黄宣肺利水、发汗解表,为君药。臣以连轺性凉泻热,兼善利湿,古之"连轺"为连翘根,后代多用连翘的干燥果实,称之为"连翘"。杏仁宣肃肺气;桑白皮泻肺利水;赤小豆利水消肿。生姜辛散,既助麻黄宣散水气,又助杏仁宣肃肺气,为佐药。大枣、甘草调和脾胃,用为使药。诸药合用,奏疏风解表、清热化湿、利水消肿之功。

麻黄连翘赤小豆汤在儿科常用于风水水肿之证。如急性肾小球肾炎等肾性水肿初起,偏风寒症见骨节酸楚疼痛者,加羌活、防己、荆芥疏风散寒解表;偏风热症见发热、汗出、口干或渴、苔薄黄者,加金银花、薄荷、车前草疏风清热利水;咽喉红肿疼痛者,加金银花、牛蒡子、土牛膝清热解毒利咽;血尿重者,加小蓟、荔枝草、瞿麦清热凉血止血;水肿较重者,加猪苓、泽泻、车前子利水消肿;咳嗽气喘者,加葶苈子、紫苏子、前胡等泻肺平喘;眩晕、头痛、口苦者,去麻黄,加浮萍、钩藤、牛膝平肝泻火。本方亦可治疗小儿湿疹,常加蒺藜、牡丹皮、紫草、白鲜皮等凉血消风。

方药常用剂量:麻黄 2 ~ 5g,连翘 3 ~ 10g,杏仁 3 ~ 10g,桑白皮 3 ~ 10g,赤小豆 10 ~ 15g,大枣 5 ~ 12g,生姜 2 ~ 4g,炙甘草 2 ~ 5g。

己椒苈黄丸

【原文】

(《金匮要略·痰饮咳嗽病脉证并治》)

腹满,口舌干燥,此肠间有水气,己椒苈黄丸主之。

己椒苈黄丸方

防己、椒目、葶苈(熬)、大黄各一两。

上四味,末之,蜜丸如梧子大。先食饮服一丸,日三服,稍增,口中有津液。

渴者加芒硝半两。

【临证心得】

己椒苈黄丸乃仲景攻逐水饮之方。主治水饮停积，症见身肿腹满，咳嗽喘息，心悸不宁，肠中辘辘，大便秘结，尿少癃闭，口舌干燥，脉象沉弦。

本方中防己行水泻热，椒目燥湿降逆，葶苈子泻肺化痰，大黄通下泻热，四药相合，共奏泻热逐水，通利二便之功。《中国医学大辞典》曰："此方以防己、椒目导饮于前，大黄、葶苈推饮于后，前后分消，则腹满减而水饮行，脾气转而津液生矣。"

己椒苈黄丸治疗小儿水凌心肺之肾性水肿、咳喘等疾患，可泻肺逐水，温阳化饮，有较强疗效。用治肾病综合征水湿泛溢标证，可加黄芪、白术、茯苓、泽泻健脾利湿消肿；脘腹胀满者，加大腹皮、厚朴、莱菔子、槟榔以行气消积除胀；胸闷气短喘咳者，加麻黄、杏仁、紫苏子、生姜皮宣肺降气利水；若水臌、悬饮，胸闷腹胀，大小便不利，体气尚实者，可短期加用甘遂、牵牛子、大枣攻逐水饮。急性肾小球肾炎水凌心肺变证，可加泽泻、桑白皮、茯苓皮、车前子利水消肿，人参、制附子温阳扶正。手足口病邪伤心肺变证，可加桑白皮、前胡、紫苏子泻肺降气祛痰；人参、炙甘草、制附子益气回阳救逆；金银花、蚤休、车前子清热解毒利湿等。

方药常用剂量：防己3～10g，椒目3～10g，葶苈子3～10g，大黄3～10g。

防己黄芪汤

【原文】

（《金匮要略·痉湿暍病脉证》）

风湿，脉浮，身重汗出恶风者，防己黄芪汤主之。

（《金匮要略·水气病脉证并治》）

风水，脉浮身重，汗出恶风者，防己黄芪汤主之。腹痛者加芍药。

治风水，脉浮为在表，其人或头汗出，表无他病，病者但下重，从腰以上为和，腰以下当肿及阴，难以屈伸。

防己黄芪汤方

防己一两，甘草半两（炒），白术七钱半，黄芪一两一分。

上锉麻豆大，每抄五钱匕，生姜四片，大枣一枚，水盏半，煎八分，去滓温服，良久再服。喘者加麻黄半两，胃中不和者加芍药三分，气上冲者加桂枝三分，下有陈寒者加细辛三分。服后当如虫行皮中，从腰下如冰，后坐被上，又以一被绕腰以下，温令微汗，差。

【临证心得】

防己黄芪汤功擅益气祛风，健脾利水。主治卫表不固，风水或风湿证，见汗出恶风，身重或肿，或肢节疼痛，小便不利，舌淡苔白，脉浮者。

《素问·至真要大论》曰："诸湿肿满，皆属于脾。"小儿腠理疏松，卫外不固，脾气常虚，易为外邪所侵，伤及脏腑，影响肺、脾水液代谢功能。本方防己祛风胜湿止痛，黄芪益气固表、利水消肿，共为君药。白术益气健脾以除湿，助君药行水气、扶正气，为臣药。煎服加生姜以助行水祛湿，增大枣补益脾气，俱为佐药。甘草和诸药、益脾气，行佐使之能。诸药相伍，则可御卫固表以祛风，健脾益气以利水。

本方在儿科临床主要应用于水肿、痹病，缘于脾虚失运，水湿内停，或复感风邪水湿流注关节、痹阻筋脉者。如肾病综合征肺脾气虚证，常与五苓散合方加减益气健脾、宣肺利水，水肿重者可再加五皮散肃肺健脾行水；水湿泛滥证合己椒苈黄丸加减补气健脾、逐水消肿。疳证疳肿胀，可与五苓散合方加减，以健脾温阳，利水消肿。痹病着痹证，可与薏苡仁汤合方加减，以除湿通络，散寒祛风。

方药常用剂量：防己 3 ～ 10g，黄芪 5 ～ 15g，白术 3 ～ 10g，炙甘草 2 ～ 5g。

五 皮 散

【原文】

（《中藏经·卷下·附录》 《三因极一病证方论·卷十四》又名五皮饮）

五皮散大治男子、妇人脾胃停滞，头面四肢悉肿，心腹胀满，上气促急，胸膈烦闷，痰涎上壅，饮食不下，行步气奔，状如水病。先服此药，能疏理脾气，消退虚肿，切不可乱服泻水等药，以致脾元虚损，所患愈甚。此药平，良无毒，多服不妨。

生姜皮、桑白皮、陈橘皮、大腹皮、茯苓皮各等分。

上为粗末。每服三钱，水一盏半，煎到八分，去滓。不拘时候温服。忌生冷、油腻、硬物。

【临证心得】

五皮散治疗皮水，因脾失健运，水湿外溢肌肤，故见头面四肢悉肿，气喘胸闷，小便不利。

五皮散方中茯苓皮健脾利湿；大腹皮、陈皮行气消胀，利水化浊；桑白皮肃肺降气，通调水道；生姜皮辛散水饮。五药合用，共收健脾理气，利水消肿之功。

本方在儿科临床常配伍合用治疗小儿肾病水肿，具有较好的利尿作用，而且对减少尿蛋白、提升血浆白蛋白及降低胆固醇均有促进作用。小儿肾病综合征水肿初起，病程短，面部肿甚者，可从肺治，宣畅肺气，水湿得以下行，方如五皮散、五苓散合方加减。常用药：白术、桂枝、茯苓皮、猪苓、泽泻、桑白皮、大腹皮、陈皮、生姜皮等。上半身肿甚而咳喘者，加麻黄、杏仁、紫苏子宣肺平喘；脘闷腹胀，去桑白皮，加厚朴、川椒、防己消痞利湿；身寒肢冷，脉沉迟加附子、干姜温阳利水。

方药常用剂量：生姜皮 3～6g，陈皮 3～6g，大腹皮 3～10g，桑白皮 3～10g，茯苓皮 3～10g。

第五节　温化水湿剂

茯苓桂枝白术甘草汤

【原文】

（《伤寒论·辨太阳病脉证并治》）

伤寒若吐、若下后，心下逆满，气上冲胸，起则头眩，脉沉紧，发汗则动经，身为振振摇者，茯苓桂枝白术甘草汤主之。

茯苓桂枝白术甘草汤方

茯苓四两，桂枝三两（去皮），白术二两，甘草二两（炙）。

上四味，以水六升，煮取三升，去滓。分温三服。

【临证心得】

茯苓桂枝白术甘草汤证，张仲景在《伤寒论》中论为伤寒痰饮上凌心肺，《金匮要略》论为饮停中焦，其实则一，均为痰饮病。其缘在于中焦阳虚，脾失健运，湿聚成饮，停于胸胁，气机阻滞，凌心犯肺，故治以温阳化饮、健脾利水。

茯苓桂枝白术甘草汤方中茯苓为君，健脾利水、渗湿化饮，既消已聚之痰饮，又平生痰之源。《金匮要略》言："病痰饮者，当以温药和之。"故以桂枝为臣，温阳化饮、平冲降逆，君臣相配，一利一温，实有温化寒饮、淡渗利湿之功。脾失健运则痰湿内生，故佐以白术健脾燥湿，助茯苓培土制水，以杜生痰之源。炙甘草调和诸药，并辛甘化阳，以助苓、桂温阳健脾。《注解伤寒论》补充说："阳气不足者，补之以甘，茯苓、白术生津液而益阳也；里气逆者，散之以辛，桂枝、甘草行阳散气。"四药配伍，使中阳振奋，痰饮得化，津液能复，为温化痰饮之和剂。

茯苓桂枝白术甘草汤应用于儿科，主治中阳不足、痰饮内停证，症见胸胁支满，目眩心悸，咳而气短，痰多稀黏，清涕横流，肌肤肿胀，舌苔白滑，脉弦滑等症。如小儿咳喘痰稀白黏，可与小青龙汤合方加减；鼻衄肺气虚寒证，可与温肺止流丹合方加减；阴水肺脾气虚证，可与防己黄芪汤合方加减；水疝脾虚失运证，可与五苓散合方加减等。

方药常用剂量：茯苓 4～12g，桂枝 3～8g，白术 3～10g，炙甘草 2～5g。

真 武 汤

【原文】

（《伤寒论·辨太阳病脉证并治》）

太阳病发汗，汗出不解，其人仍发热，心下悸，头眩，身𣍾动，振振欲擗地者，真武汤主之。

（《伤寒论·辨少阴病脉证并治》）

少阴病，二三日不已，至四五日，腹痛，小便不利，四肢沉重疼痛，自下利者，此为有水气，其人或咳，或小便利，或下利，或呕者，真武汤主之。

真武汤方

茯苓三两，芍药三两，白术二两，生姜三两（切），附子一枚（炮，去皮，破八片）。

上五味，以水八升，煮取三升，去滓。温服七合，日三服。

【临证心得】

真武汤善温阳利水，仲景用以治脾肾阳衰，水气内停，小便不利，四肢沉重疼痛，腹痛下利，或肢体浮肿，苔白不渴；太阳病发汗汗出不解，其人仍发热，心下悸，头眩，身𣍾动，阵阵欲擗地者。

真武汤方中附子大辛大热，温壮肾阳，化气行水，为君药。白术甘苦温，健脾燥湿；茯苓甘淡而平，利水渗湿，共为臣药，使脾气得复，导湿邪从小便而去。佐以辛温之生姜，温散水气，降逆止呕；又合酸收之芍药，利小便，止腹痛，舒筋𣍾，制伤阴。五味相配，既能温脾肾助阳气，又可利小便而祛水湿。真武汤主药附子具有显著的强心作用，同时能扩张外周血管，改善末梢循环。另有实验表明，附子、白术、茯苓均有利尿作用。显示了本方改善肾阳衰微、阴水犯溢之疗效机理。

《诸病源候论·水肿病诸候·水通身肿候》云："水病者，由脾肾俱虚故也。肾虚不能宣通水气，脾虚又不能制水，故水气盈溢，渗液皮肤，流遍四肢，所以通身肿也。"明确"阴水"的病机为脾肾俱虚而全身水肿。肾病综合征脾肾阳虚证病机证候与此最为切合，故以真武汤为治疗主方。临证时，常同时合用黄芪、桂枝、猪苓、泽泻通阳化气行水。若腹部胀满，纳差者，加草果、厚朴、木香、大腹皮行气导滞；肢冷畏寒者，加淫羊藿、仙茅、巴戟天、杜仲温补肾阳；兼有咳嗽胸满气促不能平卧者，加用防己、椒目、葶苈子泻肺利水。兼有腹水者，加牵牛子、带皮槟榔行气逐水。其他如鼻衄肾阳不足证、疳证疳肿胀证、心悸肾阳虚衰证等病证，都可以用本方随证加减变化治疗。

方药常用剂量：茯苓 3～10g，芍药 3～10g，白术 3～10g，生姜 3～6g，炮附子 3～6g。

实 脾 散

【原文】

（《重订严氏济生方·水肿门·水肿论治》）

实脾散：治阴水，先实脾土。

厚朴（去皮，姜制，炒）、白术、木瓜（去瓤）、木香（不见火）、草果仁、大腹子、附子（炮，去皮脐）、白茯苓（去皮）、干姜（炮）各一两，甘草（炙）半两。

右㕮咀。每服四钱，水一盏半，生姜五片，枣子一枚，煎至七分，去滓。温服，不拘时候。

【临证心得】

实脾散实脾土治阴水，主治阳虚水肿，症见腰以下肿甚，胸腹胀满，身重食少，手足不温，口中不渴，小便短少，大便溏薄，舌质淡，苔厚腻，脉沉迟或沉细者。

《医宗金鉴》言："脾胃虚，则土不能制水，水妄行肌表，故身重浮肿。"实脾散方中附子温补肾阳以化气行水，干姜温运脾阳以助运化水湿，二者合用则温养脾肾，扶阳抑阴，共为君药。茯苓、白术健脾和中，淡渗水湿，为臣药。木瓜酸温，醒脾和中，利水渗湿；厚朴、木香、大腹皮、草果仁温中燥湿、下气导滞、化湿利水，俱为佐药。甘草、生姜、大枣益脾温中，生姜兼温散水气，甘草可调和药性，用为佐使。诸药合用，共奏温脾暖肾，利水消肿之功。

实脾散现代儿科临床主要用于肾病综合征水肿脾肾阳虚证偏于脾阳不足者。临证应用时，若水湿重加五苓散，药用桂枝、猪苓、泽泻等通阳利水；若兼有咳嗽胸满气促不能平卧者，加用己椒苈黄丸，药用防己、椒目、葶苈子等降气利水。兼有腹水者，加牵牛子、带皮槟榔通利二便。在温阳利水的同时，可加用木香、槟榔、大腹皮、陈皮、沉香等助气化行水。

方药常用剂量：厚朴 3～10g，白术 3～10g，木瓜 3～10g，木香 2～5g，草果仁 3～6g，大腹皮 3～10g，附子 3～6g，茯苓 3～10g，炮姜 2～5g，炙甘草 2～4g。

第六节　祛风胜湿剂

羌活胜湿汤

【原文】

（《内外伤辨惑论·卷中·四时用药加减法》）

肩背痛不可回顾者，此手太阳气郁而不行，以风药散之。脊痛项强，腰似折，项似拔，此足太阳经不通行，以羌活胜湿汤主之。

羌活胜湿汤

羌活、独活，以上各一钱，藁本、防风、甘草（炙）、川芎，以上各五分，蔓荆子三分。

上㕮咀，都作一服。水二盏，煎至一盏，去粗渣。大温服，空心食前。

如身重，腰沉沉然，经中有寒湿也，加酒洗汉防己五分，轻者附子五分，重者川乌五分。

【临证心得】

羌活胜湿汤，东垣原治"脊痛项强，腰似折，项似拔"，乃足太阳经脉通利不行，如偏头痛、风湿性骨性关节炎、颈椎病、腰背疼痛等风湿痹证，症见头痛头重，身重，腰背重痛，或一身尽痛难以转侧，恶寒微热，舌苔白，脉浮者。如仲景曰："治风湿者，发其汗，但微微似欲汗出者，风湿俱去也。"

羌活胜湿汤方中羌活、独活祛风湿、利关节，其中羌活尤善治全身酸痛，独活善治腰腿疼痛，为君药。防风、藁本祛风除湿，发汗止痛；川芎活血，祛风止痛；蔓荆子治头风疼痛，共为臣药。炙甘草调和诸药，为佐药。诸药合用，共奏发汗祛风、胜湿止痛之效。

肺为清虚之脏，主清宣升发。小儿藩篱不固，腠理疏松，易为风湿侵袭而致肺气郁遏、肌表失疏，肺卫失宣。羌活胜湿汤是治疗风湿在表，头身疼痛的常用方。儿科临床用于治疗小儿风寒感冒夹湿证，加紫苏叶、桂枝、秦艽祛风胜湿；痹病着痹证，去蔓荆子，加麻黄、桂枝、防己祛风通络；治疗水疝肿大、阴汗不绝，去川芎，加黄芪、苍术、升麻益气除湿；治疗湿疹肺风脾湿证，加薏苡仁、地肤子、白鲜皮燥湿消风。

方药常用剂量：羌活 3 ~ 10g，独活 3 ~ 10g，炙甘草 2 ~ 5g，藁本 3 ~ 6g，川芎 3 ~ 10g，防风 3 ~ 10g，蔓荆子 3 ~ 10g。

独活寄生汤

【原文】

（《备急千金要方·卷第八·诸风·偏风第四》）

治腰背痛独活寄生汤：夫腰背痛者，皆由肾气虚弱，卧冷湿地当风所得也，不时速治，喜流入脚膝，为偏枯冷痹缓弱疼重，或腰痛挛脚重痹，宜急服此方。

独活三两，寄生（《古今录验》用续断）、杜仲、牛膝、细辛、秦艽、茯苓、桂心、防风、川芎、人参、甘草、当归、芍药、干地黄各二两。

上十五味，㕮咀。以水一斗，煮取三升。分三服，温身勿冷也。喜虚下利者，除干地黄。

【临证心得】

独活寄生汤治疗本有肝肾两亏，气血不足，外有风寒湿邪入侵，而致痹痛之证。临证可见腰膝冷痛，酸重无力，屈伸不利，或麻木偏枯，冷痹日久不愈等症。《千金方衍义》说："风性上行，得湿黏滞，则留着于下，而为腰脚痹重，非独活、寄生无以疗之。"

独活寄生汤重用独活为君，善治伏风，长于祛下焦风寒湿邪而除痹痛。细辛发散风寒，窜筋骨除风湿；防风、秦艽祛风胜湿、活络舒筋；桂心温里祛寒、通行血脉，四药相合祛风胜湿、宣痹止痛，共为臣药。桑寄生、牛膝、杜仲补肝肾、祛风湿、壮筋骨；当归、芍药、地黄、川芎养血活血，寓"治风先治血，血行风自灭"之意；人参、茯苓、甘草补气健脾，皆为佐药。甘草调和诸药，并为使药。诸药合用，共奏祛风湿，止痹痛，补肝肾，益气血之功。

独活寄生汤于儿科主要用于痹病虚痹肝肾不足证，兼气血亏虚者可加黄芪、白术、鸡血藤益气和血；气阳不足者加五加皮、白芍、巴戟天温经通络；骨节疼痛甚者加姜黄、制川乌、豨莶草通经止痛。

方药常用剂量：独活 5～12g，桑寄生 3～10g，杜仲 3～10g，牛膝 3～10g，秦艽 3～10g，茯苓 3～10g，桂枝 3～8g，防风 3～10g，川芎 3～10g，人参（党参）3～10g，甘草 2～5g，当归 3～10g，芍药 3～10g，生地黄 3～10g，细辛 2～3g。

第七章 化痰剂

第一节　燥湿化痰剂

二　陈　汤

【原文】

(《太平惠民和剂局方·卷四·治痰饮绍兴续添方》)

二陈汤：治痰饮为患，或呕吐恶心，或头眩心悸，或中脘不快，或发为寒热，或因食生冷，脾胃不和。

半夏（汤洗七次）、橘红各五两，白茯苓三两，甘草（炙）一两半。

上为㕮咀。每服四钱，用水一盏，生姜七片，乌梅一个，同煎六分，去滓。热服，不拘时候。

【临证心得】

二陈汤乃治痰邪为病之基础方，临证用于治疗痰湿内阻，脾胃不和，胸脘痞闷，呕吐恶心，或头眩心悸，或咳嗽痰多，舌苔白滑或腻，脉滑。

二陈汤方中半夏辛温性燥，功擅燥湿化痰，和胃止呕，消痞除满，是谓"治痰湿之主药"(《本草从新》)，为君药；橘红理气化痰，使气顺则痰降，为臣药。脾为生痰之源，气行则痰化，痰由湿生，故以甘淡之茯苓健脾渗湿；煎加生姜，既制半夏之毒，又协同半夏、橘红和胃祛痰止呕；少用乌梅，味酸收敛，配半夏散中有收，使其化痰而不致辛散太过，均为佐药。甘草调和诸药，又可和中益脾，为使药。诸药合用，共奏燥湿化痰、理气和中之功。

《医方集解·除痰之剂》云："陈皮、半夏贵其陈久，则无燥散之患，故名二陈。"认为半夏、橘红以陈久者良。小儿脾土薄弱，运化乏力，易于酿生痰湿，又肺气不足，藩篱疏松，不耐药物过于辛散，投以此方，则脾胃得健，痰湿可消，腠理能固。

儿科临证广泛应用本方治疗急慢性咳嗽、哮喘、眩晕等痰湿证候，作为基本方加味使用。咳嗽痰湿咳嗽证加炙麻黄、杏仁、白前、远志宣肺止咳；气虚咳嗽证加党参、白术、桔梗、百部益气止咳。哮喘寒性哮喘证加炙麻黄、桂枝、款冬花、细辛、干姜、紫苏子温肺散寒、化痰定喘；气虚痰恋证加炙麻黄、杏仁、紫苏子、党参、炙黄芪、五味子消风化痰、补益肺脾。风寒感冒夹痰证加炙麻黄、荆芥、防风、桔梗、紫苏叶解表散寒宣肺；风热感冒夹痰证加桑叶、菊花、瓜蒌皮、浙贝母、黛蛤散解表清热化痰。眩晕痰蒙清窍证加天麻、白术、石菖蒲、郁金、菊花平肝祛风宣阳。厌食湿困脾阳证加苍术、佩兰、莱菔子、焦山楂、焦六神曲燥湿醒脾助运等。

方药常用剂量：半夏 6～10g，橘红 3～6g，白茯苓 6～10g，炙甘草 2～4g。

涤 痰 汤

【原文】

（《奇效良方·卷之一·风门》）

涤痰汤：治中风痰迷心窍，舌强不能言。

南星（姜制）、半夏（汤洗七次）各二钱半，枳实（麸炒）二钱，茯苓（去皮）二钱，橘红一钱半，石菖蒲、人参各一钱，竹茹七分，甘草半钱。

上作一服。水二盏，生姜五片，煎至一盏。食后服。

【临证心得】

涤痰汤善于涤痰通络开窍，主要用于治疗痰迷心窍，舌强不能语，肢体瘫痪不用或抽掣震颤等病证。

涤痰汤方中以陈皮、南星、半夏燥湿化痰，人参、茯苓、甘草益气健脾以助化痰，加竹茹化痰解郁，枳实破痰行气，石菖蒲开窍通络以祛痰，使气顺痰消，共用有涤痰行气、解郁开窍之功。

本方在儿科肺系、心系、肝系疾病中有广泛的应用。治疗哮喘风痰肺热证，选加炙麻黄、杏仁、前胡、葶苈子、地龙、黄芩、虎杖清肺消风平哮；风咳风痰蕴肺证，选加炙麻黄、炙紫菀、杏仁、胆南星、僵蚕、地龙、炙枇杷叶消风宣肺止咳；鼻鼽伏风肺热证，选加金银花、辛夷、苍耳子、鱼脑石、徐长卿、鱼腥草、黄芩清肺消风利窍。癫痫风痰内蕴证，选加石菖蒲、远志、天麻、钩藤、蒺藜、全蝎、蜈蚣平肝息风定痫；抽动障碍痰热扰神证，选加黄连、瓜蒌、钩藤、蒺藜、蜈蚣、栀子、夏枯草清心平肝息风等。

方药常用剂量：胆南星 3～8g，制半夏 3～10g，枳实 3～10g，茯苓 3～10g，橘红 3～8g，石菖蒲 3～10g，人参（党参）3～10g，竹茹 2～6g，甘草 2～4g，生姜 3～6g。

温 胆 汤

【原文】

（《外台秘要·卷第十七·病后不得眠方二首》）

集验温胆汤：疗大病后虚烦不得眠，此胆寒故也，宜服此汤方。

生姜四两，半夏二两（洗），橘皮三两，竹茹二两，枳实二枚（炙），甘草一两（炙）。

上六味切。以水八升，煮取二升，去滓。分三服。忌羊肉海藻菘菜饧。

【临证心得】

温胆汤其名"温胆"，实乃清胆，有言"温和"之意尔。所治胆胃不和，痰热内扰之证，症见虚烦不眠，恶心呕吐，嗳气呃逆，惊悸不宁，脘痞腹胀，苔腻微黄，脉弦滑。

温胆汤方中半夏辛温，降逆和胃、燥湿化痰为君药。竹茹甘淡微寒，清热化痰、止呕除烦，配半夏增清胆和胃之功，为臣药。枳实行气导滞、消痰除痞，使痰随气下；陈皮理气行滞、燥湿化痰，茯苓健脾渗湿，共为臣药。姜、枣益脾和胃，为佐药。炙甘草益气和中，调和诸药，为使药。诸药合用，共奏理气化痰、清胆和胃之效。

温胆汤重在祛痰化浊，在儿科应用广泛。治疗抽动障碍痰热扰神证，可加黄连、胆南星、石菖蒲、钩藤、地龙、蜈蚣、夏枯草等平肝息风宁神；注意缺陷多动障碍痰火内扰证，可加黄连、栀子、茯苓、石菖蒲、淡竹叶、灯心草、磁石清火宁心安神；癫痫风痰内蕴证，可加石菖蒲、远志、天麻、钩藤、蒺藜、蜈蚣、羚羊角平肝息风定痫；眩晕痰热蒙窍证，可加天麻、钩藤、白术、胆南星、石菖蒲、栀子、代赭石息风化痰清热。咳嗽痰热壅肺证，可加桑白皮、前胡、远志、胆南星、浙贝母、黄芩、栀子清金肃肺止咳；风咳风痰蕴肺证，可加炙麻黄、前胡、杏仁、蝉蜕、胆南星、僵蚕、地龙宣肺消风止咳；哮喘热性哮喘证，可加炙麻黄、杏仁、前胡、葶苈子、苏子、黄芩、虎杖清肺涤痰平喘等。

方药常用剂量：生姜 3～6g，半夏 3～10g，陈皮 3～8g，竹茹 3～8g，枳实 3～10g，甘草 2～5g。

第二节　清热化痰剂

清气化痰丸

【原文】

（《医方考·痰门》）

清气化痰丸

陈皮（去白）、杏仁（去皮尖）、枳实（麸炒）、黄芩（酒炒）、栝蒌仁（去油）、茯苓各一两，胆南星、制半夏各一两半。

姜汁为丸。

此痰火通用之方也。气之不清，痰之故也。能治其痰，则气清矣。是方也，星、夏所以燥痰湿，杏、陈所以利痰滞，枳实所以攻痰积，黄芩所以消痰热，茯苓之用渗痰湿也，若栝蒌者则下气利痰云尔。

【临证心得】

清气化痰丸乃"手足太阴之药，治痰火之通剂也"。临床主治痰热内结的咳嗽痰黄，咯之不爽，胸膈痞满，小便短赤，舌质红，苔黄腻，脉滑数等。

《医方集解·除痰之剂》言"化痰必以清气为先"，此之谓也。清气化痰丸方中胆南星味苦性凉，功擅清热豁痰，为君药。瓜蒌子甘寒质润而性滑，长于清热化痰；黄芩苦寒，能清肺泻火，二药共为臣药，相合以助君药清肺热、化痰结。制半夏辛温，配苦寒之黄芩，制温热而独取化痰降逆之效，亦为臣药。杏仁肃降肺气以宣上，陈皮理气化痰以畅中，枳实破气化痰以宽胸，并佐茯苓健脾化痰杜生痰之源。姜汁为丸，既制半夏之毒，又增降逆之功。诸药相合，共奏清热化痰、理气止咳之功。

清气化痰丸在清气、化痰、止咳方面功效显著。本方治在泻肺，儿科临床用药常可取质重性沉降之子、皮、石类，依寒、热证候选方用药，能泻肺降气、逐痰定喘。如小儿咳嗽痰热壅肺证，可加桑白皮、前胡、款冬花、栀子肃肺清金止咳；风咳风痰蕴肺证，可加炙麻黄、炙紫菀、前胡、地龙宣肺消风止咳；哮喘热性哮喘证，可加炙麻黄、石膏、葶苈子、紫苏子清肺涤痰平喘；肺炎喘嗽风热郁肺证，可加金银花、连翘、薄荷、桔梗解表清热宣肺等。

方药常用剂量：瓜蒌子 3～10g，陈皮 3～6g，黄芩 3～10g，杏仁 3～10g，枳实 3～10g，茯苓 3～10g，胆南星 2～6g，制半夏 3～10g。

清金化痰汤

【原文】

（《杂病广要·脏腑类·咳嗽》）

清金化痰汤：因火者，咽喉干痛，面赤，鼻出热气，其痰嗽而难出，色黄且浓，或带血丝，或出腥臭。

清金化痰汤方

黄芩、山栀各一钱半，桔梗二钱，麦门冬（去心）、桑皮、贝母、知母、栝蒌仁（炒）、橘红、茯苓各一钱，甘草四分。

水二盅，煎八分。食后服。如痰带血丝，加天门冬、阿胶各一钱。(《统旨》)

《济世全书》清火宁嗽汤，于本方去山栀、知母、栝蒌仁、橘红，加枳实、前胡。

《回春》清肺汤，于本方去知母、栝蒌仁，加当归、天门冬、杏仁、五味子。

【临证心得】

《医学统旨》中所载清金化痰汤乃治痰热壅肺之证，主治证候：咳嗽，咯痰黄稠腥臭，或带血丝，面赤，鼻出热气，咽喉干痛，舌苔黄腻，脉象濡数者。

清金化痰汤方中桑白皮甘寒，利水消肿、泻肺平喘；黄芩性寒味苦，清热燥湿、泻火解毒，共为君药。栀子苦寒，清泻三焦之火；知母苦甘性寒，清泻肺火、滋阴润燥，合黄芩共清肺热，清而不燥；瓜蒌子性寒，味甘、微苦，清热化痰、散结通便，共为臣药，三药合用能清肺化痰，通腑降气，顺气消痰。杏仁止咳降气、平喘通便；陈皮理气健脾、燥湿化痰；贝母清热化痰止咳；桔梗宣肺利咽祛痰；麦冬滋阴润肺；茯苓利水渗湿、健脾宁神，合而为佐药。甘草为使药，能和诸药、益脾气。诸药合用，共成清热化痰、止咳平喘之功。

儿科临床应用本方，治疗小儿咳嗽痰热壅肺证最多。常用桑白皮、前胡、款冬花、桔梗肃肺止咳；黄芩、栀子、鱼腥草清泄肺热；浙贝母、天竺黄化痰止咳；麦冬、甘草润肺止咳。痰多色黄，黏稠难咯加瓜蒌皮、胆南星清肺化痰；咳重，胸胁疼痛加郁金、枳壳理气通络；心烦口渴加石膏、生地黄清心除烦；大便秘结加虎杖、大黄通便泄热。

方药常用剂量：黄芩 3～10g，栀子 3～10g，桔梗 3～10g，麦冬 3～10g，浙贝母 3～10g，橘红 3～10g，茯苓 3～10g，桑白皮 3～10g，知母 3～6g，炒瓜蒌子 3～12g，甘草 2～4g。

小陷胸汤

【原文】

(《伤寒论·辨太阳病脉证并治》)

小结胸病，正在心下，按之则痛，脉浮滑者，小陷胸汤主之。

小陷胸汤方

黄连一两，半夏（洗）半升，栝蒌实大者一枚。

上三味，以水六升，先煮栝蒌，取三升，去滓，内诸药，煮取二升，去滓。分温三服。

【临证心得】

小结胸乃结胸证之一，其证局限在心下，为痰热互结在心下胃脘部，故见心下痞硬胀满，按之则痛，但病情轻浅，虽胀满却非硬而拒按，虽痛却不甚，或不按不痛者。

小陷胸汤方中栝蒌实原指生鲜瓜蒌，现则一般用栝楼的干燥成熟果实，称瓜蒌，甘寒润滑，荡热涤痰，宽胸散结，且具润燥滑肠之功，可开痰火下行之路而畅气机，为君药。黄连性寒味苦，清热泻火，清心除烦，助瓜蒌泄热降浊；半夏苦辛温燥，化痰降逆，开结消痞，助瓜蒌涤痰宽胸。黄连、半夏合用，辛开苦降，通畅气机，化痰散结，共为臣药。全方三药共奏清热化痰、宽胸散结之功。

小陷胸汤配方严谨，加减后可用于治疗小儿痰热互结的不同病证。例如：咳嗽痰热壅肺证，可加桑白皮、前胡、远志、黄芩、天竺黄等清肺化痰止咳；肺炎喘嗽痰热闭肺证，可加炙麻黄、杏仁、前胡、石膏、葶苈子等开肺涤痰清热。急性胰腺炎肝胆湿热证，可加茵陈、栀子、黄芩、川楝子、大黄清肝利胆、祛湿泄热；急性胆囊炎肝胆湿热证，可加柴胡、黄芩、栀子、金钱草、大黄清泄湿热、疏肝利胆等。

方药常用剂量：黄连 3～6g，半夏 3～10g，瓜蒌 5～15g。

滚痰丸（礞石滚痰丸）

【原文】

（《痘疹金镜录·卷上·伤风门总扩歌》，为《玉机微义·卷四》引《泰定养生主论》"王隐君滚痰丸"异名）

礞石滚痰丸：此方非独治痰有功，则利积尤妙，但脾虚者勿用。

青礞石（研，煅）二两，大黄（酒蒸）两半，黄芩两半，沉香五钱。

为末，水丸黍米大。每服二三十丸，白汤下。

【临证心得】

滚痰丸古代多用于治疗小儿痰热咳喘证，如秦景明《幼科金针》所言"肺风痰喘"，万全《幼科发挥·肝经兼证》言"小儿痰壅而发搐，气促而喘"等病证。

本方乃逐痰重剂，用于痰壅腑实之证。以硝煅礞石为君药，驱逐顽痰，坠痰下气，力甚猛峻，可攻逐陈积伏匿之老痰。大黄为臣药，苦寒降泻，荡涤陈积，开下行之路。黄芩清上焦之火，消除成痰之因；沉香沉降下行，调达气机，为诸药之开导，加强坠痰之力，并制礞石重坠碍胃之弊，共为佐药。四药共奏降火逐痰之效，可使实热老痰得以荡除。

滚痰丸方善降火逐痰，主要用于治疗实热老痰，发为癫狂惊悸，或怔忡昏迷，或咳喘痰稠，大便秘结，舌苔黄厚而腻，脉滑数有力者。儿科临床可根据本方功能，与相关病证的方药配合，用于哮喘痰热便秘证、肺炎喘嗽肺热腑实证、急喉风风痰袭喉证、儿童癫狂病痰热瘀结证、儿童焦虑症痰火扰心证、抽动障碍痰热扰神证、癫痫痰痫证等多种病证。

方药常用剂量：大黄 3 ～ 10g，黄芩 3 ～ 10g，沉香 1 ～ 3g，礞石 6 ～ 15g。

第三节　润燥化痰剂

贝母瓜蒌散

【原文】

（《医学心悟·卷三·痰饮》）

凡病未有不发热、不生痰者。是痰与热，乃杂病兼见之证，似无容专立法门矣。

然亦有杂病轻而痰饮重，则专以痰饮为主治。书有五痰之名，以五脏分主之也。五饮之名，随症见也，其实犹未确当。大抵痰以燥湿为分，饮以表里为别……燥痰涩而难出，多生于肺。肺燥则润之，贝母瓜蒌散。

贝母瓜蒌散

贝母一钱五分，瓜蒌一钱，花粉、茯苓、橘红、桔梗各八分。

水煎服。

【临证心得】

《金匮翼·燥咳》云："肺燥者，肺虚液少而燥气乘之也。其状咳甚而少涎沫，咽喉干，气哽不利。"贝母瓜蒌散用于"燥痰涩而难出"，主治燥热伤肺，咳嗽痰黄，咯吐不爽，咽喉干痛等症。

贝母瓜蒌散中贝母宜用川贝母，苦甘微寒，功擅清热润肺，化痰止咳，能治燥痰咳嗽，为方中君药。瓜蒌甘寒滑润，清肺化痰，利气宽胸，为臣药。天花粉润燥化痰，兼能生津清热；茯苓健脾祛湿化痰，杜生痰之源；橘红理气化痰止咳，气顺则痰消，共为佐药。桔梗宣通肺气，止咳化痰，为佐使药。全方相合，清润宣肃，化痰止咳，为治燥痰之良方。

本方用于儿科咳嗽，能利肺窍而散痰结，清燥热而润肺阴，适用于干咳少痰，咯痰不爽，持久难平者，常见于咳嗽、风咳、肺炎喘嗽后期等。咳嗽不止者，加桑白皮、炙紫菀、百部等肃肺止咳；痰黏色黄，加黛蛤散、黄芩、鱼腥草清肺化痰；咽痒呛咳，加蝉蜕、胆南星、地龙消风解痉；干咳无力，加百合、天冬、五味子养阴敛肺等。

方药常用剂量：川贝母 3 ～ 10g，瓜蒌 4 ～ 12g，茯苓 3 ～ 10g，橘红 2 ～ 6g，桔梗 3 ～ 8g。

第四节　温化寒痰剂

苓甘五味姜辛汤

【原文】

(《金匮要略·痰饮咳嗽病脉证并治》)

冲气即低，而反更咳，胸满者，用桂苓五味甘草汤去桂加干姜、细辛，以治其咳满。

苓甘五味姜辛汤方

茯苓四两，甘草三两，干姜三两，细辛三两，五味半升。

上五味，以水八升，煮取三升，去滓。温服半升，日三。

【临证心得】

苓甘五味姜辛汤，仲景用治支饮，寒饮内停，气逆上冲者。症见咳嗽痰多色白，痰质清稀，胸膈不快，舌苔白滑，脉弦滑等。

苓甘五味姜辛汤以辛热之干姜为君，温脾暖肺，温阳化饮。细辛辛热温散，能温脏腑，散寒邪，助干姜温化痰饮，为臣药。茯苓甘淡渗利，健脾祛湿；五味子酸而微温，制干姜、细辛辛散之性，避免耗气伤阴，并能敛肺止咳，敛阴生津，共为佐药。甘草甘温，调和诸药，健脾温阳，是为佐使。诸药相合，寒去阳复，痰消饮化，诸症得除。

《金匮要略·痰饮咳嗽病脉证并治》说："病痰饮者，当以温药和之。"本方功用温肺化饮，可用于小儿寒饮伏肺证。咳嗽痰湿蕴肺证，加炙麻黄、杏仁、白前、远志、陈皮、半夏宣肺化痰止咳；风咳风痰蕴肺证，加炙麻黄、杏仁、地龙、胆南星、僵蚕、乌梅消风解痉止咳；哮喘寒性哮喘证，加炙麻黄、桂枝、射干、半夏、白芥子、紫苏子散寒化饮平喘等。

方药常用剂量：茯苓 3 ～ 10g，干姜 3 ～ 6g，细辛 1 ～ 3g，甘草 2 ～ 4g，五味子 3 ～ 10g。

三子养亲汤

【原文】

（《韩式医通·方诀无隐章》）

三子养亲汤

紫苏子（主气喘咳嗽），白芥子（主痰），萝卜子（主食痞兼痰）。

上三味各洗净，微炒，击碎。看何证多，则以所主者为君，余次之。每剂不过三钱。用生绢小袋盛之，煮作汤饮，随甘旨，代茶水啜用，不宜煎熬太过。若大便素实者，临服加熟蜜少许；若冬寒，加生姜三片。

【临证心得】

三子养亲汤主治痰浊壅肺，肺气上逆，见咳嗽哮喘，痰涎壅盛者。《成方便读·除痰之剂》说："夫痰之生也，或因津液所化，或由水饮而成，然亦有因食而化者，皆由脾运失常，以致所食之物，不化精微而化为痰。然痰壅则气滞，气滞则肺气失下行之令，于是为咳嗽、为喘逆等证矣。"

三子养亲汤方中白芥子辛温燥烈，善温化寒痰，利气散结。紫苏子辛温，降气消痰，止咳平喘，并能润肠通便。莱菔子消食导滞，降气祛痰。三味合用，能降痰浊，利肺气，消痰食，平咳喘，共奏止咳化痰、肃肺平喘之功。

本方原为老人气实痰盛所立之方，故称"养亲汤"。但从其方剂组成来看，完全可以用于儿科治疗痰浊壅盛或兼有积滞之咳嗽喘息病证。小儿哮喘寒性哮喘证以小青龙汤合三子养亲汤为基本方加减，常取麻黄、桂枝、细辛、干姜、半夏、五味子温肺散寒化饮，与紫苏子、白芥子、莱菔子降气涤痰平喘合用，对于哮喘患儿风痰内伏、风寒引发者，有较好的散寒祛风、涤痰平哮作用。

需要注意的是，本方中白芥子辛温燥烈，擅豁痰降气平喘，但仅适用于体气壮实者，若是肺气亏虚、阴虚火旺者均不宜使用，且用量不宜过大，不可久服、中病即止，以免耗气伤阴。

方药常用剂量：紫苏子 3 ~ 10g，白芥子 2 ~ 6g，莱菔子 3 ~ 10g。

第五节　治风化痰剂

半夏白术天麻汤

【原文】

（《医学心悟·卷三·头痛》）

痰厥头痛者，胸肺多痰，动则眩晕，半夏白术天麻汤主之。

半夏白术天麻汤

半夏一钱五分，白术、天麻、陈皮、茯苓各一钱，甘草（炙）五分，生姜二片，大枣三个。

虚者加人参。水煎服。

【临证心得】

半夏白术天麻汤，治疗风痰上扰而致头痛，眩晕，恶心呕吐，舌苔白腻，脉弦滑者。

半夏白术天麻汤实为二陈汤去乌梅，加天麻、白术、大枣而成。方中半夏燥湿化痰，降逆止呕，为治痰要药；天麻平肝潜阳，息风止眩，为治风要药，两者共为君药。小儿脾胃薄弱，又为生痰之源，脾虚则痰湿内生、怪痰作祟，故以白术运脾燥湿、茯苓健脾渗湿、橘红理气化痰，俱为臣药。生姜、大枣健脾和胃，调和营卫，为佐药。甘草益气健脾，调和诸药为使。诸药相伍，共奏燥湿化痰，平肝息风之功。

儿科临床多用本方于小儿眩晕、头痛、抽动障碍等病证。治疗眩晕风痰蒙窍证，可加蒺藜、僵蚕、石菖蒲平肝祛风化痰；头痛风寒痰浊证，可加川芎、羌活、藁本祛风散寒止痛；抽动障碍脾虚痰聚证，可加钩藤、党参、茯苓健脾益气平肝等。

方药常用剂量：制半夏 3～10g，天麻 3～10g，茯苓 3～10g，橘红 2～6g，白术 3～10g，甘草 2～5g，生姜 3～6g，大枣 5～10g。

定 痫 丸

【原文】

（《医学心悟·卷四·癫狂痫》）

痫者，忽然发作，眩仆倒地，不省高下，甚则瘛疭抽掣，目斜口㖞，痰涎直流，叫喊作畜声。医家听其五声，分为五脏……虽有五脏之殊，而为痰涎则一，定痫丸主之。

定痫丸：男、妇、小儿痫症，并皆治之。凡癫狂证，亦有服此药而愈者。

明天麻一两，川贝母一两，胆南星（九制者）五钱，半夏（姜汁炒）一两，陈皮（洗去白）七钱，茯苓（蒸）一两，茯神（去木蒸）一两，丹参（酒蒸）二两，麦冬（去心）二两，石菖蒲（石杵碎，取粉）五钱，远志（去心，甘草水泡）七钱，全蝎（去尾，甘草水洗）五钱，僵蚕（甘草水洗，去嘴，炒）五钱，真琥珀（腐煮灯草研）五钱，辰砂（细研，水飞）三钱。

用竹沥一小碗，姜汁一杯，再用甘草四两熬膏，和药为丸，如弹子大，辰砂为衣。每服一丸，照五痫分引下。犬痫，杏仁五枚煎汤化下；羊痫，薄荷三分煎汤化下；马痫，麦冬二钱煎汤化下；牛痫，大枣二枚煎汤化下；猪痫，黑料豆三钱煎汤化下。日再服。本方内加人参三钱尤佳。

【临证心得】

定痫丸可治"男、妇、小儿痫症"。具有息风镇惊，豁痰开窍功效，主治肝风痰浊而致的痫证，症见突然昏仆，口吐涎沫，手足抽搐，苔白腻，脉弦滑等。

定痫丸方中竹沥甘寒滑利，善清热化痰、镇惊利窍，"治痰迷大热，风痉癫狂"（《本草备药》）；胆南星清火涤痰、息风定痫，"治一切中风、风痫、惊风"（《药品化义》），二味共用以为君。半夏燥湿化痰，茯苓利湿化痰，陈皮理气化痰，川贝母润燥化痰，姜汁温胃化痰，此五味均可加强君药化痰之力；天麻、僵蚕、全蝎息风通络、平肝止痉，上八味助君药化痰息风，俱为臣药。石菖蒲、远志开窍化痰、启复神明；麦冬、丹参滋阴清热、活血利窍；朱砂、茯神、琥珀清心宁神、镇惊定痫，合为佐药。甘草味甘，调和诸药，扶脾缓肝，为佐使。全方相合，共奏豁痰宣窍、息风定痫之效。现代研究证实，定痫丸可通过多个不同的靶点，改善大脑内部环境和神经递质的分泌，抑制大脑皮层异常放电，减少自由基，保护大脑神经细胞，从而减少癫痫的发作时间和发作次数。

小儿癫痫发作期治疗重在息风镇惊、豁痰化瘀以定痫。本方息风、豁痰、镇惊药物并用，主要用于风痫，可兼有痰、惊者。"活用虫、草、石"，除植物药平肝息风、豁痰镇惊之外，用虫蛇类动物药如全蝎、僵蚕、蜈蚣性猛灵动、平肝息风，止痉定痫力专；金石类矿物药如朱砂、琥珀、磁石质重潜镇、安神定惊，镇惊定痫力强。因而，在癫痫发作期可以本方为主，据抽搐、痰浊、惊惧证候的轻重不等而加减使用。

临床应用时需要注意，全蝎、琥珀多为散剂服用以增效，朱砂需少用或不用以减毒。

方药常用剂量：天麻 3～10g，川贝母 3～10g，姜半夏 3～10g，茯苓 3～10g，茯神 3～10g，胆南星 3～8g，石菖蒲 3～10g，全蝎 0.5～3g，僵蚕 3～6g，琥珀 2～6g，陈皮 3～8g，远志 3～10g，丹参 3～10g，麦冬 3～10g，朱砂（细研，水飞）0.1～0.3g，竹沥 5～15mL，生姜 3～6g，甘草 3～5g。

第八章

止咳剂

第一节　宣肺散寒剂

三 拗 汤

【原文】

（《太平惠民和剂局方·卷二·治伤寒续添诸局经验秘方》）

三拗汤：治感冒风邪鼻塞声重，语音不出，或伤风伤冷头痛目眩，四肢拘倦，咳嗽多痰，胸满气短。

甘草（不炙），麻黄（不去根、节），杏仁（不去皮、尖）。

上等分，哎咀为粗散。每服五钱，水一盏半，姜钱五片，同煎至一盏，去滓。通口服。以衣被盖覆睡，取微汗为度。

【临证心得】

三拗汤以麻黄汤去桂枝，减弱发汗之力，重在治疗外感风寒所治咳喘，如《普济方》所言："寒燠不常，人多暴嗽，咽痛声嘎鼻塞，痰稠喘急。"症见感冒风邪后，鼻塞声重，语音不出，或头痛目眩，咳嗽多痰，胸闷气促。

三拗汤方中麻黄发汗散寒，宣肺平喘，其不去根节，为发中有收，令不过汗；杏仁肃降肺气，止咳化痰，其不去皮尖，为散中有涩，使不过宣；甘草不炙，乃取其清热解毒，协同麻、杏利气祛痰。三药相配，共奏疏风宣肺、止咳平喘之功。

小儿肺脏娇嫩，外风侵袭首先犯肺、伏风外泛首先犯肺，令肺气失宣而发为咳喘之症，本方具有显著的解表宣肺、消风止咳之功，为宣肺止咳平喘之基础方。三拗汤加减化裁合用于儿科临床多种肺系疾病，例如：治疗咳嗽风寒袭肺证，可加桔梗、白前、荆芥、生姜疏风散寒宣肺；风咳风痰蕴肺证，可加炙紫菀、杏仁、半夏、胆南星、地龙消风化痰止咳；哮喘寒性哮喘证，可加细辛、干姜、半夏、紫苏子温肺化饮平喘；哮喘热性哮喘证，可加前胡、石膏、黄芩、葶苈子清肺化痰平喘等。

方药常用剂量：甘草 2～5g，炙麻黄 2～6g，杏仁 3～10g。

止 嗽 散

【原文】

（《医学心悟·卷三·咳嗽》）

止嗽散：治诸般咳嗽。

桔梗（炒）、荆芥、紫菀（蒸）、百部（蒸）、白前（蒸）各二斤，甘草（炒）十二两，陈皮（水洗，去白）一斤。

共为末。每服三钱，开水调下，食后临卧服。初感风寒，生姜汤调下。

【临证心得】

《医学心悟》原文止嗽散"治诸般咳嗽"。方中诸药温润平和，服之无偏寒偏热之忧，但能启门逐贼，使客邪易散，肺气安宁。临床可治诸般咳嗽，咽痒、咯痰色白，或微有恶寒发热，舌苔薄白。

止嗽散方中紫菀、百部甘苦微温，为止咳化痰要药，治新久咳嗽皆宜，为君药。白前辛苦微温，降气化痰止咳；桔梗辛苦性平，宣肺止咳；二者合用，宣肃肺气，助君药止咳化痰，为臣药。荆芥辛而微温，疏风解表，散在表之余邪；陈皮理气化痰，俱为佐药。甘草合桔梗能利咽止咳，兼调和诸药，为佐使药。诸药相配，使肺气宣肃复司，外邪疏散，咳平痰消，共奏止嗽化痰、宣肺解表之功。

小儿形气未充，腠理疏松，寒温不能自调，若有外邪侵入，肺首当其冲，宣发肃降功能失职则作咳。止嗽散治疗小儿咳嗽为常用方，兼有表证者合以疏风散寒或疏风清热之剂，呈呛咳痉咳者合解痉止咳之剂，兼伏风泛肺者合消风宣肺之剂，若痰涎壅盛者合化痰涤痰之剂，若咳剧作喘者合降气平喘之剂，皆当随证配伍。

方药常用剂量：桔梗 3～10g，荆芥 3～10g，炙紫菀 3～10g，炙百部 3～10g，炙白前 3 ～ 10g，炙甘草 2 ～ 5g，陈皮 3 ～ 8g。

金沸草散

【原文】

（《太平惠民和剂局方·卷二·治伤寒》）

金沸草散：治风化痰，除头目昏痛，颈项强急，往来寒热，肢体烦疼，胸膈满闷，痰涎不利，咳嗽喘满，涕唾稠黏，及治时行寒疫，壮热恶风。

旋覆花（去梗）、麻黄（去节）、前胡（去芦）各三两，荆芥穗四两，甘草（炒）、半夏（汤洗七次，姜汁浸）、赤芍药各一两。

上为粗末。每服三钱，水一盏半，入生姜三片，枣一个，同煎至八分，去滓。温服，不计时候。有寒邪则汗出，如风盛则解利。

【临证心得】

金沸草散原文用治外感风寒感冒诸症，见恶寒发热，头目昏痛，颈项强急，肢体烦疼，胸膈满闷，咳嗽喘满，痰涎不利，涕唾稠黏等。方证要点在于风寒夹痰。

金沸草散方中金沸草，为旋覆花的干燥地上部分，功能降气消痰，为君药；半夏燥湿理气化痰，前胡降气化痰止咳，共为臣药；荆芥发散风寒，赤芍利水渗湿，细辛温肺化饮，生姜温肺止咳，合为佐药；大枣健脾和药，炙甘草和中止咳，为使药。诸药合用，能使伏痰消弭，外寒发散，肺复宣肃。

金沸草散在儿科多用于治疗风寒感冒、咳嗽。《临证指南医案·咳嗽》说："咳为气逆，嗽为有痰，内伤外感之因甚多，确不离乎肺脏为患也。"小儿肌肤薄嫩，易罹外感，脾常不足，易酿痰湿，上渍于肺，而致咳嗽，见风寒袭肺，鼻塞清涕、咳嗽咽痒、痰白清稀、脉浮紧等症，在毛细支气管炎、肺炎、哮喘、支气管炎等病中常可见此证候。常用药物：旋覆花、前胡、杏仁、荆芥、细辛、半夏、茯苓、生姜、甘草。寒邪较重，咳嗽不爽，气逆喘促者加炙麻黄止咳平喘；咳甚者加桔梗、枇杷叶宣肺止咳；痰多者加陈皮、浙贝母燥湿化痰；恶寒头痛甚者加防风、白芷疏风散寒。后世医家亦有以此治疗风寒牙痛者，如《三因极一病证方论》言："风寒伤于心脾，令人憎寒发热，齿浮，舌肿牙痛。"

方药常用剂量：荆芥穗 4～12g，金沸草 3～10g，前胡 3～10g，炙麻黄 3～6g，半夏 3～10g、赤芍 3～10g，甘草 3～5g，生姜 2～5g，大枣 5～10g。

华 盖 散

【原文】

(《博济方·五脏证治》)

华盖散：治肺感寒气，有痰，咳嗽，久疗不差。

紫苏子（炒）、麻黄（去根节）、杏仁（去皮尖）、陈皮（去白）、桑白皮、赤茯苓（去皮）各一两，甘草半两（炙）。

上七味同为末。每服二钱，水一盏，煎至六分。食后温服。

【临证心得】

华盖散为三拗汤加味而成，所治乃素体蕴痰、外感风寒而致咳喘，故加紫苏子、陈皮、桑白皮、赤茯苓等降气祛痰，以增宣肺平喘之效。

华盖散常用治外感风寒，痰阻肺郁之小儿咳喘。方中麻黄宣肺化痰，解表发汗，为君药；杏仁、紫苏子降气消痰，宣肺止咳，俱为臣；陈皮行气燥湿，桑白皮泻肺利水，赤茯苓渗湿行水，共用行气祛水以消痰，为佐药；炙甘草益气健脾，兼能调和诸药，为使药。《幼幼集成·咳嗽证治》指出："凡有声无痰谓之咳，肺气伤也；有痰无声谓之嗽，脾湿动也；有声有痰谓之咳嗽，初伤于肺，继动脾湿也。"华盖散用于有声有痰之咳嗽，奏宣肺化痰，止咳平喘之功。

华盖散临证用于治疗小儿外感风寒，痰阻气滞，症见恶寒发热，咳嗽上气，痰气不利，呀呷有声，脉浮者。如用于肺炎喘嗽风寒郁肺证，可加荆芥、防风、桔梗、白前解表散寒、宣肺止咳；风咳风痰蕴肺证，可加前胡、地龙、胆南星、僵蚕消风宣肺、化痰解痉等。

方药常用剂量：炙麻黄 2～5g，炒紫苏子 3～10g，杏仁 3～10g，陈皮 2～6g，桑白皮 3～10g，赤茯苓 3～10g，炙甘草 2～4g。

射干麻黄汤

【原文】

（《金匮要略·肺痿肺痈咳嗽上气病脉证治》）

咳而上气，喉中水鸡声，射干麻黄汤主之。

射干麻黄汤方

射干十三枚（一法三两），麻黄四两，生姜四两，细辛、紫菀、款冬花各三两，五味子半升，大枣七枚，半夏大者八枚（洗）（一法半升）。

上九味，以水一斗二升，先煮麻黄两沸，去上沫，内诸药，煮取三升。分温三服。

【临证心得】

射干麻黄汤，仲景称其治疗"咳而上气，喉中水鸡声"，乃外感风寒，痰饮上逆，风痰互结，搏击气道而致之哮鸣声响。

射干麻黄汤方中麻黄宣肺散寒，射干开结消痰，并为君药；生姜散寒行水，半夏降逆化饮，共为臣药；紫菀、款冬花温润除痰、下气止咳，五味子收敛耗散之肺气，均为佐药；大枣益脾养胃，为使药。《难经·四十九难》云："形寒饮冷则伤肺。"诸药相配，共奏宣肺散寒、化饮止咳、平哮定喘之功。

射干麻黄汤方证特点在风寒较轻，痰饮壅结，肺气上逆。小儿腠理疏松，肺脾不足，外易感风邪，内易生伏痰，风痰胶结内着，发为咳喘。故本方除散寒化饮止咳外，尤增以麻黄、射干、紫菀、款冬花等消风肃肺、止咳平喘之药。现代儿科用于各类咳喘疾病属寒痰壅肺证者。例如：风咳风寒袭肺证，加桂枝、防风、白前、蝉蜕解表散寒、宣肺祛风；哮喘寒性哮喘证，加桂枝、白芥子、苏子、僵蚕温肺涤痰、降逆平喘等。笔者以为，小儿风咳、哮喘总因特禀体质、伏风痰饮内潜，加之外感风寒而引发，治疗需祛外感风寒、消内蕴风痰，射干麻黄汤正当此任。

本方临床应用，若外感风寒束表证象较重可用生麻黄，若寒邪束表证象不重而以喘咳为主者，则当使用蜜炙麻黄为好。

方药常用剂量：射干 3～10g，麻黄 2～5g，紫菀 3～10g，款冬花 3～10g，半夏 3～10g，生姜 2～6g，细辛 1～3g，五味子 2～6g，大枣 5～10g。

第二节　宣肺清热剂

桑 菊 饮

【原文】

（《温病条辨·卷一·上焦篇·风温，温热，温疫，温毒，冬温》）

太阴风温，但咳，身不甚热，微渴者，辛凉轻剂桑菊饮主之。

（《温病条辨·卷一·上焦篇·秋燥》）

感燥而咳者，桑菊饮主之。

辛凉轻剂桑菊饮方

杏仁二钱，连翘一钱五分，薄荷八分，桑叶二钱五分，菊花一钱，苦梗二钱，甘草八分，苇根二钱。

水二杯，煮取一杯。日二服。二三日不解，气粗似喘，燥在气分者，加石膏、知母；舌绛暮热，甚燥，邪初入营，加元参二钱、犀角一钱；在血分者，去薄荷、苇根，加麦冬、细生地、玉竹、丹皮各二钱；肺热甚加黄芩；渴者加花粉。

【临证心得】

桑菊饮为"辛凉轻剂"，重在宣肺止咳，而轻于清热。主治风温初起，咳嗽，身热不甚，口微渴，苔薄白，脉浮数者。

桑菊饮方中桑叶质轻善走肺络，疏散风热，宣肺止咳；菊花疏风散热解表，清利头目。二药相须，疏风散热宣肺，为君药。薄荷辛凉解表，桔梗宣肺利咽止咳，杏仁肃肺降气止咳，三药相须，恢复肺之宣降功能而止咳，共为臣药。连翘辛散透邪，清热解毒；芦根清热生津，为佐药。甘草调和诸药并能利咽，为使药。配伍同用，共奏疏风清热、宣肺止咳之功。

小儿外感风热，或风寒化热，若渴多而热少，"治上焦如羽，非轻不举"，投治此方则可宣肺止咳，解表清热，因此用于主治外感风热咳嗽。常用药：桑叶、菊花甘凉轻清，疏散风热；薄荷、连翘辛凉透邪，清热解表；桔梗、杏仁、前胡宣肺止咳；浙贝母、瓜蒌皮化痰止咳，芦根清热生津；甘草和中解表。咽痛红肿者加牛蒡子、土牛膝、玄参利咽消肿；身热痰黄加金银花、鱼腥草、天竺黄清肺化痰；风热兼湿加半夏、薏苡仁、苍术宣肺燥湿；风热夹暑加六一散、香薷、藿香祛暑化湿；风燥咳嗽加南沙参、百合、麦冬润肺止咳等。

方药常用剂量：桑叶 3～10g，菊花 3～10g，杏仁 3～10g，连翘 3～10g，芦根 4～12g，薄荷 2～6g，桔梗 3～8g，甘草 2～4g。

甘桔汤

【原文】

（《小儿药证直诀·卷下·诸方》）

甘桔汤：治小儿肺热，手掐眉目鼻面。

桔梗二两，甘草一两。

上为粗末。每服二钱，水一盏，煎至七分，去滓。食后温服。加荆芥、防风，名如圣汤。热甚加羌活、黄芩、升麻。

【临证心得】

甘桔汤治疗小儿肺热之证，功能清热解毒，利咽消肿。现代儿科常用本方加味治疗急慢性咽炎等咽喉疾病。

《小儿药证直诀》甘桔汤与《伤寒论》桔梗汤同由桔梗、甘草组成，只是两药比例不同，前者为 2∶1，后者为 1∶2。桔梗宣肺利咽、止咳祛痰，甘草泻肺伏火、调和诸药，可见甘桔汤更适用于咽喉肿痛咳嗽者。

本方临床实际使用时多予加味，如发热者加薄荷、牛蒡子、金银花清热利咽；咽痒者加蝉蜕、木蝴蝶、菊花消风止痒；咽干者加玄参、麦冬、罗汉果润肺利咽；咽喉红肿者加连翘、蒲公英、土牛膝清咽解毒；咳嗽者加杏仁、百部、前胡宣肺止咳；痰黄者加浙贝母、黛蛤散、瓜蒌皮清化痰热；咳痰带脓血者加鱼腥草、薏苡仁、败酱草消痈排脓等。

方药常用剂量：甘草 2 ～ 5g，桔梗 3 ～ 10g。

第三节　宣燥止咳剂

清燥救肺汤

【原文】

（《医门法律·伤燥门·秋燥门诸方》）

自制清燥救肺汤：治诸气膹郁，诸痿喘呕。

桑叶（经霜者，得金气而柔润不凋，去枝梗，净叶）三钱，石膏（煅，禀清肃之气，极清肺热）二钱五分，甘草（和胃生金）一钱，人参（生胃之津，养肺之气）七分，胡麻仁（炒，研）一钱，真阿胶八分，麦门冬（去心）一钱二分，杏仁（泡，去皮尖，炒黄）七分，枇杷叶一片（刷去毛，蜜涂炙黄）。

水一碗，煎六分，频频二三次滚。热服。痰多加贝母、瓜蒌；血枯加生地黄；热甚加犀角、羚羊角，或加牛黄。

【临证心得】

《成方便读》分析本方主治证候说："此必六淫火邪，外伤于肺，而肺之津液素亏，为火刑逼，是以见诸气膹郁，诸痿喘呕之象。"可见，本方是清燥润肺、益气养阴之方，主治当为温燥伤肺，头痛身热，干咳无痰，气逆而喘，咽喉干燥，鼻燥，心烦口渴，舌干无苔，脉虚大而数者。

本方重用霜桑叶为君，其质轻寒润入肺，轻宣肺燥，清肺止咳。石膏辛甘大寒，清肺胃燥热而能生津止渴；麦冬甘寒养阴生津，共助桑叶清除温燥，为臣药。佐以苦降之杏仁、枇杷叶肃肺止咳，阿胶、胡麻仁养阴润燥，人参、甘草益气补中。甘草并能调和药性，兼为使药。诸药合用，则使肺燥清、气阴复，气机宣通。

清燥救肺汤用于儿科燥热伤肺的证候。如治疗咳嗽阴虚肺热证，可用本方加南沙参、玉竹、百部、百合、天花粉养阴清热、润肺止咳；顿咳痉咳期痰火阻肺证，可用本方加桑白皮、黄芩、百部、葶苈子、栀子泻肺清热、涤痰降逆；风咳风热犯肺证，可加蜜炙麻黄、桑白皮、炙紫菀、天冬、五味子养阴清肺、消风止咳；肺炎喘嗽肺热阴伤证，可加桑白皮、南沙参、天花粉、款冬花、黄芩肃肺清热、润肺止咳等。

方药常用剂量：桑叶 3～10g，麦冬 3～10g，杏仁 3～10g，炙枇杷叶 3～10g，石膏 8～15g，甘草 2～4g，党参 2～6g，胡麻仁 3～6g，阿胶 3～10g。

桑 杏 汤

【原文】

（《温病条辨·卷一·上焦篇·秋燥》）

秋感燥气，右脉数大，伤手太阴气分者，桑杏汤主之。

桑杏汤方（辛凉法）

桑叶一钱，杏仁一钱五分，沙参二钱，象贝一钱，香豉一钱，栀皮一钱，梨皮一钱。

水二杯，煮取一杯。顿服之，重者再作服（轻药不得重用，重用必过病所。再，一次煮成三杯，其二三次之气味必变，药之气味俱轻故也）。

【临证心得】

桑杏汤为清宣凉燥之剂，用于治疗外感温燥证，常见于秋感温燥，灼伤肺津，身不甚热，干咳无痰，咽干口渴，舌质红，苔薄白而燥，右脉数大者。

本方中桑叶轻宣燥热，杏仁宣降肺气，共为君药；淡豆豉宣透胸中郁热，栀子清上焦肺热，同为臣药；沙参、梨皮、浙贝母生津润肺、止咳化痰，均为佐使药。诸药合用，共奏清宣燥热、润肺止咳之功。

小儿风燥咳嗽，多见于秋燥时节，症见咳嗽不爽，干咳无痰，鼻燥咽干，咳甚胸痛，身热，舌红，脉数等，治疗以清肺润燥为主，可以用桑杏汤为主方。干咳频作者，加百合、百部、麦冬润肺止咳；咳甚痰中带血者，加天冬、阿胶、白茅根清络凉血；发热舌红苔黄者，加菊花、连翘、黄芩清宣肺热；口渴者，加南沙参、天花粉、玉竹润养肺胃；大便干结者，加瓜蒌子、火麻仁、郁李仁润肠通便。

方药常用剂量：桑叶 3～10g，杏仁 3～10g，南沙参 3～10g，浙贝母 3～6g，淡豆豉 3～10g，栀子 3～8g，梨皮 3～10g。

天门冬散

【原文】

（《太平圣惠方·卷八十三·治小儿咳嗽诸方》）

治小儿心胸烦闷，体热咳嗽。天门冬散方：

天门冬（去心，焙）、桑根白皮（锉）、赤茯苓、柴胡（去苗）、百合、紫菀（洗，去苗土）、兰花叶、甘草（炙微赤，锉），以上各半两。

上件药，捣粗罗为散。每服一钱，以水一小盏，加生姜少许，煎至五分，去滓。量儿大小，以意分减温服。

【临证心得】

天门冬散原方用于小儿心胸烦闷，体热咳嗽等证。方中天冬润肺清宣止咳，为治疗咳嗽肺阴受损之要药，桑白皮甘寒，功擅泻肺清热，主治肺热气逆肃降失职之证，是《小儿药证直诀》清肺主方泻白散的君药，二者共为君药。赤茯苓《本草求原》言其可益心润肺、利湿清热，柴胡解表退热，百合润肺清心，蜜炙紫菀润肺下气止咳，兰花叶清肺止咳，合而为臣。甘草调和诸药，健脾益气。

小儿肺为娇脏，易酿生痰热，耗伤气阴，本方清热化痰止咳，兼能润肺养阴，故可用于小儿肺热咳嗽阴伤证。咳剧者可加炙款冬花、百部、麦冬润肺止咳；痰黄稠难咳者加川贝母、天花粉、瓜蒌皮润肺化痰；咽红口渴者加黄芩、栀子、麦冬清肺解热。

方药常用剂量：天冬 3～10g，桑白皮 3～10g，赤茯苓 3～10g，柴胡 3～6g，百合 3～10g，紫菀 3～10g，兰花叶 3～10g，甘草 2～4g。

沙参麦冬汤

【原文】

(《温病条辨·卷一·上焦篇·秋燥》)

燥伤肺胃阴分，或热或咳者，沙参麦冬汤主之。

沙参麦冬汤方

沙参三钱，玉竹二钱，生甘草一钱，冬桑叶一钱五分，麦冬三钱，生扁豆一钱五分，花粉一钱五分。

水五杯，煮取二杯。日再服。久热久咳者，加地骨皮三钱。

【临证心得】

沙参麦冬汤治疗燥热损伤肺胃阴分，用于多种热病后期肺胃阴伤证。

沙参麦冬汤方中沙参、麦冬养阴生津、润肺止咳，为君药。天花粉清热生津，桑叶宣散透邪，共为臣药。扁豆健脾和中，玉竹养阴清热、润肺生津，为佐药。甘草酸甘化阴，调和诸药，为使药。合而为用，能清燥热、润肺胃、治咳嗽。

本方具有清养肺胃，生津润燥之效。用于咳嗽阴虚肺热证，常加百部、百合、天冬养阴润肺止咳；肺热未清者再加桑白皮、栀子、黄芩清解肺热；痰稠难咳者加川贝母、炙枇杷叶、海浮石化痰止咳；咳甚痰中带血者加瓜蒌、蛤粉炒阿胶、茜草清肺止血；潮热盗汗颧红者加银柴胡、鳖甲、青蒿滋阴除蒸。另外，肺炎喘嗽、鼻衄、慢喉痹、反复呼吸道感染、麻疹、顿咳、皮肤黏膜淋巴结综合征等多种疾病的阴虚肺热证，均可以用本方加减治疗。

本方中君药沙参，用于润养肺阴多用南沙参，滋养胃阴多用北沙参。

方药常用剂量：沙参 5～15g，麦冬 5～15g，玉竹 3～10g，桑叶 3～10g，扁豆 3～10g，天花粉 3～10g，生甘草 2～4g。

杏 苏 散

【原文】

（《温病条辨·卷一·上焦篇·补秋燥胜气论》）

燥伤本脏，头微痛，恶寒，咳嗽稀痰，鼻塞，嗌塞，脉弦，无汗，杏苏散主之。

杏苏散方

苏叶，半夏，茯苓，前胡，苦桔梗，枳壳，甘草，生姜，大枣（去核），橘皮，杏仁。

加减法：无汗，脉弦甚或紧者，加羌活，微透汗。汗后咳不止，去苏叶、羌活，加苏梗。兼泄泻腹满者，加苍术、厚朴。头痛兼眉棱骨痛者，加白芷。热甚加黄芩，泄泻腹满者不用。

【临证心得】

杏苏散治疗凉燥咳嗽，吴瑭在《温病条辨》中自言此为"苦温甘辛法也"。能轻宣凉燥，宣肺化痰。用于外感凉燥证，症见头微痛，恶寒无汗，咳嗽痰稀，鼻塞咽干，舌苔薄白，舌质干，脉弦等。

杏苏散方中杏仁苦辛温润，宣肺降气，润燥止咳；紫苏叶辛苦芳香，温而不燥，发汗解表，宣畅肺气，并为君药。桔梗、枳壳一升一降，调理气机，既能宽胸理气，又能祛痰止咳；前胡降气化痰，同为臣药。半夏、陈皮行气燥湿化痰，茯苓健脾燥湿化痰，为佐药。生姜、大枣调和营卫，甘草调和诸药，是为使药。《素问·至真要大论》说："燥淫于内，治以苦温，佐以甘辛。"本方诸药合用，苦温甘辛，共奏轻宣凉燥、化痰止咳之功。

本方常加减应用于儿科肺系疾病如咳嗽、感冒、肺炎喘嗽、哮喘等，初起证属外感凉燥、津结为痰者，予此发表宣化之方，可使表解痰化，肺畅气调，诸症自消。

方药常用剂量：紫苏叶 3 ～ 10g，杏仁 3 ～ 10g，桔梗 3 ～ 10g，茯苓 3 ～ 10g，半夏 3 ～ 10g，前胡 3 ～ 10g，陈皮 2 ～ 6g，枳壳 3 ～ 6g，甘草 2 ～ 4g，生姜 2 ～ 5g，大枣 5 ～ 12g。

第四节　补虚止咳剂

人参五味子汤

【原文】

（《幼幼集成·卷之三·咳嗽证治》）

人参五味子汤：治久嗽脾虚，中气怯弱，面白唇白，此神方也。

官拣参一钱，漂白术一钱五分，白云苓一钱，北五味五分，杭麦冬一钱，炙甘草八分。

生姜三片，大枣三枚，水煎。温服。

【临证心得】

《幼幼集成》人参五味子汤以四君子汤加五味子、麦冬而成，用于经久咳嗽，脾气亏虚者。

人参五味子汤方中人参、白术、茯苓、甘草四君子功可益气健脾、理气化痰，脾健则气血充盈，肺卫才可充实御邪；人参、麦冬、五味子又为生脉饮，能益气生津，敛肺止咳，化痰而不伤津。本方肺脾同调，肺气固则卫外有力，脾气旺则气血充足，是久咳正虚以扶正为主的要方。

反复呼吸道感染患儿症见汗多易感、手足不温、形寒怕冷等肺阳不足、卫外乏力证象，以及神疲乏力、胃纳呆滞、大便失调等脾虚失运、气血乏源表现者，可以本方加炙黄芪、防风、桂枝、白芍、煅龙骨、煅牡蛎益气温卫固表。咳嗽肺脾气虚证，可加黄芪、黄精、远志、百部益气肃肺止咳。风咳肺脾亏虚证，可加黄芪、防风、百合、百部补益气阴止咳。哮喘迁延期风痰恋肺、肺脾气虚证，以本方与射干麻黄汤合方加减，消风化痰、补益肺脾等。

方药常用剂量：人参（党参）3～10g，五味子3～8g，炙甘草2～6g，白术3～10g，茯苓3～10g，麦冬3～10g，生姜2～5g，大枣5～12g。

月 华 丸

【原文】

（《医学心悟·卷三·虚劳》）

月华丸：滋阴降火，消痰祛瘀，止咳定喘，保肺平肝，消风热，杀尸虫，此阴虚发咳之圣药也。

天冬（去心，蒸）、麦冬（去心，蒸）、生地（酒洗）、熟地（九蒸、晒）、山药（乳蒸）、百部（蒸）、沙参（蒸）、川贝母（去心，蒸）、真阿胶各一两，茯苓（乳蒸）、獭肝、广三七各五钱。

用白菊花二两（去蒂）、桑叶二两（经霜者）熬膏，将阿胶化入膏内，和药，稍加炼蜜为丸，如弹子大。每服一丸，嚼化，日三服。

【临证心得】

月华丸，《医学心悟》用于治疗阴虚肺热咳喘。

月华丸方中麦冬、天冬甘寒滋润，主入肺经，养阴润肺，清虚热而祛燥痰；生地黄、熟地黄味甘入肾经，滋阴补血而润燥，生地黄尤能清解内热。四药共为君药，大补阴液，滋阴清热，肺肾同补，"金水相生"。沙参甘寒，养阴清热；阿胶甘平，滋阴润燥而止血，善治肺伤嗽血之症；川贝母润肺止咳化痰。三药合用为臣药，助滋阴之力、宁络止血之效。獭肝、百部杀"虫"，专治"痨虫"；茯苓、山药健脾益中，培土生金，又防滋腻太过影响脾胃运化；三七化瘀止血，可止血而不留瘀，配伍阿胶增强安络止血之效，共为佐药。投入桑叶、菊花，取其轻散之性，以散风热，并可携诸药直达病所，为佐使之用。诸药合用，共奏滋阴清热，安络止血，杀虫止咳之效。

现代报道认为月华丸是抗痨（抗结核）的有效方剂。药理研究表明，月华丸及其衍生制剂具有抗结核，以及抗耐多药结核分枝杆菌作用，进一步研究显示其与诱导巨噬细胞自噬杀灭结核分枝杆菌等有关。

肺结核病临床常表现为久咳、潮热、颧红、盗汗，甚者咳痰带血，病机多与肺阴损伤，虚热内生有关，因此可用月华丸加减治疗。但为了取得抗结核的效果，以本方与抗结核西药同用则更为可靠。采用中西药配合的方法治疗，可以增强疗效，更快地改善症状，同时月华丸类中药能够减轻抗结核西药的肝损害副作用、减少耐药性的产生，达到增效减毒的效果。

依据本方的药物组成及功用，本方不仅用于肺结核病，对于阴虚内热燥咳证均可以加减应用。

方药常用剂量：天冬 3～12g，生地黄 4～15g，麦冬 4～15g，熟地黄 4～15g，山药 4～15g，百部 3～10g，南沙参 3～12g，川贝母 3～6g，阿胶 3～10g，茯苓 3～10g，獭肝 2～6g，三七 2～5g，菊花 3～10g，桑叶 3～10g。

百合固金汤

【原文】

（《慎斋遗书·卷之七·阴虚》）

手太阴肺病，有因悲哀伤肺，患背心前胸肺募间热，咳嗽咽痛，咯血，恶寒，手大拇指循白肉际间上肩房，至胸前如火烙，宜百合固金汤。

熟地、生地、归身各三钱，白芍、甘草各一钱，桔梗、元参各八分，贝母、麦冬、百合各半钱。

如咳嗽，初一二服加五味子二十粒。

【临证心得】

百合固金汤，依其方证所述，乃是以养阴清热、润肺化痰之法，治肾水不足，虚火刑金证候。症见咳嗽气喘，咽喉燥痛，痰中带血或咯血，手足烦热，舌红少苔，脉细数等。

百合固金汤方以生熟二地黄为君药，滋养肺肾之阴，兼以补血凉血。百合、麦冬助君药滋养肺阴，并能润肺止咳；玄参助君药滋肾降火，共为臣药。川贝母清肺化痰、润肺止咳；桔梗化痰止咳、利咽散结，能载药上行；当归、芍药补血养阴、敛肺止咳，均为佐药。甘草调和诸药，合桔梗以利咽喉，为佐使药。《医方集解·补养之剂》云："此手太阴、足少阴药也，金不生水，火炎水干。"诸药相伍，有滋阴凉血、降火消痰之功。

本方用于治疗阴虚燥热之久咳。咳嗽阴虚肺热证，可加南沙参、玉竹、百部、天花粉、桑白皮养阴润肺清热；秋燥咳嗽，可用本方加桑叶、杏仁、南沙参、百部、栀子辛凉甘润止咳；燥咳潮热颧红者，加百部、天冬、牡丹皮、地骨皮、炙鳖甲滋阴除蒸止咳。

方药常用剂量：熟地黄 3～10g，生地黄 3～10g，当归身 3～10g，白芍 3～10g，玄参 3～10g，川贝母 3～8g，麦冬 3～10g，百合 3～10g，甘草 2～4g，桔梗 3～6g。

第九章

平喘剂

第一节　温肺涤痰剂

小青龙汤

【原文】

(《伤寒论·辨太阳病脉证并治》)

伤寒表不解，心下有水气，干呕发热而咳，或渴，或利，或噎，或小便不利，少腹满，或喘者，小青龙汤主之。

伤寒，心下有水气，咳而微喘，发热不渴。服汤已渴者，此寒去欲解也，小青龙汤主之。

小青龙汤方

麻黄（去节）、芍药、细辛、干姜、甘草（炙）、桂枝（去皮）各三两，五味子半升，半夏半升（洗）。

上八味，以水一斗，先煮麻黄，减二升，去上沫，内诸药，煮取三升，去滓。温服一升。

【临证心得】

小青龙汤为仲景治疗太阳病伤寒兼水饮内停证名方，由麻黄汤、桂枝汤合方去杏仁、生姜、大枣，加干姜、细辛、半夏、五味子而成。

小青龙汤方中麻黄、桂枝辛温相须为君，解表发汗，麻黄同时能宣肺平喘，桂枝化气行水以化内饮。干姜、细辛温肺化饮，助君药解表散邪，为臣药。佐以半夏燥湿化痰、和胃降逆；芍药配桂枝调和营卫、养阴和血，合五味子敛肺止咳，防诸药温散太过而耗散肺气。炙甘草缓和药性，益气和中，为佐使药。诸药合用而成解表化饮，止咳平喘之剂。

小青龙汤应用于儿科，主治外感风寒、水饮内停证，见于哮喘寒性哮喘证、咳嗽风寒痰饮证等，症见恶寒发热，无汗，咳嗽、哮喘，痰多而稀，不得平卧，或身体疼重，头面四肢浮肿，舌苔白滑，脉浮弦或浮紧者。咳嗽甚者，加杏仁、紫菀、款冬花、旋覆花化痰止咳；哮吼甚者，加射干、紫苏子、地龙、僵蚕涤痰平喘；鼻塞鼻痒喷嚏者，加防风、辛夷、苍耳子、蒺藜消风宣窍等。

方药常用剂量：麻黄 2～6g，桂枝 3～6g，芍药 3～6g，法半夏 3～6g，细辛 1～3g，干姜 2～4g，五味子 2～6g，炙甘草 2～4g。

第二节　清肺涤痰剂

定喘汤

【原文】

（《摄生众妙方·哮喘门》）

定喘汤

白果二十一枚（去壳，扎砸碎，炒黄色），麻黄三钱，苏子二钱，甘草一钱，款冬花三钱，杏仁一钱五分（去皮尖），桑皮三钱（蜜炙），黄芩一钱五分（微炒），法制半夏三钱（如无，用甘草汤泡七次去脐用）。

上用水三盅，煎二盅。作二服，每服一盅，不用姜，不拘时，徐徐服。诗曰：诸病原来有药方，惟愁齁喘最难当，麻黄桑杏寻苏子，白果冬花更又良，甘草黄芩同半夏，水煎百沸不须姜，病人遇此仙丹药，服后方知定喘汤。金陵有一浦舍用此方，专治齁疾，无不取效，此其真方也。

【临证心得】

定喘汤是治疗痰热哮喘经典方剂。《医方集解·理气之剂》云："此手太阴药也。表寒宜散，麻黄、杏仁、桑皮、甘草辛甘发散，泻肺而解表。里虚宜敛，款冬温润，白果收涩定喘而清金。苏子降肺气，黄芩清肺热，半夏燥湿痰，相助为理，以成散寒疏壅之功。"

定喘汤常用于小儿热性哮喘，痰热壅盛，气逆哮鸣喘促者。症见咳喘哮鸣，呼气延长，声高息涌，咳痰黄稠，胸膈满闷，神烦面赤，口干咽红，或有发热，夜寐不宁，大便干结，舌质红，苔薄黄或黄腻，脉浮数或滑数，指纹紫。取定喘汤宣肃肺气，清肺涤痰，消风平哮，定喘止咳。喘息咳嗽，痰鸣，痰黄者，麻黄、白果、黄芩等配伍，有肃肺、敛肺、清热、平喘之功。喘急者，加葶苈子、地龙降气涤痰平喘；痰多者，加胆南星、竹沥豁痰清热降气；咳甚者，加炙百部、炙款冬花、前胡宣肺肃肺止咳；热重者，加栀子、虎杖、鱼腥草清肺祛热解毒；咽喉红肿者，加土牛膝、山豆根、板蓝根清利咽喉解毒；便秘者，加瓜蒌子、枳实、大黄通腑泄热降逆等。

方中麻黄以用蜜炙麻黄为好，白果宜炒用且不可多服。若是寒性哮喘不宜使用本方。

方药常用剂量：白果 3～6g，麻黄 3～6g，紫苏子 3～10g，款冬花 3～10g，杏仁 3～10g，桑白皮 3～10g，黄芩 3～10g，半夏 3～10g，甘草 2～4g。

大青龙汤

【原文】

（《伤寒论·辨太阳病脉证并治》）

太阳中风，脉浮紧，发热恶寒，身疼痛，不汗出而烦躁者，大青龙汤主之。若脉微弱，汗出恶风者，不可服。服之则厥逆，筋惕肉瞤，此为逆也。

伤寒脉浮缓，身不疼，但重，乍有轻时，无少阴证者，大青龙汤发之。

大青龙汤方

麻黄六两（去节），桂枝二两（去皮），甘草二两（炙），杏仁四十个（去皮尖），生姜三两（切），大枣十枚（擘），石膏如鸡子大（碎）。

上七味，以水九升，先煮麻黄，减二升，去上沫，内诸药，煮取三升，去滓。温服一升，取微似汗。汗出多者，温粉扑之。一服汗者，停后服。若复服，汗多亡阳，遂虚，恶风烦躁，不得眠也。

【临证心得】

大青龙汤原为仲景治疗太阳中风而兼热中者设，本方乃麻黄汤加重麻黄、甘草的用量，再加石膏、生姜、大枣所组成。大青龙汤证风寒束于表而无汗，非发汗不解；阳郁于内而烦躁，非寒凉不除。本方重用麻黄，加强发汗解表之力，增石膏以清内热，除烦躁；倍甘草，加姜、枣，调和营卫、益中和胃，以助汗源。诸药合用，共奏发汗解表，清热除烦之功。

儿科临证多用本方于小儿哮喘外寒内热之证，证属外感风寒、里热内郁，症见喘促气急，咳嗽哮鸣，痰稠色黄，鼻塞喷嚏，流清涕，或恶寒发热，口渴，烦躁，咽红，舌质红，苔薄白或薄黄，脉浮紧或滑数，指纹浮红或沉紫。咳嗽仍作者，加桑白皮、前胡、紫菀肃肺止咳；喘促甚者加桑白皮、地龙、细辛泻肺平喘；痰饮未消者加细辛、五味子、半夏蠲饮化痰；痰热重者加黛蛤散、胆南星、竹沥清化痰热；哮喘时作者加葶苈子、紫苏子、地龙涤痰平喘；肺热较重者加黄芩、金荞麦、鱼腥草清泄肺热。

临床应用本方，需根据里热和表寒的轻重，调整寒、温药物的用量比例。麻黄、桂枝合用用量需谨慎，避免过汗亡阳，若外寒束表证象较轻者可去桂枝而仅用炙麻黄。

方药常用剂量：麻黄 2～5g，桂枝 2～6g，石膏 10～25g，杏仁 3～10g，甘草 2～5g，生姜 2～5g，红枣 5～10g。

葶苈丸

【原文】

（《小儿药证直诀·卷下·诸方》　《圣济总录·卷一七五》又名坠涎葶苈子丸）

葶苈丸：治乳食冲肺，咳嗽、面赤、痰喘。

甜葶苈（隔纸炒）、黑牵牛（炒）、汉防己、杏仁（炒，去皮尖）各一钱。

上为末，入杏仁泥，取蒸陈枣肉，和捣为丸，如麻子大。每服五丸至七丸，生姜汤送下。

【临证心得】

葶苈丸，钱乙用治食滞痰壅咳喘，其方药简力宏，具有泻肺平喘利水之效。

葶苈丸方中葶苈子降肺气、涤痰湿、平喘鸣；牵牛子泻肺气，攻逐水饮；防己祛湿，杏仁止咳平喘。诸药合用，泻肺涤痰，攻逐利水，平喘止咳。对于小儿哮喘重症水湿痰饮壅盛者可以配合炙麻黄、前胡、莱菔子、车前子等同用。

本方中黑牵牛苦寒有毒，峻下逐水，在小儿水湿潴留重症而体气壮实者短暂用之效佳，否则便不宜使用。防己必须用汉防己，不可用含有马兜铃酸之广防己。

方药常用剂量：葶苈子2～10g，炒黑牵牛1～4g，汉防己3～10g，杏仁3～10g。

苏葶丸

【原文】

（《医宗金鉴·卷五十三·喘证门·痰饮喘急》　《医宗金鉴·卷三十》又名苏葶定喘丸）

痰饮壅逆因作喘，痰饮苏草滚痰从，停饮喘急不得卧，泻饮降逆用苏葶。

注：小儿痰饮作喘者，因痰壅气逆也。其音如潮响，声如拽锯者，须急攻痰壅，苏葶滚痰丸主之。若停饮喘急不得卧者，又当泻饮降逆苏葶丸主之。医者须分别施

治，庶几曲中病情矣。

苏葶丸

南苏子（炒）、苦葶苈子（微炒）各等分。

上为细末，蒸枣肉为丸，如麻子大。每服五丸至七丸，淡姜汤下。

【临证心得】

苏葶丸功擅泻肺涤痰定喘，主治痰饮壅肺，喘满不得卧，面身水肿，小便不利。

苏葶丸方中葶苈子辛苦大寒，力峻，功可泻肺平喘、利水消肿，重在泻肺中水气、痰涎，降逆气而平喘。紫苏子辛温而性沉降，长于降气化痰、止咳平喘、润肠通便。二子共用，不仅涤痰化饮，更因其沉降之力而泻肺平喘功胜。

本方用于儿科，以其泻肺行水、逐饮平喘之力，常配伍相关方剂合用治疗哮喘的不同证候。本方二子寒、温属性各异，唯取其降气涤痰之功，若属寒性哮喘与小青龙汤合用、热性哮喘与麻黄杏仁甘草石膏汤合用、外寒内热证与大青龙汤合用，可在不同证候获得平哮定喘的效应。

方药常用剂量：葶苈子 3 ～ 10g，紫苏子 3 ～ 10g。

第三节　补虚平喘剂

人参定喘汤

【原文】

（《太平惠民和剂局方·卷四·治痰饮续添诸局经验秘方》）

人参定喘汤

治丈夫、妇人远年日近肺气咳嗽，上喘气急，喉中涎声，胸满气逆，坐卧不安，饮食不下，及治肺感寒邪，咳嗽声重，语音不出，鼻塞头昏，并皆治之。

人参（切片）、麻黄（去节）、甘草（炙）、阿胶（炒）、半夏曲各一两，桑白皮、五味子各一两半，罂粟壳（蜜，刷，炙）二两。

上为粗末，入人参片拌匀。每服三大钱，水一盏半，入生姜三片，同煎至七分，去滓。食后，温服。又治小儿久病，肺气喘急，喉中涎声，胸膈不利，呕吐痰沫，更量岁数加减服。

【临证心得】

人参定喘汤，《太平惠民和剂局方》原文专门提及"又治小儿久病，肺气喘急，喉中涎声，胸膈不利，呕吐痰沫"，是为虚实夹杂之喘证。症见久咳未止，上气喘急，喉中痰嘶，胸满气逆，坐卧不安，语音难出，鼻塞头昏，舌苔薄白或白腻。

人参定喘汤标本同治，补肺益气，止咳定喘。以麻黄、桑白皮、半夏曲宣肃肺气，止咳化痰平喘；人参、阿胶、甘草益气补肺，滋润肺阴；罂粟壳、五味子敛肺止咳，以治久咳。诸药合用则肺气可补，宣肃复常，咳喘迁延难愈者可治。

小儿哮喘日久者，多属虚实夹杂证。其实在风痰留恋，虚在肺脾肾、气阴阳亏虚。人参定喘汤适用于风痰束肺哮喘未平，而患儿气虚阴亏已显者。治疗哮喘迁延期风痰恋肺、气阴亏虚证，哮鸣痰稀者，可加射干、陈皮、细辛、紫苏子消风化痰；痰黄黏稠者，可加葶苈子、胆南星、地龙、黄芩清肺涤痰；咳嗽不止者，加杏仁、炙款冬花、百部、远志止咳化痰；气短喘息者，加黄芪、茯苓、山药、黄精补肺益气；喷嚏频作者，加紫苏叶、辛夷、苍耳子、蒺藜消风宣窍；汗多者，加炙黄芪、牡蛎、碧桃干、浮小麦敛肺止汗；纳呆者，加焦山楂、焦六神曲、鸡内金、炒谷芽消食助运。

本方中罂粟壳具有显著的敛肺止咳功效，但因其含吗啡、可待因、罂粟碱等成分，易于成瘾，儿科多不用。阿胶药性滋腻，痰湿未清者亦当慎用。

方药常用剂量：人参（党参）3～10g，炙麻黄2～6g，阿胶3～10g，半夏曲3～10g，桑白皮3～10g，五味子3～10g，炙甘草2～4g。

杏参散

【原文】

（《太平惠民和剂局方·卷四·治痰饮续添诸局经验秘方》 《普济方·卷一六三》又名杏参汤）

杏参散

除痰下气，治胸胁胀满，上气喘急，倚息不得睡卧，神思昏愦，宜服之。

桃仁（去皮、尖，麸炒），人参（去芦），杏仁（去皮、尖，麸炒），桑白皮（蜜炒微赤，再泔浸一宿，焙）。

上等分为细末。每服二钱，水一盏半，姜三片，枣一个，煎至七分。温服，不拘时候。

【临证心得】

杏参散主治肺气不足，痰壅气逆，胸膈胀满，上气喘急，倚息不得睡卧，神思昏愦。

杏参散以桑白皮、杏仁行肺气，桃仁、杏仁活经血，人参补元气，姜、枣和营卫，诸药合用能益气通脉、宣肺行瘀、下气平喘。

杏参散应用于儿科临床，主要用于气虚痰瘀咳喘之证。若兼肾气亏虚不能纳气者，可配伍肾气丸、真武汤等以增其效。如属肺炎喘嗽心阳虚衰证，则当及早发现证候端倪，合以参附龙牡救逆汤或参附汤以温补心阳，救逆固脱。

方药常用剂量：桃仁 $3 \sim 10g$，人参 $3 \sim 10g$，杏仁 $3 \sim 10g$，桑白皮 $3 \sim 10g$，生姜 $2 \sim 6g$，大枣 $5 \sim 10g$。

宁肺汤

【原文】

（《杨氏家藏方·咳嗽方三十七道》）

宁肺汤：治荣卫俱虚，发热自汗，气短怔忪。安肺消痰，定喘止嗽。

人参（去芦头）、白术、当归（去芦头，洗，焙）、熟干地黄、芎䓖、白芍药、甘草（炙）、麦门冬（去心）、五味子、桑白皮、白茯苓（去皮）各半两，阿胶一两（蚌粉炒）。

上件㕮咀。每服五钱，水一盏半，生姜五片，同煎至七分。去滓温服，不拘时候。

【临证心得】

《历代名医良方注释》认为宁肺汤治在"养阴培元，止咳化痰"。本方重以培元补虚，用人参、白术、当归、熟地黄、川芎、白芍、炙甘草、麦冬、五味子、茯苓、阿胶等诸药益气养荣，气血并补，而仅以桑白皮一味泻肺平喘。

《小儿药证直诀》将咳嗽分为"肺盛"和"肺虚"两类，并提出"盛则下之，久则补之，更量虚实，以意增损"的治疗原则。本方在儿科可加减变化用于小儿先天禀赋不足，后天荣卫俱虚，发热自汗，咳嗽气喘，心悸诸症。本方所治咳喘患儿以肺脾肾三脏不足，气、血、阴虚为主，临床可据证酌以加减。如干咳无痰加百合、百部、天冬润肺止咳；咳嗽有痰可去阿胶加川贝母、远志、前胡止咳化痰；气短喘息加黄芪、蛤蚧、白果补气敛肺等。

方药常用剂量：人参（党参）3～10g，白术3～10g，当归3～10g，熟地黄3～10g，川芎3～10g，白芍3～10g，炙甘草2～5g，麦冬3～10g，五味子3～18g，桑白皮3～10g，茯苓3～10g，阿胶3～10g，生姜2～5g。

黑 锡 丹

【原文】

（《太平惠民和剂局方·卷五·治诸虚吴直阁增诸家名方》　《中药成方配本》又名医门黑锡丹）

黑锡丹（丹阳慈济大师受神仙桑君方）：治脾元久冷，上实下虚，胸中痰饮，或上攻头目彻痛，目瞪昏眩，及奔豚气上冲，胸腹连两胁膨胀刺痛不可忍，气欲绝者；及阴阳气上下不升降，饮食不进，面黄羸瘦，肢体浮肿，五种水气，脚气上攻；及牙龈肿痛，满口生疮，齿欲落者；兼治脾寒心痛，冷汗不止；或卒暴中风，痰潮上膈，言语艰涩，神昏气乱，喉中痰响，状似瘫痪，曾用风药吊吐不出者，宜用此药百粒，煎姜、枣汤灌之，压下风涎，即时苏省，风涎自利。或触冒寒邪，霍乱吐泻，手足逆冷，唇口青黑……兼疗膈胃烦壅，痰饮虚喘，百药不愈者。常服克化饮食，养精神，生阳逐阴，消磨冷滞，除湿破癖，不动真气，使五脏安宁，六腑调畅，百病不侵。

沉香（锉）、附子（炮，去皮、脐）、胡芦巴（酒浸，炒）、阳起石（研细，水飞）、茴香（舶上者，炒）、破故纸（酒浸，炒）、肉豆蔻（面裹，煨）、金铃子（蒸，去皮、核）、木香各一两，肉桂（去皮）只须半两，黑锡（去滓，称）、硫黄（透明者，结沙子）各二两。

上用黑盏或新铁铫内，如常法结黑锡、硫黄沙子，地上出火毒，研令极细，余药并杵，罗为细末，都一处和匀入研，自朝至暮，以黑光色为度，酒糊丸，如梧桐子大，阴干，入布袋内，擦令光莹。每服三四十粒，空心，姜盐汤或枣汤下，妇人艾醋汤下。

【临证心得】

黑锡丹，乃治疗正虚喘脱型喘证用方。功能温壮下元、镇纳浮阳，主治真阳不足，肾不纳气，浊阴上泛，上盛下虚，痰壅胸中，上气喘促，四肢厥逆，冷汗不止，舌质淡，苔薄白，脉沉微者。

黑锡丹中黑锡镇摄浮阳、降逆平喘，硫黄温肾散寒、温补命门，共为君药；附子、肉桂温肾助阳，能引火归原；阳起石、补骨脂、胡芦巴温命门、除冷气，能接纳下归之虚阳，并为臣药；茴香、沉香、肉豆蔻温中行气、降逆除痰，兼能暖肾，为佐药；另以苦寒之川楝子，制诸药温燥之性，又有疏利肝气之用。诸药合方，共奏温壮元阳、镇纳浮阳之功。犹如《医门法律·中风门·中风门诸方》所言，其能"升降阴阳，补虚益元，坠痰除湿破癖。"

儿科应用本方，主要用于治疗小儿哮喘肾阳亏虚、气喘欲脱之证。然因组方药物内黑锡即铅、硫黄为硫，均易发生中毒反应，所以现代儿科临床多去黑锡、减用硫黄，只是取方意而应用。若气虚者可加人参、黄芪、茯苓、白术补益肺脾之气；

阴虚者合熟地黄、山茱萸、山药、枸杞子补益肾阴；气短喘息者合蛤蚧、五味子、胡桃肉、磁石纳气归肾。

方药常用剂量：沉香 1～3g，制附子 2～8g，胡芦巴 3～8g，阳起石 3～5g，茴香 2～6g，补骨脂 3～10g，肉豆蔻 3～10g，川楝子 3～6g、木香 2～5g，肉桂 2～6g，硫黄 1～3g（炮制后入丸散剂）。

人参蛤蚧散

【原文】

（《卫生宝鉴·咳嗽门》）

人参蛤蚧散：治三二年间肺气上喘咳嗽，咯唾脓血，满面生疮，遍身黄肿。

蛤蚧一对全者（河水浸五宿，逐日换水，洗去腥，酥炙黄色），杏仁（去皮、尖，炒）、甘草（炙）各五两，知母、桑白皮、人参、茯苓（去皮）、贝母各二两。

上八味为末，净磁合子内盛。每日用如茶点服，永除，神效。

【临证心得】

人参蛤蚧散，治久病咳喘，症见上气喘满，痰稠色黄，或咳吐脓血，胸中烦热，身体羸瘦，或面目浮肿，脉虚浮，或日久成为肺痿。

本方中人参大补元气、补益肺脾；蛤蚧纳气定喘、益肾补肺；茯苓健脾渗湿，杜中焦脾胃生痰之源；杏仁宣肺止咳；川贝母、桑白皮、知母、甘草泻肺热、止咳喘。诸药合用，扶正以纳肾气，补益肺脾；祛邪以清肺热、祛痰浊。

小儿咳喘日久不止多与肺脾肾亏虚有关，本方能通补三脏，同时肃肺止咳化痰，因而兼具补泻之功。干咳少痰者，可加炙紫菀、百部、五味子润肺止咳；喘急痰壅者，加炙麻黄、紫苏子、地龙涤痰定喘；阳虚肢凉浮肿者，加胡桃肉、肉桂、生姜温阳利水；肺虚易感者，加黄芪、白术、防风、冬虫夏草补肺固表。

若是单纯气虚久喘，可用《普济方》方，只用人参、蛤蚧二味研为散剂服用。

方药常用剂量：蛤蚧 2～5g，杏仁 3～10g，炙甘草 2～5g，人参 3～10g，茯苓 3～10g，川贝母 3～10g，桑白皮 3～10g，知母 3～10g。

第十章

治风剂

第一节　疏散外风剂

川芎茶调散

【原文】

（《太平惠民和剂局方·卷二·治伤寒吴直阁增诸家名方》）

川芎茶调散：治丈夫、妇人诸风上攻，头目昏重，偏正头疼，鼻塞声重，伤风壮热，肢体烦疼，肌肉蠕动，膈热痰盛，妇人血风攻注，太阳穴疼。但是感风气，悉皆治之。

薄荷叶（不见火）八两，川芎、荆芥（去梗）各四两，香附子（炒）八两（别本作细辛去芦一两），防风（去芦）一两半、白芷、羌活、甘草（爁）各二两。

上件为细末。每服二钱，食后，茶清调下。常服清头目。

【临证心得】

川芎茶调散，治风邪头痛，或偏或正，或颠顶作痛，作止无时。方中川芎善治少阳经头痛（头项两侧痛），羌活善治太阳经头痛（后脑、前额痛），白芷善治阳明经头痛（眉棱、额骨痛），共为君药。《素问·太阴阳明论》说："伤于风者，上先受之。"荆芥、薄荷、防风辛散，疏风外散头面之邪，为臣药。佐以香附行气宽中，兼能散寒，别本用细辛祛风散寒止痛，助臣药行疏散之力。甘草益气和中，调和诸药，为使药。

本方用茶清调服，乃取茶叶苦寒之性，既能上清风热，又能监制风药过于温燥升散，使之升中有降。《医林纂要》言其："轻清上浮，能升清阳于上，而降浊阴于下，聪明耳目，开爽精神，虽非风药，而能助诸药，以散风除热，清头目。"

川芎茶调散功能疏风止痛，清利头目，"凡头痛皆以风药治之者，颠高之上唯风可到"。儿科应用本方治疗外感风寒头痛，配以藁本、蔓荆子清利头目；风寒咳嗽头痛，加白前、桔梗宣肺止咳；鼻塞流涕前额痛，加辛夷、苍耳子通利鼻窍；两太阳穴处疼痛，加菊花、钩藤清利少阳。

方药常用剂量：薄荷叶 3 ～ 6g，川芎 3 ～ 10g，荆芥 3 ～ 10g，香附 3 ～ 6g（别本作细辛 1 ～ 3g），防风 3 ～ 10g，白芷 3 ～ 10g，羌活 3 ～ 10g，炙甘草 2 ～ 5g。食后茶水调服。

大秦艽汤

【原文】

（《素问病机气宜保命集·卷中·中风论第十》）

中风，外无六经之形证，内无便溺之阻隔，知血弱不能养筋，故手足不能运动，舌强不能言语，宜养血而筋自荣，大秦艽汤主之。

大秦艽汤

秦艽三两，甘草二两，川芎二两，当归二两，白芍药二两，细辛半两，川羌活、防风、黄芩各一两，石膏二两，吴白芷一两，白术一两，生地黄一两，熟地黄一两，白茯苓一两，川独活二两。

上十六味，剉。每服一两，水煎，去渣。温服，无时。如遇天阴，加生姜七八片煎。如心下痞，每两加枳实一钱同煎。

【临证心得】

《医学正传》说："此方用归、芎、芍药、生熟地黄，以补血养筋，甚得体。既曰外无六经之形证，但当少用羌活、秦艽，引用以利关节。其防风、独活、细辛、白芷、石膏等药，恐太燥而耗血。虽用此，川芎只可六分之一，尤宜加竹沥、姜汁同剂最好，达者详之。"

大秦艽汤有祛风化湿，清热通络之功，同时兼有益气养阴护心作用。原治疗风湿热邪中络犯心，见头重身困，发热汗出，关节肿胀，疼痛重着，心悸不适，舌质红，苔黄腻，脉数者。

大秦艽汤在儿科可用于治疗痹病风湿热痹阻经络关节，去防风、细辛、熟地黄，加桑枝、威灵仙、知母、虎杖等清热通络、祛风除湿；肢体酸重加苍术、木瓜除湿舒筋；皮肤红斑加丹参、赤芍清热凉血；胸闷加瓜蒌、枳实理气宽胸；心悸加人参、麦冬益气养心。治疗急性感染性多发性神经根神经炎湿热阻络证，去当归、白芍、生地黄、熟地黄、白术、细辛，加苍术、薏苡仁、牛膝、萆薢、虎杖等利湿清热通络。

方药常用剂量：秦艽 3～10g，川芎 3～10g，当归 3～10g，白芍 3～10g，羌活 3～10g，防风 3～10g，黄芩 3～10g，白芷 3～10g，白术 3～10g，生地黄 3～10g，茯苓 3～10g，独活 3～10g，甘草 2～4g，熟地黄 3～10g，细辛 1～3g，石膏 10～25g。

消 风 散

【原文】

（《外科正宗·卷四·疥疮第七十三》）

消风散

消风散内归生地，蝉蜕荆防苍苦参，胡麻知母牛蒡等，石膏甘草木通行。

治风湿浸淫血脉，致生疮疥，搔痒不绝，及大人小儿风热瘾疹，遍身云片斑点，乍有乍无，并效。

当归、生地、防风、蝉脱、知母、苦参、胡麻、荆芥、苍术、牛蒡子、石膏各一钱，甘草、木通各五分。

水二盅，煎八分。食远服。

【临证心得】

当今小儿体质属于特禀质者日益增多，其由伏风发作之风病也愈见多发。消风散方中荆芥、防风疏风止痒，透达外邪，为君药。蝉蜕、牛蒡子疏散风热；苍术祛风除湿，苦参清热燥湿，木通渗湿清热，共为臣药。佐以石膏、知母清热泻火，以防化热；生地黄、当归养血活血、滋阴润燥，以达"治风先治血，血行风自灭"之意；胡麻仁养血疏风止痒。生甘草清热解毒，调和诸药，为使药。诸药共奏养血消风、清热除湿之功。

消风散临床多用于皮肤风疹。如用于湿疹血虚风湿证，可去知母、胡麻，加赤芍、牡丹皮、川芎、蒺藜、白鲜皮养血消风除湿；荨麻疹风热相搏证，去胡麻、木通，加连翘、牡丹皮、赤芍、紫草、板蓝根疏风散热凉血。

方药常用剂量：当归 3～10g，生地黄 3～10g，苦参 3～6g，苍术 3～10g，知母 3～10g，胡麻仁 3～10g，荆芥 3～10g，防风 3～10g，甘草 2～4g，木通 2～4g，石膏 10～25g，牛蒡子 3～10g，蝉蜕 2～6g。

牵 正 散

【原文】

（《杨氏家藏方·中风方四十一道》）

牵正散：治口眼㖞斜。

白附子、白僵蚕、全蝎（去毒）各等分，并生用。

上为细末。每服一钱，热酒调下，不拘时候。

【临证心得】

牵正散为治疗风痰中络，口眼㖞斜方。《医方考·中风门》言本方："白附之辛，可使驱风；蚕、蝎之咸，可使软痰，辛中有热，可使从风；蚕、蝎有毒，可使破结。"《成方便读》又云："全蝎色青善走者，独入肝经，风气通于肝，为搜风之主药；白附之辛散，能治头面之风；僵蚕之清虚，能解络中之风；三者皆治风之专药，用酒调服，以行其经。"

小儿肌肤柔弱，风易客之。牵正散药简力宏，有祛风通络，化痰解痉之功。本方原用于治疗中风，口眼歪斜、半身不遂等，儿科应用此方，可治疗面瘫、面肌痉挛、抽动障碍、癫痫等病证属于风痰中于经络，肌肉瘫痪、痉挛、抽搐等症者。本方药性温燥，治疗经络风痰，可根据患儿体质及证候表现，选加当归、白芍等养血柔肝；黄芪、川芎等补气活血；骨碎补、鸡血藤等活血通经；桂枝、红花等温经通络；半夏、地龙等涤痰通经；天麻、钩藤等缓肝解痉；羚羊角、蜈蚣等息风止痉。

本方中白附子有毒，需用生姜、白矾制过后使用，生品仅限于外用。全蝎有毒，用量不宜过大，传统多以散剂应用。

方药常用剂量：白附子 1 ～ 4g，僵蚕 3 ～ 10g，全蝎 1 ～ 2g。

玉 真 散

【原文】

（《外科正宗·卷四·破伤风第五十七》）

玉真散

玉真散内用南星，白芷防风羌活灵，天麻还兼白附子，破伤风症奏功能。

治破伤风牙关紧急，角弓反张，甚则咬牙缩舌。

南星、防风、白芷、天麻、羌活、白附子各等分。

上为末。每服二钱，热酒一盅调服，更敷伤处。若牙关紧急、腰背反张者，每服三钱，用热童便调服，虽内有瘀血亦愈。至于昏死，心腹尚温者，连进二服，亦可保全。若治风犬咬伤，更用漱口水洗净，搽伤处亦效。

【临证心得】

玉真散，祛风解痉止痛。《外科正宗》原治疗破伤风发作，亦可用于疯犬咬伤，外治跌打损伤、金创出血。

本方中天南星为君药，祛风化痰，定搐解痉，乃治疗破伤风要药。白附子祛风止痉，为臣药。羌活、防风、白芷疏风发散通络，天麻息风止痉，俱为佐药。童便，现多以酒代通经络、行气血，为使药。诸药配伍，共成祛风解痉之方。

玉真散是治疗新生儿脐风及儿童破伤风名方。如脐风轻症，风邪阻络见多啼善叫、吮乳口松等症时谨防为脐风发作的先兆，应早予玉真散合柴葛解肌汤加减服用治疗。现代因普遍注意到接生时无菌操作、清洁断脐，脐风已经少见故而少用，即使有新生儿破伤风之虞者亦当及早注射破伤风抗毒素更为可靠。至于疯犬咬伤，也应及时接种狂犬疫苗，以免延误病情。

现代应用玉真散，取其祛风解痉之功，可经加减变化，用于面瘫、颈痛转侧不利、肌肉酸痛等病证。

方药常用剂量：制南星 2 ~ 6g，防风 3 ~ 10g，白芷 3 ~ 10g，天麻 3 ~ 10g，羌活 3 ~ 8g，白附子 1 ~ 4g。

第二节 平息内风剂

羚角钩藤汤

【原文】

（《重订通俗伤寒论·六经方药·清凉剂》）

羚角钩藤汤：凉肝息风法。俞氏经验方。

羚角片钱半（先煎），霜桑叶二钱，京川贝四钱（去心），鲜生地五钱，双钩藤三钱（后入），滁菊花三钱，茯神木三钱，生白芍三钱，生甘草八分，淡竹茹五钱（鲜刮，与羚角先煎代水）。

【临证心得】

羚角钩藤汤，俞根初言其为凉肝息风法，《谦斋医学讲稿》进一步分析道："本方原为邪热传入厥阴、神昏抽搐而设，因热极伤阴，风动痰生，心神不安，筋脉拘急。"主治肝风上扰，头晕胀痛，耳鸣心悸，手足躁扰，甚则瘛疭，狂乱痉厥，及肝经热盛、热极动风诸症。

羚角钩藤汤方中羚羊角、钩藤为君药，其中羚羊角入心、肝经，可清肝定惊，为治疗肝风内动的常用药，《药性切用》谓其能："清肝泄热，去翳，舒筋，为惊狂搐搦专药。"钩藤性寒，归肝、心包经，既善息风止痉，又能清肝与心包经之热，为治疗肝热生风之要药。桑叶、菊花为臣，平肝潜阳，清热息风。生地黄、甘草、白芍养阴增液，柔肝舒筋。邪热亢盛，每易灼津为痰，扰乱心神，故用川贝母、竹茹清热化痰，茯神宁心安神。

羚角钩藤汤镇肝息风，儿科临床常用于治疗肝经火炎、热盛动风诸证。各种热病动风惊厥，本方皆用为主方，属于邪陷心肝者又常与清瘟败毒饮合用，或配合安宫牛黄丸、紫雪同用。癫痫风痫证，可加天麻、全蝎、蜈蚣、石菖蒲、胆南星同用息风止痉、豁痰开窍；抽动障碍肝亢风动证，可加天麻、石决明、栀子、地龙、蒺藜平肝潜阳、息风止痉；眩晕肝阳上亢证，可加天麻、石决明、杜仲、黄芩、栀子平肝泻火、镇肝潜阳；头痛肝风痰火证，可加天麻、蔓荆子、决明子、夏枯草、菊花平肝降火、清利头目。

方药常用剂量：羚羊角片 10～20g，川贝母 3～10g，生地黄 3～10g，钩藤 3～10g，桑叶 3～10g，菊花 3～10g，茯神 3～10g，白芍 3～10g，甘草 2～5g，竹茹 3～8g。

镇肝息风汤

【原文】

（《医学衷中参西录·治内外中风方》）

镇肝熄风汤：治内中风证（亦名类中风，即西人所谓脑充血证），其脉弦长有力（即西医所谓血压过高），或上盛下虚，头目时常眩晕，或脑中时常作疼发热，或目胀耳鸣，或心中烦热，或时常噫气，或肢体渐觉不利，或口眼渐形歪斜，或面色如醉，甚或眩晕，至于颠仆，昏不知人，移时始醒，或醒后不能复原，精神短少，或肢体痿废，或成偏枯。

怀牛膝一两，生赭石（轧细）一两，生龙骨（捣碎）五钱，生牡蛎（捣碎）五钱，生龟板（捣碎）五钱，生杭芍五钱，玄参五钱，天冬五钱，川楝子（捣碎）二钱，生麦芽二钱，茵陈二钱，甘草钱半。

心中热甚者，加生石膏一两。痰多者，加胆星二钱。尺脉重按虚者，加熟地黄八钱，净萸肉五钱。大便不实者，去龟板、赭石，加赤石脂（喻嘉言谓石脂可代赭石）一两。

【临证心得】

镇肝息风汤镇肝息风，滋阴潜阳，张锡纯用治类中风。症见头目眩晕，目胀耳鸣，脑部热痛，面色如醉，心中烦热，或时常噫气，或肢体渐觉不利，口眼渐形㖞斜；甚或眩晕颠仆，昏不知人，移时始醒，或醒后不能复原，脉弦长有力。

镇肝息风汤方中怀牛膝归肝肾经，入血分，性善下行，补益肝肾，引血下行，重用为君。代赭石镇肝潜阳，重镇降逆，合助君药引气血下行；龙骨、牡蛎、龟甲、白芍平肝潜阳，滋阴息风，共为臣药。玄参、天冬滋阴清热，合龟甲、白芍滋水涵木，养阴柔肝；茵陈、川楝子、生麦芽疏肝理气，又能清肝泄热，俱为佐药。甘草调和诸药，合生麦芽益胃和中，以防金石、介类药物碍胃为使。

本方用于治疗肝肾阴虚、肝阳上亢证，儿科可见于注意缺陷多动障碍、抽动障碍、小儿中风等病。阴虚风动者，面肌、四肢不自主抽动或颤动，耸肩，甩头，多动不安，盗汗，手足心热，大便干，舌质红，苔薄黄，脉弦细，可加生地黄、枸杞子、菊花、桑椹、鳖甲等滋肾养肝息风。阴虚阳旺者，多动难静，急躁易怒，冲动任性，难于自控，神思涣散，注意力不集中，难以静坐，记忆力欠佳，或有五心烦热，盗汗，舌质红，舌苔薄，脉弦细，可加熟地黄、山茱萸、枸杞子、酸枣仁、龙齿等滋肾养肝潜阳。肾志不舍者，胆怯，冲动，自控力差，可加生地黄、百合、沙苑子、五味子、远志等补肾敛阴定志。阴亏中风者，口眼㖞斜，舌强言謇，半身不遂，可加天麻、钩藤、牛膝、杜仲、桑寄生平肝潜阳、化瘀通络。

方药常用剂量：怀牛膝 3～12g，代赭石 10～20g，龙骨 6～20g，牡蛎 6～20g，龟甲 6～15g，白芍 3～10g，玄参 3～10g，天冬 3～10g，川楝子 3～6g，麦芽 6～15g，茵陈 3～10g，甘草 2～5g。

天麻钩藤饮

【原文】

（《中医内科杂病证治新义·第一篇·神经系统证治类·一、头痛（包括眩晕）3.肝厥头痛（高血压头痛）》）

选方一　天麻钩藤饮（编者方）：治高血压头痛，眩晕，失眠。

天麻、钩藤、生决明、山栀、黄芩、川牛膝、杜仲、益母草、桑寄生、夜交藤、朱茯神。制煎剂服。

【临证心得】

天麻钩藤饮，《中医内科杂病证治新义》言其为"用于肝厥头痛、眩晕、失眠之良剂"。用于肝经有热，肝阳偏亢，头痛头胀，耳鸣目眩，少寐多梦；或半身不遂，口眼㖞斜，舌质红，脉弦数。

天麻钩藤饮方中天麻、钩藤平肝潜阳、息风降火；石决明镇肝潜阳；栀子、黄芩清肝泻火；杜仲、桑寄生补益肝肾；夜交藤、朱茯神养心安神；益母草活血通经利水；牛膝活血通络，引血下行。诸药合用，共奏清热平肝、潜阳息风之效。

儿科临床多应用天麻钩藤饮于肝亢风动之证。如治疗抽动障碍肝亢风动证，加生地黄、白芍、夏枯草、蒺藜、地龙养阴柔肝息风。头痛肝阳上亢证，加珍珠母、蔓荆子、菊花、夏枯草、龙胆平肝降火止痛。眩晕肝阳动风证，加羚羊角、蒺藜、牡丹皮、菊花、夏枯草清肝泻火息风等。

方药常用剂量：天麻 3～10g，钩藤 3～10g，石决明 10～20g，栀子 3～10g，黄芩 3～10g，川牛膝 3～10g，杜仲 3～10g，益母草 3～10g，桑寄生 3～10g，夜交藤 3～10g，朱茯神 3～10g。

大定风珠

【原文】

（《温病条辨·卷三·下焦篇·风温，温热，温疫，温毒，冬温》）

热邪久羁，吸烁真阴，或因误表，或因妄攻，神倦瘛疭，脉气虚弱，舌绛苔少，时时欲脱者，大定风珠主之。

大定风珠方（酸甘咸法）

生白芍六钱，阿胶三钱，生龟板四钱，干地黄六钱，麻仁二钱，五味子二钱，生牡蛎四钱，麦冬（连心）六钱，炙甘草四钱，鸡子黄（生）二枚，鳖甲（生）四钱。

水八杯，煮取三杯，去滓，再入鸡子黄，搅令相得。分三次服。喘加人参；自汗者加龙骨、人参、小麦；悸者加茯神、人参、小麦。

【临证心得】

《温病条辨》大定风珠所主乃温病后期阴虚风动证，神倦瘛疭，脉气虚弱，舌绛苔少，时时欲脱者。

大定风珠方中鸡子黄、阿胶为血肉有情之品，功能滋阴养液以息内风，共为君药。生地黄、麦冬、白芍滋阴增液、养血柔肝；龟甲、鳖甲、牡蛎育阴潜阳、平肝息风，俱为臣药。佐以麻仁养阴润燥，五味子酸以收敛欲脱之阴。甘草调和诸药，酸甘化阴，为佐使药。诸药合用，共奏滋阴养液、柔肝息风之功。

《素问·至真要大论》提出："诸风掉眩，皆属于肝。"然肝风有虚实之分，热病后期肢体震颤、瘛疭，多为肝肾阴虚、肝风妄动，与热灼真阴、阴不制阳有关，当以滋肾养肝、潜阳息风治疗，大定风珠为经典方。所以，本方临床最常用于热病伤阴、虚风内动者，多见于病毒性脑炎恢复期。此外，如抽动障碍阴虚风动证，可加枸杞子、沙苑子、天麻、地龙、乌梢蛇等滋阴潜阳、柔肝息风。肝豆状核变性阴虚风动证，可去龟甲、鳖甲、牡蛎、珍珠母等含铜量较高的动物药，加枸杞子、天麻、钩藤、当归、鸡血藤等滋水涵木，育阴息风。

鸡子黄即鸡蛋黄，滋阴液、息风阳。使用时可将鸡蛋 1 枚打开，投入沸水中 1 ～ 3 分钟，取去凝结蛋清后即得。

方药常用剂量：白芍 3 ～ 10g，生地黄 3 ～ 10g，麦冬 3 ～ 10g，阿胶 3 ～ 10g，龟甲 3 ～ 10g，生牡蛎 3 ～ 15g，生鳖甲 3 ～ 10g，炙甘草 3 ～ 5g，麻仁 3 ～ 10g，五味子 3 ～ 8g，鸡子黄 1 枚。

第三节　消风止痒剂

苍 耳 散

【原文】

（《重订严氏济生方·鼻门·鼻论治》）

苍耳散：治鼻流浊涕不止，名曰鼻渊。

辛夷仁半两，苍耳子（炒）二钱半，香白芷一两，薄荷叶半钱。

上并晒干，为细末。每服二钱，用葱茶清，食后调服。

【临证心得】

苍耳散，散风邪，通鼻窍，是治疗鼻渊基本方。《医方集解·泻火之剂》云："此手太阴、足阳明药也。凡头面之疾，皆由清阳不升，浊阴上逆所致。白芷主手足阳明，上行头面，通窍表汗，除湿散风；辛夷通九窍，散风热，能助胃中清阳上行头脑；苍耳疏风散湿，上通脑顶，外达皮肤；薄荷泄肺疏肝，清利头目；葱白升阳通气，茶清苦寒下行，使清升浊降，风热散而脑液自固矣。"

苍耳散在儿科用于治疗多种鼻病风热束窍证。如鼻渊肺经风热证，可加菊花、金银花、连翘、鱼腥草、胆南星疏风清热宣窍；鼻鼽肺经伏热证，可加黄芩、鱼腥草、鱼脑石、地肤子、徐长卿清泻肺经伏热；鼻窒肺经蕴热证，可加连翘、菊花、黄芩、栀子、桑白皮清泻肺经风热。他如风咳、哮喘等风病，凡是伴有鼻塞、鼻痒、喷嚏、流黄涕的证候，均可以在治疗本病方药的基础上，加用苍耳散治疗。

方药常用剂量：苍耳子 3 ～ 8g，辛夷 3 ～ 8g，白芷 3 ～ 10g，薄荷 3 ～ 6g。

温肺止流丹

【原文】

（《辨证录·鼻渊门》）

人有鼻流清涕，经年不愈，是肺气虚寒，非脑漏也。夫脑漏即鼻渊也，原有寒热二症，不止胆热而成之也。然同是鼻渊，而寒热何以分乎？盖涕臭者热也，涕清而不臭者寒也。热属实热，寒属虚寒。兹但流清涕而不腥臭，正虚寒之病也。热证宜用清凉之药，寒证宜用温和之剂。倘概用散而不用补，则损伤肺气，而肺金益寒，愈流清涕矣。方用温肺止流丹。

诃子一钱，甘草一钱，桔梗三钱，石首鱼脑骨（煅过存性为末）五钱，荆芥五分，细辛五分，人参五分。水煎调服。

一剂即止流矣，不必再服也。此方气味温和，自能暖肺，而性又带散，更能祛邪，故奏功如神。或谓石首脑骨，古人以治内热之鼻渊，是为寒物，何用之以治寒证之鼻渊耶？不知鼻渊实有寒热二证，而石首脑骨寒热二证皆能治之。但热证之涕通于脑，寒证之涕出于肺，我用群药，皆入肺之药也，无非温和之味，肺既寒凉，得温和而自解，复得石首脑骨佐之，以截脑中之路，则脑气不下陷，而肺气更闭矣。所以一剂而止流也。

【临证心得】

《诸病源候论·鼻病诸候·鼻涕候》曰："肺气通于鼻，其脏有冷，冷随气入乘于鼻，故使津涕不能自收。"温肺止流丹温暖肺气，止涕通窍，是治疗鼻病肺气虚寒证的有效方药。

温肺止流丹方中人参补气生津、健脾益肺，为君药。细辛解表散寒、祛风通窍；

荆芥疏散风热、清利通窍，共助君药温阳利窍，为臣药。诃子性收涩，能收敛肺气，利窍止涕；鱼脑石为鼻炎要药，无论寒热均可用之，性善清肺利窍；桔梗载药上浮，能宣肺排脓，俱为佐药。甘草调和诸药、益气和中，为使药。诸药合用，则能温肺散寒、益气固表、止涕通窍。

温肺止流丹方可用于治疗小儿肺气虚寒证之鼻病。如治疗鼻渊肺脾气虚证，可加用炙黄芪、辛夷、藁本、白芷、苍耳子、石菖蒲疏散风寒、宣窍化湿；治疗鼻渊肺脾气虚证，可加用黄芪、白术、防风、石菖蒲、辛夷、川芎补肺益气、宣通鼻窍；治疗鼻鼽肺脾气虚证，可加用桂枝、藿香、辛夷、苍耳子、蒺藜、五味子温肺宣窍、消风敛气等。

本方中诃子酸涩敛肺，凡表邪未解、内有湿热积滞者忌用。

方药常用剂量：诃子 3 ~ 6g，甘草 2 ~ 4g，桔梗 3 ~ 10g，鱼脑石 4 ~ 12g，荆芥 3 ~ 10g，细辛 1 ~ 3g，人参（党参）3 ~ 10g。

泻黄饮子

【原文】

（《证治准绳·类方·杂病证治类方第八册·唇》）

泻黄饮子：治风热在于脾经，唇燥裂无色。

白芷、升麻、枳壳（麸炒）、黄芩、防风各一钱，半夏（姜汤泡七次）一钱，石斛一钱二分，甘草七分。

水二盏，姜三片，煎八分。食后服。

【临证心得】

泻黄饮子，《证治准绳》用治风热郁脾，临证可见口疮，口苦口臭，腹痛时作，纳少，便干，舌质红，苔薄黄等症。本方与钱乙泻黄散，前者偏于风热郁脾伴有津液输布失常，故治以疏散风热、调脾生津；后者针对脾胃伏火实证，故治疗以清散为主。

泻黄饮子以白芷祛风解表，升麻解表升阳、清解阳明热毒，黄芩泻火解毒，长于清中上焦湿热；防风祛风解表，可助散风热；半夏燥湿化痰、降逆散结，能和胃气，除痰结；石斛养阴生津；甘草调和诸药，益气和胃。全方治风、清热与生津并举，专治风热蕴于脾胃，津液不得输布之证。

泻黄饮子可用于脾胃风热阴伤证。如口疮脾胃积热证，可加连翘、栀子、大黄、竹叶、玄参等泻火解毒、清心除烦；治疗唇风脾热生风证，可加石膏、生地黄、黄连、麦冬、蒺藜等清脾泻火、养阴消风。

方药常用剂量：白芷 3 ～ 10g，升麻 3 ～ 10g，枳壳 3 ～ 10g，黄芩 3 ～ 10g，防风 3 ～ 8g，半夏 3 ～ 6g，石斛 3 ～ 10g，甘草 2 ～ 4g。

养血定风汤

【原文】

（《外科证治全书·卷四·发无定处证·痒风》）

遍身瘙痒，并无疮疥，搔之不止。肝家血虚，燥热生风，不可妄投风药，养血定风汤主之。外用地肤子、苍耳叶、浮萍煎汤暖浴。

养血定风汤

生地五钱，当归三钱，赤芍二钱，川芎五分，天冬二钱，麦冬二钱，僵蚕二钱（生研），鲜首乌五、七钱，丹皮一钱五分或二钱。

上加桑枝二十寸，水煎。温服无时。或为丸服亦可。

【临证心得】

养血定风汤，为四物汤加味，治疗血虚风燥之皮肤瘙痒证候。方中生地黄、赤芍滋阴养血兼能凉血，首乌、当归养血活血，达"治风先治血"之意；天冬、麦冬滋阴润燥；川芎、牡丹皮行气活血消风，僵蚕消风通络止痒。诸药合用，共成养血滋阴，消风润燥之功。

小儿皮肤风病的病因病机多样，其中血虚生风者表现有血虚证候，如面色少华，唇甲色淡，舌质淡、舌体干，或有血常规检查血红蛋白值、红细胞计数降低等，同时表现为皮肤干燥、粗糙、起屑、瘙痒等。养血定风汤用于儿科常见湿疹、荨麻疹、皮肤瘙痒症等皮肤疾患证属血虚风燥者。皮疹色红者可加用紫草、水牛角片、黄芩、虎杖等凉血清热；瘙痒频作者加地肤子、蒺藜、乌梢蛇、豨莶草等消风止痒；血虚证重者加白芍、鸡血藤、桑椹、阿胶等滋阴养血；皮疹色紫瘀滞者加丹参、牛膝、益母草、玄参等活血通络。

小儿血虚风燥皮肤瘙痒诸症，临床除内服药外，常配伍中药煎汤外洗，内外合治，可增强疗效。本方中原有"外用地肤子、苍耳叶、浮萍煎汤暖浴"之洗浴法的应用，可随证加用药物配合内服方治疗。如偏于风热壅盛、湿毒泛肤，可选加野菊花、马齿苋、蛇床子、白鲜皮、蒲公英、黄柏，煎汤外洗；偏于暑热湿毒、壅盛泛肤，选加马齿苋、败酱草、苦参、黄柏、藿香、益母草，煎汤外洗；偏于血热伏风，热入营血，选加虎杖、黄柏、大黄、马齿苋、败酱草、白鲜皮，煎汤外洗。

方药常用剂量：生地黄 3 ～ 10g，当归 3 ～ 10g，赤芍 3 ～ 10g，川芎 3 ～ 6g，天冬 3 ～ 10g，麦冬 3 ～ 10g，僵蚕 3 ～ 8g，制首乌 3 ～ 10g，牡丹皮 3 ～ 10g，桑枝 3 ～ 10g。

黄芪化毒汤

【原文】

（《外科大成·卷四·不分部位小疵》）

黄芪化毒汤：治干疥瘙痒，见血无脓者。

黄芪（生）五钱，连翘二钱，防风、当归、何首乌、白蒺藜各一钱。

水煎服。能化毒生脓，如日久不干，再加白术二钱、茯苓一钱以燥之。

【临证心得】

黄芪化毒汤，《外科大成》原治"干疥瘙痒，见血无脓"，实乃气血亏虚，化脓托疮无力。故重用生黄芪益气托毒，连翘清热解毒、散结消肿，助黄芪化毒消疮；防风、蒺藜消风解表，纾除难忍之瘙痒；当归、何首乌养血活血，俟使血行风散。

小儿"血少、气弱"，皮毛未丰，风邪易伤，每感于外邪化生热毒，风热毒邪引体内伏风，蕴积于肌肤腠理，则因血热毒发产生疮疥瘙痒，病久者气虚与血弱同现。黄芪化毒汤能益气养血、扶正托毒、消风止痒，对于各种皮肤病属于气血不足、热毒风瘙者均可以使用，辨别热毒、血热、风瘙之轻重，酌情增加清热解毒、凉血、消风之药即可。本方若用于疥疮，应同时取硫黄软膏涂抹外用治疗。

方药常用剂量：黄芪 5～15g，连翘 3～10g，防风 3～10g，当归 3～10g，制何首乌 3～10g，蒺藜 3～10g。

清 痒 汤

【原文】

(《仙拈集·卷三·诸热》引《全生方》)

清痒汤：治小儿浑身风疹，密如蚕子，痒不可当。(《全生》)

清痒汤方

黄芪、防风、荆芥、苦参、蝉蜕、蒺藜（炒）、僵蚕、当归、生地、赤芍、川芎、何首乌各五分。

水煎。晚徐服。神效。

【临证心得】

《仙拈集》所引清痒汤用于治疗血虚生风皮疹瘙痒。小儿皮肤遍布风疹，奇痒难忍之证。方中黄芪、当归、生地黄、何首乌益气养血，生地黄、赤芍、川芎凉血活血，防风、荆芥、蝉蜕、蒺藜、僵蚕、苦参消风止痒。

《金匮要略·水气病脉症并治》云："风气相搏，风强则为瘾疹，身体为痒，痒为泄风，久为痂癞。"儿科临床常见于过敏性皮炎、奶癣、皮肤瘙痒症等疾病。症见病程较长，皮肤干燥、起屑、瘙痒，或紫癜瘙痒、颜色淡红、口干、唇舌色淡，舌质淡少津等。此因津血亏虚、风燥发于肌肤而生，皆可用清痒汤加减养血消风治疗。

方药常用剂量：黄芪 5～15g，防风 3～10g，荆芥 3～10g，苦参 3～10g，蝉蜕 2～6g，蒺藜 3～10g，僵蚕 3～10g，当归 3～10g，生地黄 4～12g，赤芍 3～10g，川芎 3～10g，制何首乌 3～10g。

消风导赤汤

【原文】

（《医宗金鉴·卷七十六·婴儿部》）

敛疮始发头眉间，胎中血热受风缠。干痒白屑湿淫水，热极红晕类火丹。

注：此证生婴儿头顶，或生眉端，又名奶癣。痒起白屑，形如癣疥，由胎中血热，落草受风缠绵，此系干敛；有误用烫洗，皮肤起粟，瘙痒无度，黄水浸淫，延及遍身，即成湿敛。俱服消风导赤汤。

消风导赤汤方

生地、赤茯苓各一钱，牛蒡（炒，研）、白鲜皮、金银花、南薄荷叶、木通各八分，黄连（酒炒）、甘草（生）各三分。

灯心五十寸，水煎。徐徐服。

【临证心得】

消风导赤汤以导赤散为基础加减而成。方中生地黄凉血滋阴，木通、赤茯苓清热利湿，牛蒡子、金银花、白鲜皮、薄荷叶、黄连清热解毒、燥湿止痒，灯心草清心降火、引热导尿而出，甘草清热解毒、调和诸药，共成解毒除湿消风方。

小儿"敛疮"即奶癣，有干性、湿性两类，消风导赤汤侧重于治疗小儿湿疹湿毒偏甚者。湿重可加苦参、藿香、佩兰、土茯苓、苍术、六一散等以化湿祛湿；热毒重可加金银花、蒲公英、板蓝根、败酱草、野菊花、虎杖等以清热解毒；瘙痒甚者可加地肤子、蒺藜、僵蚕、蝉蜕、白芷、防风等消风止痒。本方在儿科临床常用于小儿急性湿性湿疹，联合外用洗剂如大黄、黄柏、苍术、马齿苋、野菊花、滑石等则更好。

方药常用剂量：生地黄 3～6g，赤茯苓 3～6g，牛蒡子 3～6g，白鲜皮 3～6g，金银花 3～6g，薄荷叶 3～6g，木通 2～4g，黄连 1～3g，甘草 2～4g。

第十一章

润燥剂

麦门冬汤

【原文】

（《金匮要略·肺痿肺痈咳嗽上气病脉证治》）

大逆上气，咽喉不利，止逆下气者，麦门冬汤主之。

麦门冬汤方

麦门冬七升，半夏一升，人参三两，甘草二两，粳米三合，大枣十二枚。

上六味，以水一斗二升，煮取六升。温服一升，日三、夜一服。

【临证心得】

麦门冬汤滋养肺胃、降逆下气，《金匮要略》用治虚热肺痿，症见肺胃津伤，虚火上炎，咳唾涎沫，气逆而喘，咽干口燥，舌红少苔，脉虚数者。

麦门冬汤方中重用麦冬，甘寒清润，滋养肺胃，生津润燥，清降虚火，为君药。半夏降逆下气、化痰和胃，为臣药，原方麦冬与半夏用量比为 7：1，是甘润之中佐以辛温，滋润之中佐以降逆，滋而不腻，温而不燥，同治肺胃。佐以人参益气生津，健运脾胃，脾旺则精微生化有源，上润于肺，乃"阳生阴长"之意。甘草、大枣、粳米益胃气，生津液为使。诸药合用，使肺胃气阴得复，则虚火平，逆气降，痰涎清，咽喉利，咳喘自愈。

小儿肺常不足、脾常虚，施以此方则能培土生金，润肺止咳。临证多用本方加减治疗小儿久咳气阴耗伤或感染后咳嗽肺胃阴伤之证。咳嗽者可加桑白皮、百部、紫菀、枇杷叶肃肺止咳；阴伤者可加南沙参、玉竹、天花粉、石斛润肺止咳；气虚者加太子参、茯苓、白术、陈皮补气行气；肺热者加黄芩、栀子、蚤休、金荞麦清宣肺热。

方药常用剂量：麦冬 5～15g，半夏 2～5g，人参（党参）3～10g，甘草 2～6g，粳米 5～12g，大枣 5～12g。

养阴清肺汤

【原文】

（《重楼玉钥·又论喉间发白治法及所忌诸药》）

喉间起白如腐一症，其害甚速。乾隆四十年前无是症，即有亦少。自廿年来患此者甚多，惟小儿尤甚，且多传染。一经误治，遂至不救，虽属疫气为患，究医者之过也。按白腐一证，即所谓白缠喉是也。诸书皆未论及，惟《医学心悟》言之，至于论治之法，亦未详备。缘此症发于肺肾，凡本质不足者，或遇燥气流行，或多食辛热之物，感触而发。初起发热，或不发热，鼻干唇燥，或咳或不咳，鼻通者轻、鼻塞者重，音声清亮气息调匀易治、若音哑气急即属不治。近有好奇之辈，一遇此症，即用象牙片动手于喉中，妄刮其白，益伤其喉，更速其死，岂不哀哉！余与既均三弟疗治以来，未尝误及一人，生者甚众。经治之法，不外肺肾，总要养阴清肺，兼辛凉而散为主。

养阴清肺汤

大生地二钱，麦冬一钱二分，生甘草五分，元参钱半，贝母八分（去心），丹皮八分，薄荷五分，炒白芍八分，不用引。

质虚，加大熟地，或生熟地并用；热甚，加连翘，去白芍；燥甚，加天冬、茯苓。

如有内热及发热，不必投表药，照方服去，其热自除。

【临证心得】

养阴清肺汤，原文所治白喉，症见咽喉间起白腐，不易拭去，咽喉肿痛，初起发热或不发热，鼻干唇燥，咳嗽呈"空空"声，声音嘶哑，甚至失声，脉数等。病因为感染白喉杆菌疫毒时邪，传变迅速，常病情危重，如《喉证要旨》所说："故一感其气，即便炽张，上窜咽喉，为祸甚捷。"

养阴清肺汤方中重用生地黄润肺滋肾养阴、清热凉血，为君药；麦冬清养肺阴，玄参滋阴降火并可解毒利咽，三者配伍，重以养阴清热。牡丹皮清热凉血；浙贝母清热化痰并能散结；薄荷辛凉疏散，清利头目并利咽；甘草利咽解毒、调和诸药。本方养阴清肺，解毒利咽，兼散疫毒，故原文言其"经治之法，不外肺肾，总要养阴清肺，兼辛凉而散为主。"

自 20 世纪 60 年代广泛开展白喉疫苗（百白破三联疫苗）预防接种以来，已经基本控制了白喉流行。目前儿科临床养阴清肺汤主要加减应用于肺炎喘嗽、咳嗽、喉痹等疾病的阴虚肺热证。临证若肺热日久，气阴耗伤，可合用沙参麦冬汤益气养阴；若慢喉痹偏肾阴不足，可合用六味地黄丸补益肾阴；若阴虚虚火上炎明显者，可合用知柏地黄丸益阴清热。

方药常用剂量：生地黄 5～15g，麦冬 3～10g，玄参 3～10g，生甘草 2～4g，薄荷 3～6g，浙贝母 3～8g，牡丹皮 3～10g，白芍 3～10g。

玉 液 汤

【原文】

（《医学衷中参西录·治消渴方》）

玉液汤：治消渴。消渴，即西医所谓糖尿病。忌食甜物。

生山药一两，生黄芪五钱，知母六钱，生鸡内金（捣细）二钱，葛根钱半，五味子三钱，天花粉三钱。

【临证心得】

玉液汤，张锡纯用治气虚不升，津液不布，肾虚胃燥之消渴。原书自言"方中以黄芪为主，得葛根能升元气。而又佐以山药、知母、花粉以大滋真阴。使之阳升而阴应，自有云行雨施之妙也。用鸡内金者，因此证尿中皆含有糖质，用之以助脾胃强健，化饮食中糖质，为津液也。用五味者，取其酸收之性，大能封固肾关，不使水饮急于下趋也。"

《医贯·消渴论》说："上消者，舌上赤裂，大渴引饮……中消者，善食而瘦，自汗大便硬，小便数……下消者，烦渴引饮，耳轮焦干，小便如膏。"儿科临床应用本方于消渴（糖尿病、尿崩症）气阴亏虚证，同时可加减变化用于夏季热、感冒暑伤气阴、肺炎喘嗽后期、久咳、疳证等各病的胃燥津伤、肾虚不固、津液疏布失常之证。临证时若见偏于燥热伤津，可与玉女煎、消渴方、白虎加人参汤等配合使用；若偏于肾阴亏虚，可合以六味地黄丸加减治疗。

方药常用剂量：山药 10 ～ 20g，黄芪 5 ～ 15g，知母 3 ～ 10g，鸡内金 2 ～ 6g，葛根 3 ～ 10g，五味子 3 ～ 10g，天花粉 3 ～ 10g。

第十二章

消导剂

第一节　消食导滞剂

保 和 丸

【原文】

(《丹溪心法·卷三·积聚痞块五十四》)

保和丸：治一切食积。

山楂六两，神曲二两，半夏、茯苓各三两，陈皮、连翘、萝卜子各一两。

上为末，炊饼丸如梧子大。每服七八十丸，食远白汤下。

【临证心得】

朱震亨所立保和丸治一切食积。症见胸脘痞满，腹胀时痛，嗳腐吞酸，恶食，发热，或呕吐泄泻，舌苔厚腻或黄，脉滑。

保和丸消食化积，治疗饮食所伤，食积停滞。方中山楂善消一切饮食积滞，尤消肉食油腻之积，为君药。六神曲消食健胃，能消酒食陈腐之积；莱菔子下气消食，消面食痰浊之滞，为臣药。佐以陈皮、半夏、茯苓理气和胃、燥湿化痰；连翘散结清热。《成方便读》言："此方虽纯用消导，毕竟是平和之剂，故特谓之保和耳。"

小儿脾胃功能先天薄弱，若饮食不节，则停滞中焦，导致脾胃运化、受纳功能失职、升清降浊功能失司，易致食滞内积，本方药性平和，功效缓和，功能消食、化积、行气、化湿、清热。临床除用于饮食停积不化引起的积滞、腹痛外，在小儿感冒夹积、食积咳嗽、伤食泄泻等亦有较好应用。临证若脾弱食积者，可加党参、白术、炒谷芽等健脾益气；脘腹胀痛者，可加枳实、木香、槟榔等行气下积；恶风鼻塞者，可加紫苏叶、防风、辛夷等疏风解表；呕吐者，可加藿香、砂仁、生姜等和胃止吐；咳嗽者，可加杏仁、百部、鸡内金等消积止咳；泄泻者，可加苍术、薏苡仁、佩兰等燥湿止泻。

方药常用剂量：焦山楂 10～15g，炒六神曲 10～15g，制半夏 5～10g，茯苓 5～10g，陈皮 3～6g，连翘 3～10g，莱菔子 3～10g。

消 乳 丸

（《婴童百问·卷之六·呕证吐乳证第六十问》）

消乳丸：温中快膈，止呕吐，消乳食，脉沉者，乃伤食不化故也。

香附（炒）一两，甘草（炙）、陈皮各半两，缩砂仁、神曲（炒）、麦蘖（炒）各一两。

上为末，泡雪糕丸如黍米大。七岁以上绿豆大三十丸，食后姜汤下。

又治百晬内呕吐乳汁，或大便青色。

上用小妇人乳汁一盏，入丁香十粒、去白陈皮一钱，于容器内同煎三十沸，去丁、陈。稍热与儿服。

【 临证心得 】

消乳丸治疗小儿乳积，用于伤于乳食，脘腹胀满，呕吐乳食等证。

消乳丸方以麦芽、六神曲消乳化积，尤麦芽擅于消化乳积，乃治伤乳之主药。砂仁、香附、陈皮理气和中、健运脾胃。炙甘草益气健脾，调和诸药。诸药合用以温中快膈，消乳止吐。

消乳丸性温而平和，健脾而不碍脾，消乳而不伤中，恰适嗷嗷哺乳之婴幼儿。小儿脾胃薄弱，乳食不能自调，若哺乳过度，有形之乳积易于酿成，非消不去。但婴幼儿脾胃不耐攻伐，治宜在调节乳食同时，予以运脾和胃、消乳化积之品。本方可用于治疗小儿伤乳所引起的多种脾胃疾病，如泄泻可加苍术、藿香、车前子燥湿利水；呕吐加姜半夏、茯苓、丁香和胃止吐；腹痛加木香、枳实理气止痛；夜啼加钩藤、灯心草清心安神；便秘加莱菔子、熟大黄暂服通下导滞。

方药常用剂量：炒香附 3～6g，炒六神曲 3～10g，炒麦芽 3～15g，砂仁

3 ~ 6g, 陈皮 2 ~ 5g, 炙甘草 2 ~ 4g, 生姜 2 ~ 5g。

枳实导滞丸

【原文】

(《内外伤辨惑论·卷下·辨内伤饮食用药所宜所禁》)

枳实导滞丸：治伤湿热之物, 不得施化, 而作痞满、闷乱不安。

大黄一两, 枳实 (麸炒, 去穰)、神曲 (炒) 以上各五钱, 茯苓 (去皮)、黄芩 (去腐)、黄连 (拣净)、白术以上各三钱, 泽泻二钱。

上件为细末, 汤浸蒸饼为丸, 如梧桐子大。每服五十丸至七十丸, 温水送下, 食远, 量虚实加减服之。

【临证心得】

枳实导滞丸, 用于治疗食积不消、积滞化热方剂, 能导滞下积清热。适用证候: 胸脘痞闷, 大便秘结, 腹痛, 或见下痢、泄泻、里急后重, 小便黄赤, 舌质红, 舌苔黄腻, 脉象沉实。

枳实导滞丸重用苦寒之大黄泻下攻积, 荡涤肠热, 其中生大黄泻下峻猛、熟大黄泻下之力和缓, 临证可依患儿湿热便秘之轻重选择, 中病即止, 为君药。枳实行气消积, 以除胀消满, 为臣药。佐以黄连、黄芩清热燥湿, 厚肠止痢, 助君药清泻胃肠实热; 茯苓、泽泻渗湿止泻; 白术健脾燥湿, 合以茯苓顾护脾胃以防攻积伤正; 六神曲消食化滞。诸药合用, 消积化滞, 清热化湿, 胃肠自安。《医方集解·攻里之剂》评曰:"非有以推荡之则不行, 积滞不尽, 病终不除。"

消食导滞在儿科乃常用内治法, 食滞内积常用消食化积法, 如乳积用消乳丸、食积用保和丸; 而食积不消则当用导滞下积法, 如枳实导滞丸。本方应用之证多见于素体内热较盛者, 或食积日久郁而化热, 常见有便秘腹胀, 若是下痢或泄泻者则应有积滞不化之里急后重症。若是腹部胀痛甚者, 加木香、槟榔行气止痛; 腹部胀满甚者, 加厚朴、莱菔子理气导滞; 泻下臭秽明显者, 加鸡内金、苍术运脾消食; 大便秘结者, 加槟榔、玄明粉导滞通腑。

常用剂量：大黄 3～10g，枳实 3～10g，炒六神曲 5～15g，黄连 2～6g，茯苓 3～10g，黄芩 3～10g，白术 3～10g，泽泻 3～10g。

木香槟榔丸

【原文】

（《儒门事亲·卷十二·独治于内者》）

木香槟榔丸

木香、槟榔、青皮、陈皮、广术（烧）、黄连（麸炒）以上各一两，黄柏、大黄各三两，香附子（炒）、牵牛各四两。

上为细末，水丸如小豆大。每服三十丸，食后，生姜汤送下。

【临证心得】

木香槟榔丸，《御药院方》言本方可用于"一切气滞，心腹满闷，胁肋膨胀，大小便结滞不快利者。"本方泻下力强，多用于胃肠湿热积滞之证，脘腹胀满疼痛明显，大便秘结难下，以及赤白下痢里急后重等。

木香槟榔丸行气导滞，攻积泄热，药力峻猛。木香、槟榔、香附通行三焦之气滞；青皮、陈皮破气解郁消积；黄连、黄柏、大黄泄热除痞；牵牛子峻下导滞。应用本方必当注意小儿体质特点，对于脾虚质者，牵牛子峻下之品勿用，黄连等苦寒败胃之药用量需适当控制，并中病即止。

儿科使用木香槟榔丸可治疗食积化热、胃失泄浊的多种病证。如湿热气滞便秘、粘连性肠梗阻，可加黄芩、瓜蒌子、虎杖等清热导滞降浊；食积便秘可加莱菔子、焦山楂、焦六神曲等行气消食化积；虫积腹痛可加苦楝皮、使君子、鹤虱等杀虫消积；湿热痢疾可加马齿苋、苦参、黄芩等清肠燥湿。

方药常用剂量：木香 3～6g，槟榔 3～10g，青皮 2～6g，陈皮 2～6g，莪术 3～8g，黄连 2～5g，黄柏 3～6g，大黄 3～10g，炒香附 3～8g，牵牛子 2～5g。

香砂平胃散

【原文】

（《医宗金鉴·卷五十四·痰证门》）

食痛伤食心胃痛，食入即痛喜饮凉，恶食腹满吐便秘，承气平胃酌量尝。

注：食痛者，皆因饮食不节，积滞不化所致，故食入即痛也。其候喜饮凉水，恶食腹满，吐酸便秘。宜先以小承气汤下之。若下后仍痛者，以香砂平胃散消导可也。

香砂平胃散

苍术（米泔水浸，炒），陈皮，厚朴（姜炒），甘草（炙），缩砂（研），香附（醋炒），南山楂，神曲（炒），麦芽（炒），枳壳（麸炒），白芍（炒）。

引用生姜，水煎服。

【临证心得】

《医宗金鉴》所立香砂平胃散用治食积腹痛，食入即痛，恶食腹满，呕吐不消化物等。药理研究亦显示本方各组药有促进小肠推进功能的作用。

香砂平胃散方中木香、砂仁行气健脾化湿；苍术、陈皮、香附辛温燥湿以健脾；厚朴行气除满化湿；白芍养阴柔肝；山楂、六神曲、麦芽消化米面肉乳积；佐以生姜、甘草温散水湿、益气健脾。

香砂平胃散燥湿运脾、理气降逆、和胃导滞，儿科临床多用于食积气滞之厌食、积滞、腹痛等病证。临证若肉食不化，重用焦山楂，加草果；米粉面食不化，重用炒六神曲，加炒谷芽；乳积不化，重用炒麦芽，加茯苓；吐泻不止，加姜半夏、鸡内金等。

方药常用剂量：苍术 3～10g，厚朴 3～10g，山楂 3～12g，炒六神曲 3～12g，炒麦芽 3～12g，枳壳 3～10g，炒白芍 3～10g，陈皮 3～6g、炙甘草 2～5g，香附 3～8g，缩砂仁 2～6g，生姜 2～5g。

第二节　健脾消食剂

健 脾 丸

【原文】

（《证治准绳·类方·杂病证治类方第五册·不能食》）

健脾丸：治一应脾胃不和，饮食劳倦。

白术（白者，二两半，炒）、木香（另研）、黄连（酒炒）、甘草各七钱半，白茯苓（去皮）二两，人参一两五钱，神曲（炒）、陈皮、砂仁、麦芽（炒，取面）、山楂（取肉）、山药、肉豆蔻（面裹煨熟，纸包捶去油），以上各一两。

上为细末，蒸饼为丸，如绿豆大。每服五十丸，空心、下午各一次，陈米汤下。

【临证心得】

《脾胃论·脾胃虚实传变论》云："若胃气之本弱，饮食自倍，则脾胃之气既伤，而元气亦不能充，而诸病之所由生也。"健脾丸用于脾胃不和，食滞内停之证，症见脘腹痞胀，饮食减少，大便溏薄，苔腻微黄，脉濡弱。

健脾丸方中人参、白术、茯苓、甘草，即四君子汤，补益脾胃；山药补中健脾；六神曲、麦芽、山楂消食化滞；木香、砂仁、陈皮行气宽中；肉豆蔻温中涩肠；黄连清热燥湿。诸药相配，消补兼施，并有清化湿热之效，标本同治，脾健食消。

健脾丸在儿科广泛应用于小儿厌食、积滞、泄泻、腹痛等疾病，具有健胃消食、泻热导滞之效，其方证虚实夹杂。常用党参、白术、茯苓、甘草健脾益气；炒麦芽、焦山楂、焦六神曲消食化积；陈皮、枳实、砂仁醒脾理气化滞。临证时若呕吐加生姜、丁香、姜半夏温中和胃、降逆止呕；大便稀溏加炒山药、薏苡仁、苍术健脾化湿；腹痛喜按加干姜、白芍、木香温中散寒、缓急止痛；舌苔白腻加藿香、佩兰芳香醒脾化湿；舌苔黄腻加黄芩、苍术化湿清热。

方药常用剂量：炒白术3～10g，木香2～6g，黄连2～4g，甘草2～5g，茯苓3～10g，人参（党参）3～10g，炒六神曲3～10g，陈皮3～8g，砂仁2～5g，炒麦芽4～10g，山楂3～10g，山药4～12g，肉豆蔻3～10g。

资生健脾丸

【原文】

（《先醒斋医学广笔记·妇人》）

保胎资生丸：妊娠三月堕胎，阳明脉养胎。阳明脉衰，胎无所养，故胎堕也。服资生丸。

人参（人乳浸，饭上蒸）三两，白术三两，白茯苓（细末，水澄蒸，晒干，入人乳再蒸，晒干）一两半，广陈皮（去白，略蒸）二两，山楂肉（蒸）二两，甘草（去皮，蜜炙）五钱，怀山药（切片，炒）一两五钱，川黄连（如法炒七次）三钱，薏苡仁（炒三次，又方）一两半，白扁豆（炒）一两半，白豆蔻仁（不可见火）三钱五分，藿香叶（不见火）五钱，莲肉（去心，炒）一两五钱，泽泻（切片，炒）三钱半，桔梗（米泔浸，去芦，蒸）五钱，芡实粉（炒黄）一两五钱，麦芽（炒，研磨，取净面）一两。

上药共十七味，如法修事，细末，炼蜜丸如弹子大，每丸重二钱。用白汤，或清米汤、橘皮汤、炒砂仁汤嚼化下。忌桃、李、雀、蛤、生冷。

【临证心得】

资生健脾丸，原用于妇人妊娠三月堕胎者，主治胃脾虚弱，食不运化，胸脘饱满，面黄肌瘦，大便溏泄，以及妇人妊娠呕吐、小儿疳积，神疲便溏等。

本方以四君子汤（参、苓、术、草）健脾益气、补益脾胃；白扁豆、薏苡仁、芡实健脾利湿，山药补脾益肾滋阴，莲子肉健脾清心，麦芽、六神曲、山楂消食导滞，砂仁、藿香行气温胃止呕，黄连清热燥湿，桔梗、陈皮交通气机，如是则脾复其常，可以资助生气矣。本方能补能运，臻于至和。《成方便读》云可用于："脾胃气虚，湿热蕴结，以及小儿疳积腹胀，面黄肌瘦，久泄久痢等一切脾胃不足之症。"

资生健脾丸历来常用于小儿脾气虚弱之疳气、泄泻、腹痛等证。本方用治小儿疳气，乃疳病初起阶段，由脾胃失和、纳化失健所致，当补运兼施。笔者临床常用党参、白术、山药益气健脾；茯苓、薏苡仁、泽泻健脾渗湿；藿香、砂仁、白扁豆醒脾开胃；炒麦芽、焦六神曲、鸡内金消食助运。加减应用：若食欲不振，腹胀，苔厚腻，去党参、白术，加苍术、枳实、厚朴运脾化湿，消积除胀；性情急躁，夜卧不宁加钩藤、栀子抑肝除烦；大便稀溏加炮姜、肉豆蔻温运脾阳；大便秘结加火麻仁、决明子润肠通便。用于脾虚食滞泄泻，可加苍术、鸡内金燥湿消食。用于脾虚气滞腹痛，可加香附、木香理气止痛。

方药常用剂量：人参（党参）3～10g，白术3～10g，茯苓3～10g，山药4～12g，莲子3～10g，陈皮3～8g，麦芽5～15g，六神曲4～12g，薏苡仁4～12g，芡实4～12g，砂仁2～5g，白扁豆4～12g，山楂5～15g，甘草2～4g，桔梗3～6g，藿香3～10g，白豆蔻3～6g，黄连2～4g。

肥 儿 丸

【原文】

（《医宗金鉴·卷五十二·疳证门·脾疳》）

脾疳面黄肌消瘦，身热困倦喜睡眠，心下痞硬满肿胀，卧冷食泥腹痛坚，头大颈细食懒进，吐泻烦渴便腥黏。攻积消疳肥儿治，补脾参苓白术先。

肥儿丸

人参三钱半，白术（土炒）五钱，茯苓三钱，黄连二钱，胡黄连五钱，使君子（肉）四钱，神曲（炒）、麦芽（炒）、山楂肉各三钱半，甘草（炙）钱半，芦荟（煨）二钱半。

上为末，黄米糊丸，如黍米大。每服二三十丸，米汤化下。

【临证心得】

肥儿丸治疗疳积，属脾胃虚损，积滞内停，虚实夹杂之证，病情较为复杂。症见面黄无华，形体消瘦，四肢枯细，困倦喜睡，肚腹膨胀，烦躁不宁，嗜食异物等。

肥儿丸属补运兼施之剂，功能健脾助运，消疳化积。方中以参、术、苓、草四君益气健脾；黄连、胡黄连、使君子苦寒泄热，并治虫积；六神曲、山楂、麦芽健胃消食助运；芦荟养津气、润肌肤，兼能泻火杀虫。

儿科临证应用本方于疳积证。若腹胀明显加枳实、槟榔理气宽中；大便秘结加火麻仁、郁李仁润肠通便；烦躁不安，揉眉挖鼻加栀子、莲子心清热除烦、平肝抑木；多饮善饥加石斛、天花粉滋阴养胃；恶心呕吐加竹茹、姜半夏降逆止呕；胁下癖块加丹参、郁金活血散结；腹有虫积可先用苦楝皮、榧子杀虫消积，虫下后再调理脾胃。其他如脾虚泄泻、脾虚积滞、虫积成疳等病证亦可以此方加减应用。

方药常用剂量：人参（党参）6～10g，白术6～10g，茯苓6～10g，使君子肉6～10g，黄连2～4g，胡黄连3～6g，炙甘草3～6g，煨芦荟3～6g，炒六神曲10～15g，炒麦芽10～15g，山楂10～15g。

第三节　消癥化积剂

鳖甲煎丸

【原文】

（《金匮要略·疟病脉证并治》）

病疟，以月一日发，当以十五日愈；设不差，当月尽解。如其不差，当云何？师曰：此结为癥瘕，名曰疟母，急治之，宜鳖甲煎丸。

鳖甲煎丸方

鳖甲十一分（炙），乌扇三分（烧），黄芩三分，柴胡六分，鼠妇三分（熬），干姜三分，大黄三分，芍药五分，桂枝三分，葶苈一分（熬），石韦三分（去毛），厚朴三分，牡丹五分（去心），瞿麦二分，紫葳三分，半夏一分，人参一分，䗪虫五分（熬），阿胶三分（炙），蜂窠四分（炙），赤硝十二分，蜣螂六分（熬），桃仁二分。

上二十三味，为末，取煅灶下灰一斗，清酒一斛五斗，浸灰，候酒尽一半，着鳖甲于中，煮令泛烂如胶漆，绞取汁，内诸药，煎为丸，如梧子大。空心服七丸，日三服。

另：《千金方》用鳖甲十二片，又有海藻三分，大戟一分，䗪虫五分，无鼠妇、赤硝二味，以鳖甲煎和诸药为丸。

【临证心得】

鳖甲煎丸，仲景初为疟母而设。本方药味较多，虚实兼顾。《医方考·疟门》言其"盖灰从火化，能消万物，今人取十灰膏以作烂药，其性可知。渍之以酒，取其善行。若鳖甲、鼠妇、䗪虫、蜣螂、蜂窠者，皆善攻结而有小毒，以其为血气之属，用之以攻血气之凝结，同气相求，功成易易耳。柴胡、厚朴、半夏，皆所以散结气。而桂枝、丹皮、桃仁，皆所以破滞血。水谷之气结，则大黄、葶苈、石韦、瞿麦可以平之。寒热之气交，则干姜、黄芩可以调之。人参者，所以固元于克伐之场。阿胶、芍药者，所以养阴于峻厉之队也。乌羽、赤消、紫盛，隋唐医哲皆不知之，故以乌羽作乌扇，赤硝更海藻。紫盛更紫葳、紫菀。今详四物，亦皆攻顽散结之品"。

小儿脾土薄弱，不耐峻厉攻伐，然若有实积顽痞，甚则气血瘀滞而成癥积，也可以用本方成药或依其方意加减用药服之，如《张氏医通·疟门》所述本方可治"疟母，一切痞积"。本方化瘀散结，尤以炙鳖甲消癥化积养阴效力确著，《神农本草经·中经》云："主心腹癥瘕坚积、寒热，去痞、息肉、阴蚀、痔、恶肉。"现代药理研究证实，鳖甲煎丸具有抗肝纤维化、抗肿瘤、调节免疫等作用，广泛应用于肝硬化、肝癌、久疟、血吸虫病等引起的肝脾肿大、胃癌等器质性疾病。儿科临床报道较少，但对于胁下癥积、正气未衰者，可以给鳖甲煎丸服用。

方药常用剂量：炙鳖甲90g，赤硝90g，蜣螂45g，芍药37g，牡丹皮37g，土鳖虫 37g，蜂巢 30g，炒乌扇 22.5g，柴胡 22.5g，黄芩 22.5g，鼠妇 22.5g，干姜 22.5g，大黄 22.5g，桂枝 22.5g，厚朴 22.5g，石韦 22.5g，紫葳 22.5g，炙阿胶 22.5g，瞿麦 15g，桃仁 15g，葶苈 7.5g，半夏 7.5g，人参 7.5g。上为末，炼蜜为丸。每服 1 ～ 2g，1 日 2 次。

海藻玉壶汤

【原文】

（《外科正宗·卷二·瘿瘤论第二十三》）

海藻玉壶汤

海藻玉壶汤青陈，翘贝芎归昆布评，半夏独活并甘草，海带煎来效有灵。

治瘿瘤初起，或肿或硬，或赤不赤，但未破者服。

海藻、贝母、陈皮、昆布、青皮、川芎、当归、半夏、连翘、甘草节、独活各一钱，海带五分。

水二盅，煎八分。量病上下，食前后服之。凡服此门药饵，先断浓味大荤，次宜绝欲虚心者为妙。

【临证心得】

海藻玉壶汤是治疗瘿瘤代表方剂，其所治瘿瘤多因情志内伤，肝脾不调，气滞痰凝，结聚成块，随吞咽而上下移动。

海藻玉壶汤方中昆布、海藻软坚散结、化痰消肿，为治瘿瘤主药；浙贝母、半夏、连翘消肿散结、清热化痰；陈皮、青皮破气消瘿、疏理肝气；独活、川芎化瘀、活血、行气；当归活血养血；甘草清热散结，兼能调和诸药。诸药配伍使用共奏散结消肿、化痰软坚、理气和营之效。

儿科临证采用本方治疗甲状腺功能亢进症，加生地黄、玄参、海蛤壳、夏枯草、牡蛎等养阴平肝消瘿；治疗颈淋巴结炎（臖核），加皂角刺、蒲公英、野菊花、紫花地丁、莪术等清热活血散结；治疗颈淋巴结核（瘰疬），加夏枯草、猫爪草、僵蚕、玄参、白蔹等清肝化痰消瘰。

本方中海藻与甘草同用，虽属"十八反"，乃配伍禁忌，但从古至今所治瘿瘤诸方常合用此两药，未见明显毒副作用，故不必机械否定，可待进 步研究论证。

方药常用剂量：海藻 3～10g，浙贝母 3～10g，陈皮 3～6g，昆布 3～10g，青皮 3～6g，川芎 3～10g，当归 3～10g，连翘 3～10g，半夏 3～10g，甘草 2～4g，独活 3～10g，海带 2～6g。

第十三章

温里剂

第一节　温中祛寒剂

理 中 丸

【原文】

（《伤寒论·辨霍乱病脉证并治》）

霍乱，头痛，发热，身疼痛，热多欲饮水者，五苓散主之；寒多不用水者，理中丸主之。

（《伤寒论·辨阴阳易差后劳复病脉证并治》）

大病差后，喜唾，久不了了者，胸上有寒，当以丸药温之，宜理中丸。

理中丸方

人参、干姜、甘草（炙）、白术各三两。

上四味，捣筛，蜜和为丸，如鸡子黄许大。以沸汤数合，和一丸，研碎，温服之，日三四，夜二服。腹中未热，益至三四丸，然不及汤。汤法：以四物，依两数切，用水八升，煮取三升，去滓。温服一升，日三服。

若脐上筑者，肾气动也，去术，加桂四两；吐多者，去术，加生姜三两；下多者，还用术；悸者，加茯苓二两；渴欲得水者，加术，足前成四两半；腹中痛者，加人参，足前成四两半；寒者，加干姜，足前成四两半；腹满者，去术，加附子一枚。服汤后如食顷，饮热粥一升许，微自温，勿发揭衣被。

【临证心得】

理中丸，仲景用治霍乱病，病证偏于里虚寒甚，吐利甚而寒多不渴，并附随证加减八法。主治脾胃虚寒，自利不渴，呕吐腹痛，腹满不食，中寒霍乱，阳虚失血，胸痹虚证，倦怠少气，四肢不温，小儿慢惊等。《太平惠民和剂局方·卷三·治一切气》总结其功效为："温脾暖胃，消痰逐饮，顺三焦，进饮食，辟风、寒、湿、冷邪气。"

理中丸方中干姜辛热，补火助阳，温中祛寒，为君药。人参大补元气，益气健脾，培补后天之本，以助运化，为臣药；白术健脾燥湿为佐药；炙甘草益气和中，缓急止痛，调和诸药，为使药。四药合用，温中焦之阳气，祛脾土之寒邪，以使运化复常。现代药理研究证实，理中丸具有显著的温阳作用，能调节消化功能及能量代谢等。

本方在儿科应用广泛，前人已多有记载其所治证候。如《圣济总录·卷第一百七十七·小儿门·小儿胎寒》言："小儿胎寒腹痛，躽啼下利。"《阎氏小儿方论》又补充道："小儿吐痢不渴，米谷不化，手足厥冷。"现代儿科临床多用于治疗脾阳虚弱证泄泻、腹痛、滞颐、呕吐等。

温阳药味辛性温擅于振奋鼓动，温脾之品则如同釜底加薪，能帮助食物腐化，游溢精气升发转输；脾阳温煦，又能燥湿消阴，使水湿流转，不至与水谷合污下流。故温运脾阳为小儿脾虚泻的重要治法。对于小儿脾虚泻，既往多重视健脾益气燥湿止泻，用参苓白术散、七味白术散等治疗，笔者经验，若在方中加用温运脾阳之品，如理中丸方中干姜改用炮姜，并加煨益智仁、砂仁、肉豆蔻之类，则可以收到更好的效果。小儿腹痛脾胃虚寒证，可取理中丸合小建中汤加减；滞颐脾虚失摄证，可取理中丸合缩泉丸加减；呕吐脾胃虚寒证，可用理中丸加丁香、吴茱萸即丁萸理中汤加减等。

方药常用剂量：人参（党参）3～10g，干姜2～6g，炙甘草2～6g，白术3～10g。

小建中汤

【原文】

（《伤寒论·辨太阳病脉证并治》）

伤寒，阳脉涩，阴脉弦，法当腹中急痛者，先与小建中汤，不差者，小柴胡汤主之。

伤寒二三日，心中悸而烦者，小建中汤主之。

小建中汤方

桂枝三两（去皮），甘草二两（炙），大枣十二枚（擘），芍药六两，生姜三两（切），胶饴一升。

上六味，以水七升，煮取三升，去滓，内饴，更上微火消解。温服一升，日三服。呕家不可用建中汤，以甜故也。

【临证心得】

小建中汤乃桂枝汤倍用芍药加饴糖而成。《伤寒明理论》说："脾者，土也，处四脏之中，为中州，治中焦，生育荣卫，通行津液。一有不调，则荣卫失所育，津液失所行，必以此汤温建中脏，是以建中名之焉。"本方主治虚劳里急，腹中时痛，喜得温按，按之痛减，舌淡苔白；或心中悸动，虚烦不宁，面色无华；或四肢酸痛，手足烦热，咽干口燥。

小建中汤重用饴糖，温中补虚，和里缓急，煎煮时需先煎煮余药，去滓后加入烊化之饴糖；桂枝温阳散寒；芍药和营益阴；炙甘草调中益气。酸苦以平肝脏之火，辛甘以调脾家之急，资其谷气以和中。诸药合用，共奏温养中气、平补阴阳、调和营卫之功。药理研究显示本方具有抗氧化、抗疲劳，修复胃肠黏膜，促进胃肠蠕动，改善恶病质等作用。

小建中汤在临床各科应用广泛，儿科用治脾阳、心阳、卫阳不振的多种病证。如治疗小儿腹痛脾胃虚寒证，与理中丸合方加减，常用桂枝、白芍、炙甘草、干姜、高良姜、制香附、木香、吴茱萸等温中理脾、缓急止痛。治疗胃脘痛脾胃虚寒证，与四君子汤合方加减，常用党参、白术、黄芪、桂枝、白芍、炙甘草、砂仁、干姜等温中健脾、和胃止痛。治疗心悸心阳不足证，与四逆加人参汤合方加减，常用桂枝、芍药、炙甘草、黄芪、龙骨、人参、干姜、附子等温补心阳、安神定悸。汗证营卫失调证，与牡蛎散合方加减，常用桂枝、白芍、炙甘草、生姜、大枣、浮小麦、煅牡蛎、麻黄根等调和营卫、固表止汗。

方药常用剂量：桂枝 3～10g，炙甘草 3～6g，大枣 5～12g，芍药 6～12g，生姜 3 ～ 6g，饴糖 15 ～ 30g。

黄芪建中汤

【原文】

（《金匮要略·血痹虚劳病脉证并治》）

虚劳里急，诸不足，黄芪建中汤主之。

于小建中汤内加黄芪一两半，余依上法。气短胸满者，加生姜；腹满者，去枣加茯苓一两半；及疗肺虚损不足，补气加半夏三两。

【临证心得】

《金匮要略方义》言："此方乃小建中汤加黄芪而成。黄芪为补气扶弱之品，得饴糖则甘温以益气，得桂枝则温阳以化气，得白芍又有益气和营之效。综合全方，其补虚益气之功优于小建中汤。"方中以甘温之黄芪、饴糖益气固表、缓急止痛，为君药；桂枝温中散寒、通行血脉，芍药补阴养血，两者相合调和营卫，共为臣药；炙甘草益气和中，合芍药缓急止痛，加姜、枣助温中补虚之效，为佐使之药。

黄芪建中汤主治虚劳里急，诸不足，小腹急痛，脐下虚满，面色萎黄，唇口干燥，胸中烦悸，少力身重，骨肉酸痛，行动喘乏，食欲不振，病后虚弱，自汗盗汗。现代药理研究证实，黄芪建中汤具有抗消化道溃疡、提高机体免疫功能等作用。本方近来主要用于治疗消化性溃疡、慢性萎缩性胃炎等消化系统疾病，儿科临床用于胃脘痛、泄泻脾胃虚寒证等。

小儿中州先天虚弱，调护不当则更伤脾胃，犹如《金匮要略》原文言之："虚劳里急，诸不足。"笔者在临床针对小儿胃炎，包括幽门螺杆菌相关性胃炎，提出以寒、热辨证，分为脾胃虚寒、胃热气滞、脾寒胃热三种主要证型，以温脾建中、清胃理气、温脾清胃为治疗大法。其中，对于胃痛日久，由实转虚，脾阳受损，或为素体脾阳不振的脾胃虚寒证，常予黄芪建中汤加减。脾胃虚寒较甚加高良姜、香附、益智仁、砂仁、吴茱萸温中理气；脾虚纳少加白术、茯苓、陈皮、炒谷芽、鸡内金健脾助运；夹有食积，便干者加槟榔、莱菔子、木香、焦山楂、焦六神曲消食导滞；

脘痛气滞明显加紫苏梗、木香、枳实、佛手、延胡索行气止痛。

方药常用剂量：黄芪 5～15g，桂枝 3～10g，炙甘草 3～6g，大枣 5～12g，芍药 5～12g，生姜 3～6g，饴糖 15～30g。

吴茱萸汤

【原文】

（《伤寒论·辨阳明病脉证并治》）

食谷欲呕者，属阳明也，吴茱萸汤主之。

（《伤寒论·辨少阴病脉证并治》）

少阴病，吐利，手足厥冷，烦躁欲死者，吴茱萸汤主之。

（《伤寒论·辨厥阴病脉证并治》）

干呕，吐涎沫，头痛者，吴茱萸汤主之。

吴茱萸汤方

吴茱萸一升，人参二两，生姜六两（切），大枣十二枚（掰）。

上四味，以水七升，煮取二升，去滓。温服七合，日三服。

【临证心得】

吴茱萸汤，分析仲景《伤寒论》原文，其证有三：一为阳明病"食谷欲呕"；二为少阴病"吐利，手足逆冷，烦躁欲死"；三为厥阴病"干呕，吐涎沫，头痛"。三证分别由胃寒、肝寒、肾寒产生，本方功效总不离温阳散寒、降逆止呕。

吴茱萸汤方中吴茱萸辛苦性热，温胃暖肝祛寒，和胃降逆止呕，为君药。生姜温胃散寒，降逆止呕，为臣药；人参大补元气，益气健脾，为佐药；大枣甘平，合人参益脾气，为使药。

吴茱萸汤在儿科临床应用广泛，如小儿虚寒证呕吐、泄泻、腹痛等，常与脾胃虚寒、肝寒上逆或犯胃相关，凡此类证候皆可用本方加减治之。余临证治疗小儿脾胃虚寒呕吐者，常用药吴茱萸、干姜、党参、白术、姜半夏等。若呕吐清水，大便稀溏，四肢不温者，加制附子、高良姜、肉桂、公丁香、益智仁等温阳扶正祛寒；

腹痛绵绵加香附、陈皮、茯苓、乌药、白芍等温胃理气止痛。

方药常用剂量：吴茱萸3～6g，人参（党参）3～10g，生姜2～8g，大枣5～12g。

大建中汤

【原文】

（《金匮要略·腹满寒疝宿食病脉证治》 《张氏医通·卷十六》又名三物大建中汤）

心胸中大寒痛，呕不能饮食，腹中寒，上冲皮起，出见有头足，上下痛而不可触近，大建中汤主之。

大建中汤方

蜀椒二合（去汗），干姜四两，人参二两。

上三味，以水四升，煮取二升，去滓，内胶饴一升，微火煎取一升半。分温再服，如一炊顷，可饮粥二升，后更服。当一日食糜，温覆之。

【临证心得】

大建中汤，仲景用于治疗中阳虚弱，或寒伤中阳，阴寒内盛之证，症见心窝及胸部剧痛，呕吐而不能进食，腹冷，腹壁波动、上冲皮起，肚腹胀痛，上下痛而不可触近，或腹中辘辘有声等。《医方集解·祛寒之剂》评述曰："此足太阴、阳明药也。蜀椒辛热，入肺散寒，入脾暖胃，入肾命补火；干姜辛热，通心，助阳，逐冷散逆；人参甘温，大补脾肺之气；饴糖甘能补土，缓可和中。盖人之一身以中气为主，用辛辣甘热之药，温健其中脏，以大祛下焦之阴，而复其上焦之阳也。"

大建中汤用于儿科主治脾胃虚寒之呕吐、腹痛诸症，现多见于功能性腹痛、胃肠炎、肠梗阻等疾病。小儿脾胃薄弱，阴寒内盛，或过食生冷瓜果油腻等不易消化之物，脾胃受寒，而见脘腹冷痛、喜温喜按、畏寒肢冷、苔白润、脉沉迟之症，治宜温中补虚，降逆止痛。临证时，若气血虚弱，面白唇淡，去生姜，加黄芪、当归补益气血；肾阳不足，足胫逆冷，加制附子、肉桂温补元阳；呕吐清涎，加丁香、吴茱萸温中降逆。脾虚而兼气滞者，用厚朴温中汤温中行气，燥湿除满。

　　以上数方均为温中补虚之剂，但小建中汤佐重剂芍药，增酸甘化阴之用，阴阳并补；黄芪建中汤于小建中汤加黄芪，增强了甘温益气功效；吴茱萸汤以吴茱萸为君，温胃降逆功胜；大建中汤则纯用辛甘之品温建中阳，补虚散寒之力更强。

　　方药常用剂量：蜀椒 2～4g，干姜 3～12g，人参 4～12g，饴糖 15～25g。

第二节　回阳救逆剂

四 逆 汤

【原文】

（《伤寒论·辨太阳病脉证并治》）

　　伤寒脉浮，自汗出，小便数，心烦，微恶寒，脚挛急，反与桂枝汤，欲攻其表，此误也……若重发汗，复加烧针者，四逆汤主之。

　　伤寒医下之，续得下利，清谷不止，身疼痛者，急当救里……救里宜四逆汤。

（《伤寒论·辨阳明病脉证并治》）

　　脉浮而迟，表热里寒，下利清谷者，四逆汤主之。

（《伤寒论·辨少阴病脉证并治》）

　　少阴病，脉沉者，急温之，宜四逆汤。

　　少阴病，饮食入口则吐，心中温温欲吐，复不能吐。始得之，手足寒，脉弦迟者，此胸中实，不可下也，当吐之。若膈上有寒饮，干呕者，不可吐也，当温之，宜四逆汤。

（《伤寒论·辨厥阴病脉证并治》）

　　大汗出，热不去，内拘急，四肢疼，又下利厥逆而恶寒者，四逆汤主之。

四逆汤方

甘草二两（炙），干姜一两半，附子一枚（生用，去皮，破八片）。

上三味㕮咀。以水三升，煮取一升二合，去滓。分温再服。强人可大附子一枚，干姜三两。

【临证心得】

仲景创四逆汤以温经散寒、回阳救逆，乃急温法，主治少阴寒化证。症见少阴病四肢厥逆，恶寒蜷卧，呕吐腹痛，下利清谷，神衰欲寐，及太阳病误汗亡阳，脉沉迟微细者等。

《伤寒明理论》说："此汤申发阳气，却散阴寒，温经暖肌，是以四逆名之。"四逆汤方中附子辛甘大热，温肾壮阳、祛寒救逆，并能通行十二经，振奋一身之阳，有回阳救逆之功，为君药；干姜辛温，补火助阳，合附子以增回阳之功，为臣药。君臣相合，此即《素问·至真要大论》所谓："寒淫所胜，平以辛热。"甘草甘缓，和中缓急，益气温阳，亦如《素问·至真要大论》所说："寒淫于内，治以甘热。"制姜、附燥热之性，为佐药。三药合用，共奏回阳救逆之效。

四逆汤适用于小儿元阳虚衰欲脱之危重证候，临床可见面色㿠白，神疲肢厥，冷汗淋漓，气息奄奄，下利清谷，脉微欲绝等。此时必须用峻补阳气的方剂方能救治，以四逆汤加味可当此任。如治疗肺炎喘嗽心阳虚衰证，可用本方加人参、煅龙骨、煅牡蛎、白芍等温补心阳、救逆固脱；治疗泄泻阴竭阳脱证，可用本方加人参、麦冬、五味子、煅龙骨等挽阴回阳，救逆固脱。

方药常用剂量：炙甘草 5 ~ 10g，干姜 3 ~ 6g，制附子 2 ~ 10g。

参 附 汤

【原文】

（《正体类要·下卷·方药》）

参附汤：治金疮、杖疮，失血过多，或脓瘀大泄，阳随阴走，上气喘急，自汗盗汗。

人参四钱、附子（炮，去皮、脐）三钱。

用水煎服。阳气脱陷者，倍用之。

【临证心得】

吴瑭《温病条辨·杂说》尝谓："伤寒一书，始终以救阳气为主。"提出在外感疾病中要慎防阳气虚衰。参附汤回阳、益气、救脱，症见阳气暴脱，手足逆冷，头晕气短，汗出脉微等，均用为主方。

参附汤方中人参甘温大补元气；附子大辛大热，温壮元阳。二药相配，共奏回阳固脱之功。本方现代药理研究显示有显著的强心、抗休克作用，对多种休克如心源性休克、感染中毒性休克均有较好疗效。

参附汤在儿科应用，尤以肺炎喘嗽等急性热病中出现心阳虚衰者更为胜任。基本方为参附汤，常用红参、制附片煎煮后不拘时缓缓灌服，也可用参附注射液静脉滴注。若阳气欲脱，当加用龙骨、牡蛎潜阳固脱；兼阴津耗竭，又当同时用挽阴之品，如生脉散，方中之参也可改用或加用西洋参，必要时用生脉注射液静脉滴注。需要注意的是，参附注射液、生脉注射液在新生儿、婴幼儿均禁用，其他儿童应用也要注意监护其不良反应。若是辨证为阴盛阳衰，又可按《伤寒论》少阴病治法，取白通汤加味，以干姜、制附片、葱白等通阳消阴。

正如江育仁教授所论，但凡温热病中之心阳虚衰变证，决不可待阳气虚衰之证毕现方才抢救，更不可无视正邪关系，拘于热病唯用寒药，再予寒凉伤阳投井下石。此时唯有早施温里回阳，方可挽回生机，然后徐图却邪。其中标本缓急，不可不察。一旦心阳不支证象端倪初现，便须及时使用温振心阳之品，尽早施治，一旦虚脱证候毕显，则难以挽救矣。

本方中附子有毒，必须使用制附子，且需久煎，以降低毒性。有实验表明人参能显著降低附子的毒性，所以二者同用不仅可以增效，还有减毒作用。

方药常用剂量：人参10～20g，附子6～15g。煎煮后缓缓喂服，病情好转则停服。

回阳救急汤

【原文】

（《伤寒六书·杀车槌法·秘用三十七方就注三十七槌法》）

回阳救急汤（即四逆汤，本方自有加减法）：治寒邪直中阴经真寒证，初病起，无身热，无头疼，止恶寒，四肢厥冷，战栗腹疼，吐泻不渴，引衣自盖，蜷卧沉重，或手指甲唇青，或口吐涎沫，或至无脉，或脉来沉迟或无力者，宜用。

熟附子，干姜，人参，甘草，白术，肉桂，陈皮，五味子，茯苓，半夏。

或呕吐涎沫，或有小腹痛，加盐炒茱萸。无脉者，加猪胆汁一匙。泄泻不止，加升麻、黄芪。呕吐不止，加姜汁。

水二盅，姜三片，煎之。临服入麝香三厘调服。中病以手足温和即止，不得多服，多则反加别病矣。如止后可用前理中饮加减治之无妨。

【临证心得】

《重订通俗伤寒论》释本方方义"四逆汤加桂温补回阳为君；而以《备急千金要方》生脉散为臣者，以参能益气生脉，麦冬能续胃络脉绝，五味能引阳归根也；佐以白术、二陈健脾和胃，上止干呕，下止泻痢；妙在使以些许麝香，斩关直入，助参、术、附、桂、麦、味等温补收敛药用，但显其助气之功，而无散气之弊矣。此为回阳固脱，益气生脉之第一良方。"

回阳救急汤治疗小儿气阳虚衰之证，以挽阴救阳之法治疗患儿危急重症，主治寒邪直中阴经，见恶寒，四肢厥冷，战栗腹疼，吐泻不渴，蜷卧沉重，手指唇青，或口吐涎沫，或脉来沉迟无力、甚至无脉等症。有报道显示本方治疗冠心病心绞痛、心源性休克、慢性心力衰竭等具有明显的强心作用，能改善心衰相关症状，并能在一定程度上增加心力衰竭患者的射血分数及每搏输出量，显示本方具有温阳、益气、养阴、活血化瘀、逐水的功能。

方药常用剂量：熟附子 3～6g，干姜 3～6g，人参 3～10g，白术 3～10g，茯苓 3～10g，炙甘草 3～6g，五味子 2～6g，肉桂 2～4g，陈皮 3～6g，制半夏

3～6g，生姜 3～6g，麝香 0.1g（调服）。

第三节 温经散寒剂

当归四逆汤

【原文】

（《伤寒论·辨厥阴病脉证并治》）

手足厥寒，脉细欲绝者，当归四逆汤主之。

（《伤寒论·辨可下病脉证并治》）

下利脉大者，虚也，以强下之故也。故脉浮革，因尔肠鸣者，属当归四逆汤。

当归四逆汤方

当归三两，桂枝三两（去皮），芍药三两，细辛三两，甘草二两（炙），通草二两，大枣二十五枚（擘）。

上七味，以水八升，煮取三升，去滓。温服一升，日三服。

【临证心得】

当归四逆汤，原是仲景治疗阴血内虚不能荣于脉，阳气外虚不能温于四末，故手足厥冷、脉细欲绝证候。《医方发挥》强调："本方只适用于血虚寒凝之四肢逆冷，其他原因之肢厥不宜使用。"据其方药组成，则可用于厥阴伤寒，血脉凝涩，手足厥寒，脉细欲绝；或腹鸣腹痛，下利不止；或阴癫疝气，睾丸掣痛，牵引少腹等症。

当归四逆汤方中当归养血和血为君药；桂枝温通经脉、散寒化气，芍药养血益阴，二味相配，调和营卫，俱为臣药；细辛温经散寒能散表里内外之寒邪，通草清热通利，共为佐药；甘草、大枣益气健脾为使药。诸药合用，具有养血散寒，温经通脉作用。

　　当归四逆汤主治胎怯新生儿中寒而致血虚寒凝硬肿症，患儿先天不足，阳气虚弱，复受外寒，故全身欠温，四肢发凉。阳虚则阴盛，阴盛则寒凝，寒凝则气滞血瘀，而致面色紫暗、皮肤暗红青紫发硬。严重者因血凝瘀阻，血不归经，可见口鼻出血的危象。寒甚加制附子、干姜以温阳散寒；精神萎靡，口吐白沫，呼吸不匀，加僵蚕、法半夏、石菖蒲以化痰利气；硬肿甚加郁金、红花、鸡血藤以活血行瘀；气行则血行，活血必先益气行气，可加人参、黄芪、木香。儿科亦常应用本方于顽固性荨麻疹、睾丸鞘膜积液、小儿麻痹症、厌食症、雷诺氏病、冻疮等疾患，属于阳虚血亏寒凝证候者。

　　方药常用剂量：当归 3 ～ 10g，桂枝 3 ～ 10g，芍药 3 ～ 10g，细辛 2 ～ 3g，通草 1 ～ 3g，炙甘草 2 ～ 5g，大枣 5 ～ 12g。

黄芪桂枝五物汤

【原文】

　　(《金匮要略·血痹虚劳病脉证并治》　《三因极一病证方论·卷三》又名黄芪五物汤，《赤水玄珠·卷十二》名桂枝五物汤)

　　血痹，阴阳俱微，寸口关上微，尺中小紧，外证身体不仁，如风痹状，黄芪桂枝五物汤主之。

　　黄芪桂枝五物汤方

　　黄芪三两，芍药三两，桂枝三两，生姜六两，大枣十二枚。

　　上五味，以水六升，煮取二升。温服七合，日三服。(一方有人参)。

【临证心得】

　　黄芪桂枝五物汤，主治血痹，《医宗金鉴》言："调养荣卫为本，祛风散邪为末也。"用于营卫气血不足，加之外感风寒乘虚客于血脉，血行滞涩，肌肤失于荣养而麻木不仁，微恶风寒，舌质淡等症。

　　黄芪桂枝五物汤方中黄芪益气固表为君药，桂枝温经通阳为臣药，君臣相配，温运卫阳以和营阴；芍药养血和营为佐；姜枣和中而充营卫为佐使，倍生姜以宣阳散寒。五药相和，奏益气和营、通阳行痹之功。

黄芪桂枝五物汤在儿科所治病证多样，如汗证、瘾疹、久热、血痹、胸痹等。笔者认为凡患儿有神疲乏力、面色少华、畏寒肢冷、多汗不温、胸痛肢痹等表现，辨证为气阳不足、营卫不和者皆可以本方加减运用。如治疗小儿汗证营卫失调证，可加党参、碧桃干、浮小麦、煅牡蛎等益气固表止汗；顽固性瘾疹风泛肌肤证，可加蒺藜、地肤子、蕲蛇、地龙等消风活血止痒；久热不退营卫不和证，可加生晒参、茯苓、煅龙骨、煅牡蛎等益气温卫和营；心悸心阳不足证，可加红参、附子、干姜、龙骨等温阳定悸安神；血痹寒凝血脉证，可加细辛、当归、红花、炙甘草温经散寒活血；胸痹寒凝心脉证，可加薤白、细辛、郁金、川芎通阳活血散寒等。

方药常用剂量：黄芪 6～15g，芍药 3～10g，桂枝 3～10g，生姜 2～3 片，大枣 2～5 枚。一方用人参（党参）3～10g。

暖 肝 煎

【原文】

（《景岳全书·卷五十一·新方八阵 热阵》）

暖肝煎：治肝肾阴寒，小腹疼痛，疝气等证。

当归二三钱，枸杞三钱，茯苓二钱，小茴香二钱，肉桂一二钱，乌药二钱，沉香一钱（或木香亦可）。

水一盅半，加生姜三五片，煎七分。食远温服。如寒甚者，加吴茱萸、干姜；再甚者，加附子。

【临证心得】

张介宾所立暖肝煎具有暖肝温肾、行气止痛作用，主治肝肾阴寒，小腹疼痛，疝气等证。《谦斋医学讲稿》评曰："凡肝寒气滞，症状偏在下焦者，均可用此加减。"

暖肝煎方中肉桂辛甘大热，温肾暖肝，祛寒止痛；小茴香味辛性温，暖肝散寒，理气止痛，共为君药。当归辛甘性温，养血补肝；枸杞子味甘性平，补肝益肾，共补肝肾以培元；乌药、沉香辛温散寒，行气止痛，以去阴寒冷痛之标，俱为臣药。茯苓甘淡，渗湿健脾；生姜辛温，散寒和胃，同为佐药。本方温阳、散寒、行气并重，温补肝肾治其本，行气逐寒治其标，则少腹冷痛、寒疝气滞诸症可除。

本方在儿科主要用于寒滞肝经之疝气、久泻、慢性腹痛、腹型癫痫等。余临证治疗寒凝肝经之小儿疝气，常以本方加减，取小茴香、肉桂、吴茱萸温经散寒，木香、乌药、川楝子行气疏肝，当归、枸杞子、牡丹皮养肝活血等组方。若是水疝，可再加猪苓、泽泻、路路通、丝瓜络、车前子等通络利水。

方药常用剂量：当归 3 ～ 10g，枸杞子 3 ～ 10g，茯苓 3 ～ 10g，小茴香 2 ～ 5g，肉桂 2 ～ 5g，乌药 3 ～ 6g，沉香 2 ～ 4g（或用木香亦可）。

阳 和 汤

【原文】

（《外科证治全生集·医方》）

阳和汤

熟地一两，麻黄五分，鹿角胶三钱，白芥子二钱（炒研），肉桂一钱，生甘草一钱，炮姜炭五分。不用引。

此方主治骨槽风、流注、阴疽、脱骨疽、鹤膝风、乳岩、结核、石疽、贴骨疽及漫肿无头，平塌白陷，一切阴凝等证。麻黄得熟地不发表，熟地得麻黄不凝滞，神用在此。

【临证心得】

阳和汤原用于外科病证，如阳虚寒凝而成之流注、阴疽、脱疽、鹤膝风、石疽、贴骨疽等漫肿无头，平塌白陷，皮色不变，酸痛无热，口不渴，舌淡苔白者。《中国医学大辞典》评其："如日光一照，使寒凝悉解，故有阳和之名。"

阳和汤用于阳虚寒凝之证，能使阳回阴消，血脉宣通，犹如离照当空，阴霾四散。方中重用熟地黄为君，大补营血；臣以鹿角胶生精补髓，养血温阳；炮姜炭温运脾阳，肉桂温经通脉，白芥子消痰散结，麻黄温经散寒，均为佐药；生甘草益气解毒，和诸药，为使药。

阳和汤具有温阳补血，散寒通滞之功效，儿科除治疗阴疽、筋骨关节炎、血管炎等各种外科阴证外，多用于新生儿硬肿症。对于新生儿硬肿症阳气虚衰、寒凝血瘀者，可据证情配方：阳虚者选用制附子、肉桂、红参、熟地黄、巴戟天、鹿茸等温壮元阳；寒凝者选用桂枝、干姜、黄芪、细辛、炙甘草等温经散寒；血瘀者选用当归、红花、川芎、丹参、鹿角胶等通经活血。

方药常用剂量：熟地黄 3 ～ 10g，麻黄 1 ～ 3g，鹿角胶 3 ～ 10g，白芥子 3 ～ 6g（炒，研），肉桂 2 ～ 6g，生甘草 2 ～ 5g，炮姜炭 2 ～ 4g。

第十四章

补益剂

第一节 补气剂

四君子汤

【原文】

(《太平惠民和剂局方·卷三·治一切气新添诸局经验秘方》 《圣济总录·卷八十》又名白术汤)

四君子汤：治荣卫气虚，脏腑怯弱，心腹胀满，全不思食，肠鸣泄泻，呕哕吐逆，大宜服之。

人参（去芦）、甘草（炙）、茯苓（去皮）、白术各等分。

上为细末。每服二钱，水一盏，煎至七分。通口服，不拘时，入盐少许，白汤点亦得。

常服温和脾胃，进益饮食，辟寒邪、瘴雾气。

【临证心得】

四君子汤，《太平惠民和剂局方》用于益气补中、温养脾胃。《普济方》言本方用于："小儿脾胃虚弱，哕逆不止，心神烦闷，吐泻，气虚烦渴。"

四君子汤方以人参为君，益气健脾，现多根据小儿之气虚情况、生长发育状态等分别选用生晒参、党参、太子参等；白术，益气健脾，燥湿助运，为臣药；茯苓，健脾渗湿，配白术，增健脾祛湿之功，为佐药；炙甘草，益气和中，调和诸药，为使药。四药配伍，共奏益气健脾之功。

四君子汤儿科用于脾气虚弱、营卫气虚之证，症见形体消瘦，面色㿠白，四肢无力，心腹胀满，不思进食，肠鸣泄泻，呕哕吐逆，舌质淡，苔薄白，脉虚无力等。

小儿形气未充，脾胃常不足，易于产生气虚病证。本方作为补脾益气基本方，若为补气升阳举陷，可加炙黄芪、升麻、柴胡、陈皮、当归等；益气温中回阳，可加炙黄芪、桂枝、干姜、益智仁、砂仁等；健脾理气助运，可加山药、陈皮、枳实、焦六神曲、焦山楂等；补气养血活血，可加当归、川芎、熟地黄、赤芍、鸡血藤等；补气养阴润燥，可加沙参、麦冬、黄精、玉竹、石斛等；补气养心安神，可加炙黄芪、麦冬、酸枣仁、莲子、龙眼肉等。

方药常用剂量：人参（党参）3～10g，茯苓3～10g，白术3～10g，炙甘草2～5g。

异 功 散

【原文】

（《小儿药证直诀·卷下·诸方》 《保婴撮要·卷十五》又名五味异功散）

异功散：温中和气。治吐泻，不思乳食。凡小儿虚冷病，先与数服，以助其气。

人参（切去顶）、茯苓（去皮）、白术、陈皮（锉）、甘草各等分。

上为细末，每服二钱，水一盏，生姜五片，枣两个，同煎至七分。食前，温服，量多少与之。

【临证心得】

异功散出自《小儿药证直诀》，钱乙认为其"温中和气"，用之治疗脾虚气滞证。症见小儿脾胃虚弱，中焦气滞所致饮食减少，大便溏薄，胸脘痞闷不舒，或呕吐泄泻等。

异功散为四君子汤加陈皮而成。四君子汤补脾益气，增陈皮一味以理气运脾，则使补而不滞，有补运兼施之功，用于儿科脾气亏虚、运化力弱的病证更为适宜。

儿科临证可应用此方加味治疗多种脾胃病证。如治疗小儿厌食脾胃气虚证，加苍术、佩兰、砂仁、焦六神曲、焦山楂等醒脾助运；治疗积滞脾虚夹积证，加莱菔子、炒薏苡仁、枳实、鸡内金、炒谷芽等健脾消积；治疗疳证疳气证，加炒山药、炒扁豆、鸡内金、胡黄连、炒麦芽等调脾消疳；治疗呕吐脾胃虚寒证，加干姜、丁香、刀豆、香附、吴茱萸等温中止呕；治疗泄泻脾虚泻，加炒山药、炒扁豆、炒薏苡仁、砂仁、炮姜等健脾化湿；治疗便秘气虚便秘证，重用生白术，加黄芪、火麻仁、桃仁、郁李仁、白蜜等益气润肠。

方药常用剂量：人参（党参）3～10g，茯苓3～10g，白术3～10g，甘草2～5g，陈皮2～6g，生姜2～5g，大枣5～10g。

六君子汤

【原文】

（《世医得效方·卷五·大方脉杂医科》）

四君子汤：治脾胃不调，不思饮食。

人参（去芦）、甘草（炙）、白茯苓（去皮）、白术（去芦）各等分。

右㕮咀散。每服三钱，水一盏，煎至七分。不拘时服。

一方加橘红，名异功散。又方加陈皮、半夏，名六君子汤。呕吐加藿香、缩砂；泄泻加木香、肉豆蔻。

【临证心得】

六君子汤乃用四君子汤补脾益气，益陈皮、半夏以理气、燥湿、化痰。《小儿病源方论·养子真诀》提出："若脾胃全固，则津液通行，气血流转，使表里冲和，一身康健。"六君子汤为温脾益气健运之方，可用于治疗不思乳食，呕吐呃逆，胸脘痞闷，便溏泄泻，形瘦体弱等病证。

六君子汤用在儿科临床，治疗脾胃虚弱、运化失健，饮食不思，胸膈不利，或久咳痰涎，或呕吐吞酸，大便不实等病证。如治疗小儿厌食脾胃气虚证，加藿香、佩兰、豆蔻、焦六神曲、焦山楂等醒脾助运；治疗呕吐脾胃虚寒证，加生姜、刀豆、旋覆花、丁香、香附等温胃降逆；治疗疳证疳气证，加炒山药、炒扁豆、莱菔子、炒谷芽、炒麦芽等健脾助运。此外，本方近年在儿科报道还可经加减变化，治疗小儿反复呼吸道感染、慢性久咳、哮喘缓解期、癫痫、汗证等疾病的肺脾气虚证。

方药常用剂量：人参（党参）3～10g，甘草2～5g，陈皮2～6g，茯苓3～10g，白术 3 ～ 10g，半夏 3 ～ 10g。

保 元 汤

【原文】

（《痘疹博爱心鉴·卷上·心鉴篇下》）

保元汤

人参二钱，黄芪三钱，甘草一钱，肉桂五分至七分。

右用水一盏半，生姜一片，煎至五分。不拘时候。

论曰：保元汤即东垣所制黄芪汤也，见《兰室秘藏·小儿方》。夫是汤之用药不越人参、黄芪、甘草而已。然此药大抵性味甘温，专补中气而能泻火，故虚火非此不能去也。

【临证心得】

《痘疹博爱心鉴》自言保元汤："人参益内，甘草和中，实表宜用黄芪，助阳需凭官桂……前三味得三才之道体，后一味扶一命之颠危。"方中人参大补元气，补五脏之不足，为君药；黄芪补肺健脾，可益卫固表、益气托疮，为臣药。君臣相须相使，增补气培元之功。少佐官桂可温肾助阳，鼓舞气血，以助散毒脱疮。甘草补气和中，助参、芪益气之效，调和诸药，为佐使药。

保元汤主治元气虚弱，精神倦怠，肌肉柔慢，饮食少进，面青㿠白，睡卧宁静，痘顶不起、浆不足，及有杂证（《简明医彀》）。气血不足，婴儿怯弱，痘毒内陷，面色苍白，气陷久泻，肢体无力，肺脾虚弱，恶寒自汗（《全国中药成药处方集》）。东垣以治小儿惊厥，魏桂言用以治痘。痘疹指天花，今已绝迹。后世医家皆用此方以健脾益气，温阳培元。

笔者以此方加味治疗胎怯儿脾肾两虚证，常用炙黄芪、人参、白术、茯苓、甘草补益脾胃；陈皮、砂仁理气和中；肉桂、干姜温壮元阳；炒麦芽、炒谷芽健脾助运等。具有益气温阳，扶元补虚之效，能促进患儿后天加速成长，追赶正常出生新生儿的生长发育水平。

方药常用剂量：人参 2 ~ 10g，黄芪 5 ~ 15g，甘草 2 ~ 5g，肉桂 1 ~ 4g。

参苓白术散

【原文】

（《太平惠民和剂局方·卷三·治一切气绍兴续添方》）

参苓白术散：治脾胃虚弱，饮食不进，多困少力，中满痞噎，心忪气喘，呕吐泄泻，及伤寒咳噫。此药中和不热，久服养气育神，醒脾悦色，顺正辟邪。

莲子肉（去皮）、薏苡仁、缩砂仁、桔梗（炒令深黄色）各一斤，白扁豆（姜汁浸，去皮，微炒）一斤半，白茯苓、人参（去芦）、甘草（炒）、白术、山药各二斤。

上为细末。每服二钱，枣汤调下。小儿量岁数加减服。

【临证心得】

参苓白术散，为四君子汤加山药、莲子、薏苡仁、白扁豆、砂仁、桔梗等而成，为治小儿脾虚湿困之良方。小儿素体脾虚，或久病迁延不愈，脾胃虚弱，胃弱则腐熟无能，脾虚则运化失职，不能分清别浊，因而水反为湿，谷反为滞，合污而下，致成脾虚泄泻。临证可见脾胃虚弱，饮食不化，或吐或泻，形体虚羸，四肢无力，胸脘不宽，脉虚而缓。

《医方考·脾胃门》曰："脾胃喜甘而恶苦，喜香而恶秽，喜燥而恶湿，喜利而恶滞。"参苓白术散以四君之意补气健脾；山药、白扁豆、莲子肉、薏苡仁健脾化湿；砂仁辛香而燥，开胃醒脾；桔梗升清，宣肺利气，为诸药之舟楫，用以载药上行。诸药合用，味之甘、辛、苦并含，共成健脾益气，和胃渗湿之功。

参苓白术散在儿科应用广泛，除治疗小儿脾虚泻外，在疳证、阴水水肿、脾虚久咳等脾虚而致病证多可加减化裁治疗。《冯氏锦囊·杂症》道："脾胃属土，土为万物之母。东垣曰：脾胃虚则百病生，调理中州，其首务也。"本方临证应用：若见胃纳呆滞，舌苔腻，加藿香、苍术、陈皮、焦山楂芳香化湿、消食助运；腹胀不舒加木香、乌药、枳实行气消胀；腹冷舌淡，大便清稀夹不消化物，加苍术、炮姜、煨益智仁温脾助运；久泻不止，内无积滞者，加肉豆蔻、石榴皮固涩止泻；肾病综合征肺脾气虚证，加黄芪、桂枝、防己、猪苓、车前子健脾利水；咳嗽气虚咳嗽证，加陈皮、半夏、百部、紫菀化痰止咳等。

方药常用剂量：白扁豆4～12g，人参（党参）3～10g，白术3～10g，白茯苓3～10g，炒甘草2～5g，山药4～12g，薏苡仁4～12g，莲子肉3～6g，桔梗3～6g，缩砂仁2～6g，大枣5～10g。

白 术 散

【原文】

（《小儿药证直诀·卷下·诸方》 《校注妇人良方·产后血渴方论》又名七味白术散）

白术散：治脾胃久虚，呕吐泄泻，频作不止，精液苦竭，烦渴躁，但欲饮水，乳食不进，羸瘦困劣，因而失治，变成惊痫，不论阴阳虚实，并宜服。

人参（切去头）二钱五分，白茯苓五钱，白术五钱（炒），藿香叶五钱，木香二钱，甘草一钱，葛根五钱（渴者加至一两）。

上哎咀。每服三钱，水煎。热甚发渴去木香。

【临证心得】

钱乙所立白术散，乃用于小儿脾胃虚弱，运化失司，呕吐泄泻，频作不止，津液亏耗，虚热内炽，口渴烦躁，形体消瘦者，故本方功可健脾养胃，益气升清，生津止渴。

白术散以四君之人参、茯苓、白术、甘草益气健脾；藿香、木香芳香化湿运脾；葛根升清止泻，并能生津解渴。诸药合用，共奏益气健脾、祛湿止泻之效。

儿科多用本方治疗婴幼儿脾虚泄泻，并常加用苍术、炒山药、炒扁豆、陈皮、焦山楂、炒麦芽等以助其功。笔者经验，脾虚泻往往不仅有脾气虚，且常伴有不同程度的脾阳亏虚，脾主运化的功能也必须有脾阳之温煦推动，所以，若在方中加用煨益智仁、砂仁、炮姜、肉豆蔻等温运脾阳之品，可以收到更好的治疗效果。

方药常用剂量：人参（党参）3～10g，白茯苓3～10g，炒白术3～10g，藿香叶 3～10g，葛根 5～10g，木香 2～5g，甘草 2～5g。

补中益气汤

【原文】

（《内外伤辨惑论·卷中·饮食劳倦论》）

内伤脾胃，乃伤其气；外感风寒，乃伤其形。伤外为有余，有余者泻之；伤内为不足，不足者补之。汗之、下之、吐之、克之，皆泻也；温之、和之、调之、养之，皆补也。内伤不足之病，苟误认作外感有余之病而反泻之，则虚其虚也。《难经》云：实实虚虚，损不足而益有余。如此死者，医杀之耳。然则奈何？曰：惟当以甘温之剂，补其中，升其阳，甘寒以泻其火则愈。《内经》曰：劳者温之，损者温之。盖温能除大热，大忌苦寒之药泻胃土耳。今立补中益气汤。

补中益气汤

黄芪（劳役病热甚者一钱）、甘草（炙），已上各五分；人参（去芦）、升麻、柴胡、橘皮、当归身（酒洗）、白术，以上各三分。

上件㕮咀，都作一服，水二盏，煎至一盏，去粗。早饭后温服。如伤之重者，二服而愈，量轻重治之。

【临证心得】

补中益气汤，乃四君子汤去茯苓，加黄芪、升麻、柴胡、当归、陈皮等而成，李东垣用为甘温除热、补气升阳之方。临床用治脾胃气虚，少气懒言，四肢无力，困倦少食，饮食乏味，不耐劳累，动则气短；或气虚发热，气高而喘，身热而烦，渴喜热饮，其脉洪大，按之无力，皮肤不任风寒，而生寒热头痛；或气虚下陷，久泻脱肛等。

补中益气汤方中重用黄芪为君药，补中益气，升阳固表。臣以人参、炙甘草、白术补气健脾。当归养血和血，助君臣补气养血；陈皮理气健脾，使补而不滞，共为佐药。少佐升麻、柴胡升阳举陷，以升提下陷之中气，如李东垣所言："胃中清气在下，必加升麻、柴胡以引之，引黄芪、人参、甘草甘温之气味上升……二味苦平，味之薄者，阴中之阳，引清气上升也。"炙甘草益气和中，调和诸药为使药。

小儿常见肺脾气虚证候，除易见气虚发热外，尚多见由此而致泄泻、脱肛、遗尿、汗证等病证，可以补中益气汤加减温脾益气、升阳散火治疗。加减应用：气虚低热，可加茯苓、白薇、地骨皮内清虚热；脾虚久泻，可加炮姜、煨益智仁温脾助运；久泻脱肛者治疗泄泻，并重用黄芪，加用苍术、金樱子、菝葜燥湿涩肠；便秘脱肛者治疗便秘，加用柏子仁、郁李仁、大黄润肠通便；遗尿肺脾气虚证，可加益智仁、山药、乌药温脾固脬；汗证气阴亏虚证，可加麦冬、五味子、酸枣仁敛阴止汗。笔者还曾以补中益气汤加减合腰痛宁胶囊（含少量马钱子）治疗眼肌型重症肌无力，取得良好的效果。

方药常用剂量：黄芪 5 ～ 15g，炙甘草 3 ～ 6g，人参（党参）3 ～ 10g，当归 3 ～ 10g，白术 3 ～ 10g，陈皮 2 ～ 6g，升麻 3 ～ 10g，柴胡 3 ～ 6g。

玉屏风散

【原文】

（《医方类聚·卷之一百五十·诸虚门简易方》）

《究原方》玉屏风散：治腠理不固，易于感冒。

防风一两，黄芪（蜜炙）、白术各二两。

上㕮咀，每三钱重，水盏半，枣一枚，煎七分。去滓，食后热服。

【临证心得】

玉屏风散乃补肺益气固表之经典名方，药简效宏。临床用治表虚自汗，以及虚人腠理不密，症见易于感冒，汗出恶风，面色㿠白，舌质淡，苔薄白，脉浮缓。

玉屏风散中黄芪补益肺气固表止汗为君药；白术补气健脾为臣药；佐以防风走表而散风邪，合黄芪、白术以益气祛邪，柯韵伯在《古今名医方论》中说："防风遍行周身，称治风之仙药，上清头面七窍，内除骨节疼痹、四肢挛急，为风药中之润剂，治风独取此味，任重功专矣。"诸药合用，黄芪自不虑其固表，防风亦不虑其散表，有补中寓疏，散中寓补之意。《成方便读》言："大凡表虚不能卫外者，皆当先建立中气。"玉屏风散适用于小儿表虚肺卫不固之证，使其卫外固则邪难侵，达到增强体质，扶正祛邪，屏蔽外风入侵的目的。

临证使用玉屏风散时，在继承古方基础上要化裁运用。玉屏风散原方三药用量为黄芪：白术：防风比例2：2：1。笔者认为，反复呼吸道感染、汗证的发病以气虚腠理不密、卫表不固为主，其气虚以肺气虚最为切要，黄芪补肺气、固卫表作用最佳，故应加大用量，黄芪：白术：防风以3：2：1为好。另外，若是患儿有邪毒留恋（如咽红肿不消）适用生黄芪，若纯属正虚则当用蜜炙黄芪；患儿如大便秘结用生白术，大便稀溏则当用炒白术，舌苔白腻者可再加用苍术。

本方治疗反复呼吸道感染肺脾气虚证，常与六君子汤合方加减；治疗汗证肺卫不固证，常与牡蛎散合方加减；治疗哮喘缓解期肺脾气虚证，常与人参五味子汤合方加减；治疗咳嗽气虚咳嗽证，常与六君子汤合方加减；治疗风咳肺脾气阴两虚证，常与百合固金汤合方加减等。

方药常用剂量：黄芪9～15g，白术6～10g，防风3～5g。

生 脉 散

【原文】

（《医学启源·卷之下·用药备旨·药类法象·燥降收》 《丹溪心法·卷一》又名生脉汤 《中华人民共和国药典·一部》名生脉饮）

麦门冬，气寒，味微苦甘，治肺中伏火，脉气欲绝。加五味子、人参二味，为生脉散，补肺中元气不足，须用之。

《主治秘要》云：甘，阳中微阴，引经酒浸，治经枯、乳汁不下。汤洗，去心用。

【临证心得】

生脉散为益气养阴生津基本方，临床各科化裁应用广泛。本方用于治疗热伤气阴，肢体倦怠，气短懒言，汗多口渴，咽干舌燥，脉微；或久咳肺虚，气阴两伤，干咳少痰，短气自汗，脉虚者。

生脉散方中人参甘温，大补元气为君，并能止渴生津；麦冬甘寒，润肺滋水，清心泻热为臣；五味子酸温，敛肺生津，收耗散之气为佐。盖心主脉，肺朝百脉，补肺清心，则元气充而脉复，故曰生脉也。《医方考·虚损劳瘵门》谓："人参补肺气，麦冬清肺气，五味子敛肺气，一补一清一敛，养气之道毕矣。"

本方在儿科可用于治疗小儿气阴耗伤的多种病症。如治疗小儿心悸气阴两虚证，可加炙甘草、炙黄芪、生地黄、当归、酸枣仁、川芎等益气养阴、宁心复脉；小儿汗证气阴亏虚证，可加太子参、茯苓、碧桃干、浮小麦、煅龙骨、煅牡蛎等益气养阴、固表止汗；健忘心虚健忘证，可加茯苓、酸枣仁、柏子仁、天冬、益智仁、龙眼肉等益气补心、宁心安神；不寐心脾两虚证，可加黄芪、白术、当归、酸枣仁、茯神、合欢皮补益心脾、养心安神；反复呼吸道感染肺脾阴虚证，可加太子参、西洋参、沙参、天冬、玉竹、黄精等健脾益阴、养阴润肺。对于一些气阴耗伤重证，如泄泻气阴两伤证，可加乌梅、木瓜、山药、石斛、莲子、诃子等健脾益气、酸甘敛阴；肺炎喘嗽心阳虚衰证，可加制附子、桂枝、白芍、煅龙骨、煅牡蛎、红花等温补心阳、救逆固脱。

方药常用剂量：人参 3～10g，五味子 3～10g，麦冬 4～12g。

调 元 散

【原文】

（《活幼心书·卷下·信效方》）

调元散：主禀受元气不足，颅囟开解，肌肉消瘦，腹大如肿，致语迟行迟，手足如痈，神色昏慢，齿生迟者，服之有效。

干山药（去黑皮）五钱，人参（去芦）、白茯苓（去皮）、茯神（去皮、木根）、白术、白芍药、熟干地黄（酒洗）、当归（酒洗）、黄芪（蜜水涂炙）八味各二钱半，川芎、甘草（炙）二味各二钱，石菖蒲二钱。

上为咬咀。每服二钱，水一盏，姜二片，枣一枚，煎七分。无时温服。如婴孩幼嫩，与乳母同服。

【临证心得】

调元散以四君子汤与四物汤合方加味而成，主治小儿先天禀受元气不足，颅囟开解，肌肉消瘦，语迟、行迟、齿迟，手足震颤，神色怯慢，肌肉萎软无力等证。

调元散方中人参、白术、茯苓、炙甘草为四君，合黄芪益气健脾以培元气；熟地黄、白芍、当归、川芎为四物，合山药滋阴养血以益元阴；石菖蒲、茯神开窍醒神益智。诸药合用益气补血、养心健脾，有补虚培元之功。

本方调补元气，益气养血，可用于先天不足、后天失养而气血亏虚诸病证。如治疗胎怯脾肾两虚证，可加肉桂、干姜、陈皮、紫河车等健脾温肾扶元；治疗五迟五软肝肾亏虚证，可加续断、桑寄生、牛膝、鹿角胶等补肝益肾开窍。

方药常用剂量：山药 4～12g，人参 2～8g，茯苓 3～10g，茯神 3～10g，白术 3～10g，白芍 3～10g，熟地黄 3～10g，当归 3～10g，炙黄芪 4～15g，川芎 3～10g，炙甘草 3～6g，石菖蒲 3～10g，生姜 2～5g，大枣 5～10g。

第二节 补血剂

四 物 汤

【原文】

（《仙授理伤续断秘方·医治整理补接次第口诀》 《圣济总录·卷一六四》又名地髓汤，《鸡峰普济方·卷十六》名大川芎汤）

四物汤：凡伤重，肠内有瘀血者用此。

白芍药，川当归，熟地黄，川芎。

上各等分。每服三钱，水盏半，煎至七分。空心热服。

【临证心得】

四物汤，《仙授理伤续断秘方》原治外伤失血及肠有瘀血之证。因其补血和血功效，后世医家常用于妇人营血虚滞证而成为妇科补血调经的基本方，同时因四物汤"补血而不滞血，和血而不伤血"的特点，成为临床各科补血调血之良方，如《成方便读》言："此方乃调理一切血证，是其所长。"

四物汤方中当归补血养肝，和血调经为君；熟地黄滋阴补血为臣；白芍药养血柔肝和营为佐；川芎活血行气，祛风止痛为使。四味合用，补血养血，活血行气，兼有润肠通便之功。

儿科应用四物汤，常用于营血虚滞之证。见症如面色苍白，眼睑色淡，口唇淡红或淡白，头晕眼花，耳鸣心悸，多梦不寐，精神不振，活动乏力，四肢麻木，毛发稀疏、色黄、干枯、易脱落，甲床色淡，舌色淡，舌苔薄白。如治疗营养性缺铁性贫血气血亏虚证，可加黄芪、党参、茯苓、鸡血藤、何首乌、焦山楂等补气生血、健运脾胃；治疗疳证干疳证，可加黄芪、生晒参、茯苓、白术、陈皮、焦六神曲等补益气血、健脾助运；治疗心悸心血不足证，可加黄芪、生晒参、白术、茯神、远志、酸枣仁等补血养心，益气定悸；治疗不寐心脾两虚证，可加党参、茯神、酸枣仁、龙眼肉、合欢皮、夜交藤等补益心脾、养心安神；治疗儿童焦虑证心脾两虚证，可加党参、茯神、白术、远志、酸枣仁、龙骨等益气健脾、宁心安神。儿科应用四物汤加味治疗各种血虚病证时，需要注意防止养血滋阴之品碍滞脾运，要适当佐以木香、陈皮、焦山楂等以助运化。

方药常用剂量：白芍 3～10g，当归 3～10g，熟地黄 3～12g，川芎 3～8g。

当归补血汤

【原文】

（《内外伤辨惑论·卷中·暑伤胃气论》）

当归补血汤：治肌热，燥热，困渴引饮，目赤面红，昼夜不息。其脉洪大而虚，重按全无。《内经》曰：脉虚血虚。又云：血虚发热，证象白虎，唯脉不长实有辨耳，误服白虎汤必死。此病得之于饥困劳役。

黄芪一两，当归（酒洗）二钱。

上件哎咀。都作一服，水二盏，煎至一盏，去粗。温服，空心食前。

【临证心得】

当归补血汤，乃李东垣所立益气补血名方，方中重用黄芪大补脾肺之气以资生血之源，又可益气固外以止血，合以当归养血和营，且补气之黄芪与补血之当归用量为5∶1，盖《医方考·血证门》中已详述："今黄芪多于当归数倍，而曰补血汤者，有形之血不能自生，生于无形之气故也。《内经》曰：阳生阴长，是之谓尔。"古人常用此方治疗大脱血之后，如《成方便读》分析："如果大脱血之后，而见此等脉证，不特阴血告匮，而阳气亦欲散亡。斯时也，有形之血不能速生，无形之气所当急固。故以黄芪大补肺脾元气而能固外者为君。盖此时阳气已去里而越表，恐一时固里不及，不得不从卫外以挽留之。当归益血和营，二味合之，便能阳生阴长，使伤残之血，亦各归其经以自固耳。非区区补血滋腻之药所可同日语也。"

当归补血汤补气生血，儿科以此为基本方，用于多种气血亏虚病证。如以此方治疗营养性缺铁性贫血气血亏虚证，常加党参、茯苓、白术、甘草以健脾益气，再加白芍、熟地黄、川芎、鸡血藤以养血，加木香、焦山楂以理气助运。本方治疗健忘气血亏虚证，可加生晒参、益智仁、茯苓、酸枣仁、柏子仁、远志、生地黄、天冬等补气养血、宁神益智；治疗注意缺陷多动障碍心脾两虚证，可加党参、白术、益智仁、酸枣仁、远志、茯神、龙眼肉、龙骨等养心安神、健脾益气。

方药常用剂量：黄芪15～30g，当归3～10g。

归 脾 汤

【原文】

（《正体类要·卷下·方药》 《中国医学大辞典》又名归脾丸）

归脾汤：治跌仆等症，气血损伤，或思虑伤脾，血虚火动，寤而不寐，或心脾作痛，怠惰嗜卧，怔忡惊悸，自汗盗汗，大便不调，或血上下妄行，其功甚捷。

白术、当归、白茯苓、黄芪（炙）、龙眼肉、远志、酸枣仁（炒）各一钱，木香五分，甘草（炙）三分，人参一钱。

上，姜、枣水煎服。加柴胡、山栀，即加味归脾汤。

【临证心得】

归脾汤，含四君子汤与当归补血汤之意，以人参、白术、茯苓、甘草等四君子以益气健脾，补气生血；黄芪合以当归补气养血；合龙眼肉、酸枣仁、远志补气养血，宁心安神；少佐木香醒脾助运，以防前述补益之剂滋腻碍胃，使补而不滞，滋而不腻。煎加姜、枣调和脾胃，补益心脾。本方心脾同调，但以补脾为主，气血双补，而以补气为主，故《古方选注》言："归脾者，调四脏之神志魂魄，皆归向于脾也。"临证常用于治疗心脾两虚，气血不足，心悸健忘，失眠多梦，发热，体倦食少，面色萎黄，舌质淡，苔薄白，脉细弱，以及脾不统血之各种出血病症。

归脾汤在儿科应用广泛。如营养性缺铁性贫血、不寐、心悸、健忘、注意缺陷多动障碍、抽动障碍等疾病，凡属心脾不足之证候，均可加减应用。

心主血，脾统血，脾气转输之水谷精微与肺吸入清气化生为血液，血循血脉供养全身又赖于心气推动、脾气统摄、肺气治节，故若是气血失调、血失裹护则由脉络外溢而形成种种出血病症。其中如小儿鼻衄、齿衄、便血、过敏性紫癜、免疫性血小板减少症等病凡证属心脾不足、统血摄血失职者亦皆可以归脾汤加减治疗。如兼阴血亏虚者，加黄精、熟地黄、鸡血藤滋阴养血；食欲不振者，加陈皮、焦山楂、炒麦芽理气助运；出血绵延不止者，加藕节、白及、蒲黄炭、云南白药和络止血。

方药常用剂量：白术 3～10g，当归 3～10g，茯苓 3～10g，龙眼肉 3～10g，远志 3～10g，炒酸枣仁 3～10g，炙黄芪 6～15g，木香 1～4g，炙甘草 1～4g，人参（党参）3～8g，生姜 2～5g，大枣 5～10g。

第三节 气血双补剂

八 珍 汤

【原文】

（《正体类要·卷下·方药》 《瑞竹堂经验方·卷四》又名八珍散）

八珍汤：治伤损等症，失血过多，或因克伐，血气耗损，恶寒发热，烦躁作渴等症。

人参、白术、白茯苓、当归、川芎、白芍药、熟地黄各一钱，甘草（炙）五分。

上，姜、枣，水煎服。

【临证心得】

八珍汤乃四君子汤和四物汤合方而成，《医方考·血证门》阐述其组方依据："是方也，人参、白术、茯苓、甘草，甘温之品也，所以补气；当归、川芎、芍药、地黄，质润之品也，所以补血。气旺则百骸资之以生，血旺则百骸资之以养。"《瑞竹堂方》认为其功可"调畅营卫，滋养气血，能补虚损。"

本方以人参、熟地为君药，旨在益气养血。白术、茯苓健脾渗湿，助人参益气健脾；当归、白芍养血和营，助熟地滋阴养血，俱为臣药。佐以川芎活血行气，滋而不腻，补而不滞。炙甘草为使，益气和中，调和诸药。另加姜、枣以健脾胃，和营卫，生气血。

八珍汤临床可用于各种气血不足之证。症见面色萎黄，头晕眼花，四肢倦怠，气短懒言，心悸怔忡，食少泄泻，形体消瘦等。主要活性成分药理作用也显示具有改善造血功能、改善血液流变性、提高机体免疫力、抗氧化、抗衰老、抗肿瘤等。

　　儿科临证常用八珍汤治疗各种小儿贫血。若脾运失健者宜加木香、砂仁、佛手等行气之品，以收补而不滞之功，或酌加山药、黄芪以增其补气之力。胃纳不佳，中焦积滞者，宜酌加炒麦芽、厚朴花、荷叶等轻清之味，以生发胃气。血虚甚者可酌加阿胶（烊化）、龟甲胶（烊化）等血肉有情之品。此外，八珍汤加减还可以用于气血亏虚的各种病证，如治疗心悸心血不足证，可加黄芪、龙眼肉、远志、酸枣仁、龙齿等补血养心、益气定悸；治疗不寐心脾两虚证，可加黄芪、黄精、酸枣仁、柏子仁、合欢皮等补益心脾，养心安神。

　　方药常用剂量：当归 3 ~ 10g，川芎 3 ~ 10g，熟地黄 4 ~ 15g，白芍 3 ~ 10g，人参（党参）3 ~ 10g，炙甘草 2 ~ 5g，茯苓 3 ~ 10g，白术 3 ~ 10g。

十全大补汤

【原文】

　　（《太平惠民和剂局方·卷五·治诸虚吴直阁增诸家名方》，为《传信适用方·卷二》"十全散"之异名）

　　十全大补汤：治男子、妇人诸虚不足，五劳七伤，不进饮食，久病虚损，时发潮热，气攻骨脊，拘急疼痛，夜梦遗精，面色萎黄，脚膝无力，一切病后气不如旧，忧愁思虑伤动血气，喘嗽中满，脾肾气弱，五心烦闷，并皆治之。此药性温不热，平补有效，养气育神，醒脾止渴，顺正辟邪，温暖脾肾，其效不可具述。

　　人参、肉桂（去粗皮，不见火）、川芎、地黄（洗，酒蒸，焙）、茯苓（焙）、白术（焙）、甘草（炙）、黄芪（去芦）、川当归（洗，去芦）、白芍药各等分。

　　上一十味，锉为粗末。每服二大钱，水一盏，生姜三片、枣子二枚，同煎至七分。不拘时候温服。

【临证心得】

　　《医门法律·虚劳门·虚劳门诸方》说："此方合黄芪建中汤、四君子汤、四物汤三方，共得十味，合天地之成数，名曰十全大补，以治气血俱衰，阴阳并弱之候，诚足贵也。"

十全大补汤用四君子汤补气、四物汤补血，再加黄芪、肉桂增补气温阳功效，共成温补气血之方。主治气血两亏，头目眩晕，精神疲乏，面色萎黄，足膝无力者。

本方在儿科主要用于各种气血亏虚病证。例如：治疗五迟五软心脾两虚证，可加石菖蒲、益智仁、黄精、远志、郁金等益智开窍；智能迟缓心血不足证，可加山药、麦冬、鸡血藤、石菖蒲、郁金等补血养心；治疗疳证干疳证，可加陈皮、砂仁、焦六神曲、炒谷芽、炒麦芽等扶助运化。

常用剂量：人参（党参）3～10g，川芎3～10g，地黄4～15g，茯苓3～10g，白术3～10g，炙甘草2～4g，黄芪5～15g，当归3～10g，白芍3～10g，肉桂1～4g，生姜2～5g，大枣5～10g。

炙甘草汤

【原文】

（《伤寒论·辨太阳病脉证并治》，一名"复脉汤"）

伤寒脉结代，心动悸，炙甘草汤主之。

炙甘草汤方

甘草四两（炙），生姜三两（切），桂枝三两（去皮），人参二两，生地黄一斤，阿胶二两，麦门冬半升（去心），麻子仁半升，大枣三十枚（擘）。

上九味，以清酒七升、水八升，先煮八味，取三升，去滓，内胶，烊消尽。温服一升，日三服。一名复脉汤。

【临证心得】

《医方考·伤寒门》曰："心动悸者，动而不自安也，亦由真气内虚所致。"仲景立炙甘草汤补阴阳、调气血以复脉。主治气血虚弱，虚羸少气，心悸不安，虚烦失眠，大便干结，舌质淡红，舌苔少，脉结代，及虚劳肺痿等。

炙甘草汤方中重用炙甘草为君药，补中益气，复脉定悸。人参、大枣补益心脾，以资气血生化之源；生地黄、阿胶、麦冬、火麻仁滋阴补血，充养血脉，共为臣药。生姜、桂枝辛温，宣阳化阴，能温通心脉，为佐药。加清酒煎服，以其辛热之性，振奋阳气，温通血脉，行药势，为使药。《医方集解·润燥之剂》言其："润经益血，复脉通心也。"现代药理研究表明本方有抗心律失常、改善心肌缺血等作用，其与各单味药对心肌细胞膜钠通道的阻滞，减少钙内流，促进钾外流，阻滞 β 受体，延长动作电位及改善自主神经功能紊乱，抑制交感神经亢进有关。

本方治疗心悸，是自觉心脏跳动，心慌不安而不能自主的病证，因其为自觉症状，大龄儿童可以自诉，婴幼儿则仅见虚里搏动、甚至其动应衣，同时常有脉象结代。临床以室性期前收缩、房室传导阻滞为多见。主症为气阴两虚证，症见心悸怔忡，胸闷气短，倦怠乏力，面色无华，自汗盗汗，面颧暗红，舌质红，苔花剥，脉细数、结代，虚里搏动或显或弱，或起落无序。故以本方益气养阴，宁心复脉。临证加减：气虚疲乏自汗者，加黄芪、白术、茯苓、煅龙骨等益气固表；血虚唇甲淡白者，加当归、鸡血藤、酸枣仁、柏子仁等养血安神；阴伤口渴唇干者，加芦根、天花粉、沙参、玉竹等养阴生津；胸闷不适者，加瓜蒌、枳壳、郁金、薤白等宽胸理气；血瘀唇紫者，加丹参、川芎、郁金、牡丹皮等活血化瘀；湿热未清舌苔黄腻者，加苦参、苍术、黄芩、虎杖等清化湿热。

本方除用于心悸外，属气阴两虚证之汗证、疳证、久咳、虚劳等病证皆可取用。《温病条辨》以本方去桂枝、人参、生姜、大枣诸温阳药，加白芍，为加减复脉汤，主治温热病后期邪热久羁、阴液亏虚证，在临床亦为常用。

方药常用剂量：炙甘草 5～15g，生地黄 4～12g，麦冬 3～10g，火麻仁 3～10g，生姜 2～5g，人参 3～10g，桂枝 2～8g，阿胶 3～10g，大枣 5～12g。

第四节 补阴剂

地 黄 丸

【原文】

（《小儿药证直诀·卷下·诸方》 《幼幼新书·卷六》又名补肾地黄丸，《正体类要·卷下》名六味地黄丸，《证治准绳·类方·卷一》又名六味丸）

地黄丸：治肾怯失声，囟开不合，神不足，目中白睛多，面色㿠白等方。

熟地黄（炒，秤）八钱，山茱肉、干山药各四钱，泽泻、牡丹皮、白茯苓（去皮）各三钱。

上为末，炼蜜丸，如梧子大。空心，温水化下三丸。

【临证心得】

《四库全书总目提要》在论及地黄丸立方时说："本后汉张机《金匮要略》所载崔氏八味丸，（钱）乙以为小儿纯阳，无须益火，除去肉桂、附子二味，以为幼科补剂。明·薛己承用其方，遂为直补真阴之圣药。"清楚阐明了地黄丸的方源、衍变及立方旨意。

地黄丸，后世多从《正体类要》称"六味地黄丸"。方中重用熟地黄为君，滋阴补肾，填精益髓。臣以山茱萸补养肝肾，涩精收敛；山药补脾养胃，生津益肺，亦能补肾涩精。君臣三味，滋补肝脾肾，称为"三补"，熟地黄的用量是山茱萸、山药的两倍，故以补肾阴为主。配伍泽泻利湿泄浊，牡丹皮清热凉血散瘀，茯苓淡渗脾湿，以制滋腻恋邪之患，均为佐药，称为"三泻"。六味相合，三补三泻，补重于泻。

地黄丸滋补小儿肾肝真阴，用于肾肝阴虚证候。症见：头目眩晕，眼花耳聋，咽喉燥痛，腰膝酸软，自汗盗汗，骨蒸劳热，遗精早泄，消渴引饮，小便频数，尿血便血，虚火牙痛，齿龈出血，囟开不合，羸瘦骨蒸，五迟五软，舌红少苔，脉细弱等。

本方现在临床各科广泛应用，用于儿科临床主治先天不足、后天失养而肾气亏虚的多种病症。例如：治疗胎怯肾精薄弱证，可加紫河车、枸杞子、杜仲、鹿茸、肉苁蓉、巴戟天等益精充髓、补肾温阳；治疗五迟五软肝肾亏虚证，可加鹿茸、五加皮、牛膝、杜仲、桑寄生、菟丝子等补肾填髓、养肝强筋；治疗性早熟阴虚火旺证，可加知母、黄柏、玄参、鳖甲、地骨皮、夏枯草等滋补肾阴、清泻相火。治疗肾病综合征气阴两虚证，可加黄芪、党参、白术、玄参、怀牛膝、枸杞子等益气养阴、化湿清热；治疗急性肾小球肾炎恢复期阴虚邪恋证，可加知母、黄柏、女贞子、墨旱莲、玄参、荔枝草等滋阴补肾、兼清余热；治疗过敏性紫癜阴虚火旺证，可加黄柏、知母、牛膝、玄参、墨旱莲、女贞子等滋阴降火、凉血止血。笔者经验，对于肾病综合征激素依赖的患儿，使用地黄丸加味，有使激素顺利撤除的效果。

方药常用剂量：熟地黄 5～15g，山茱萸 3～10g，山药 5～15g，泽泻 3～10g，牡丹皮 3～10g，茯苓 3～10g。

知柏地黄丸

【原文】

（《医宗金鉴·卷二十七·删补名医方论卷二》　《笔花医镜·卷二》又名知柏八味丸，《景岳全书·卷五十一》名滋阴八味丸，《医方考·虚损劳瘵门》名六味地黄丸加黄柏知母方）

六味地黄丸

熟地黄八两，山茱萸四两，白茯苓三两，干山药四两，牡丹皮三两，泽泻三两。

上为末，炼蜜丸，如桐子大。空心，淡盐汤送下。

按：……加黄柏，知母，名知柏地黄丸，治两尺脉旺，阴虚火动，午热骨瘘，王冰所谓壮水之主，以制阳光者是也。

【临证心得】

知柏地黄丸是由六味地黄丸加知母、黄柏而成，依其组方分析，主治肝肾阴虚，虚火上炎之证。《医方考·虚损劳瘵门》说："熟地、山萸，味厚者也，味厚为阴中之阴，故足以补肾间之阴血；山药、茯苓，甘淡者也，甘能制湿，淡能渗湿，故足以去肾虚之阴湿；泽泻、丹皮，咸寒者也，咸能润下，寒能胜热，故足以去肾间之湿热；黄柏、知母，苦润者也，润能滋阴，苦能泻火，故足以服龙雷之相火。夫去其灼阴之火，滋其济火之水，则肾间之精血日生矣。"

知柏地黄丸在六味地黄丸基础上加知母、黄柏，乃在滋补肾阴同时，增加了清泻相火的作用，故可以用于阴虚火旺的各种病证，如性早熟、肾病综合征、急性肾小球肾炎、过敏性紫癜、注意缺陷多动障碍等疾病的阴虚火旺证。临证在沿用原方同时，若见阴虚发热者，加鳖甲、地骨皮、玉竹、白薇滋阴退热；急躁冲动者，加枸杞子、菊花、龙齿、龟甲滋肾平肝；盗汗明显者，加牡蛎、地骨皮、碧桃干、浮小麦敛汗除蒸；肤干瘙痒者，加五味子、麦冬、当归、紫草润肤止痒；紫癜出血者，加紫草、女贞子、墨旱莲、茜草凉血宁络；大便秘结者，加桑椹、黑芝麻、何首乌、郁李仁滋阴润肠。

方药常用剂量：熟地黄 5～15g，山茱萸 3～10g，山药 5～15g，泽泻 3～10g，牡丹皮 3～10g，茯苓 3～10g，黄柏 3～10g，知母 3～10g。

杞菊地黄丸

【原文】

（《医级·卷八·杂病类方》　《麻疹全书》又名"杞菊六味丸"）

杞菊地黄汤：治肝肾不足，生花歧视，或干涩眼痛。

即六味丸加杞子、白菊是也。

【临证心得】

杞菊地黄丸，乃六味地黄丸加枸杞子、菊花，以增补益肝肾、清肝明目之效。

临床主治肾阴不足，肝阳上亢，见形瘦目眩，头晕耳鸣，睡眠不宁，口干咽燥，五心烦热，腰酸腿软，舌嫩红少苔，脉弦数。

儿科常应用此方治疗眩晕、抽动障碍、注意缺陷多动障碍、口疮、眼疳、干眼症等疾病属肾阴亏虚、肝火上炎证者。如头目眩晕，可加天麻、钩藤、蒺藜等平肝息风；头痛目赤，可加决明子、谷精草、龙胆等清肝明目；挤眉眨眼肢体抽动，可加龟甲、牡蛎、决明子滋阴潜阳；注意缺陷多动少宁，可加龙齿、石决明、龟甲、莲子养阴安神；两目干涩，可加沙苑子、石斛、天冬、茺蔚子滋阴明目。

方药常用剂量：枸杞子3～10g，菊花3～10g，熟地黄5～15g，山茱萸3～10g，山药5～15g，牡丹皮3～10g，茯苓3～10g，泽泻3～10g。

左 归 丸

【原文】

（《景岳全书·卷五十一·新方八阵补阵》）

左归丸：治真阴肾水不足，不能滋养营卫，渐至衰弱，或虚热往来，自汗盗汗，或神不守舍，血不归原，或虚损伤阴，或遗淋不禁，或气虚昏运，或眼花耳聋，或口燥舌干，或腰酸腿软，凡精髓内亏，津液枯涸等证，俱速宜壮水之主，以培左肾之元阴，而精血自充矣。宜此方主之。

大怀熟八两，山药（炒）四两，枸杞四两，山茱萸肉四两，川牛膝（酒洗，蒸熟，精滑者不用）三两，菟丝子（制）四两，鹿胶（敲碎，炒珠）四两，龟胶（切碎，炒珠）四两（无火者不必用）。

上先将熟地蒸烂，杵膏，加炼蜜丸，桐子大。每食前用滚汤或淡盐汤送下百余丸。

【临证心得】

左归丸，《景岳全书·卷五十一·新方八阵·补阵》说："壮水之主，以培左肾之元阴。"临床主治肾水真阴不足，不能滋养营卫，渐至衰弱，或虚热往来，自汗盗汗，眩晕眼花，唇爪淡白，腰酸腿软，遗尿尿频，生长迟缓，口燥舌干，脉细数无力。

左归丸方中熟地黄、山药、山茱萸补肝肾、填真阴；龟甲胶、鹿角胶均为血肉有情之品，鹿角胶偏于补阳、龟甲胶偏于滋肾补阴，二味相合调和阴阳，峻补精血；配伍菟丝子、枸杞子、牛膝补肝肾、强腰膝。诸药合用有滋肾填阴、育阴潜阳之功。《何氏虚劳新传》说："以纯补犹嫌不足，若加苓、泽渗利，未免减去补力，奏功为难，故群队补阴药中更加龟、鹿二胶，取其为血气之属，补之效捷耳。"则指出了本方与地黄丸的区别。

本方在大队滋补肾阴草药中增加龟甲胶一味，则填补真阴作用更强，又加鹿角胶入肾经而重在补阳，因而使本方有阳化阴成之功。在儿科适用于胎怯、五迟五软、营养性贫血、过敏性紫癜等属肾阴不足证者，但若是阴虚火旺证者则不宜使用。若伴有低热可加鳖甲、青蒿退热除蒸；伴神疲乏力加党参、黄芪补益脾气；伴生长发育迟缓加紫河车、阿胶补益真元。本方药性偏滋腻，胃纳呆钝者不宜应用。

方药常用剂量：熟地黄 3 ～ 12g，山药 3 ～ 12g，枸杞子 3 ～ 10g，山茱萸 3 ～ 10g，菟丝子 3 ～ 10g，鹿角胶 3 ～ 10g，龟甲胶 3 ～ 10g，川牛膝 3 ～ 10g。

二 至 丸

【原文】

（《扶寿精方·诸虚门》原名"女贞丹"，《医便》更名为"二至丸"）

女贞丹：冬青子本草名女贞实，采去梗、叶，酒浸一昼夜，粗布袋擦去皮，晒干为末。待旱莲草出时，采数石捣汁熬浓。丸前末，如梧桐子大。每夜酒送下百丸。旬日间臂力加倍，发白返黑，健腰膝，强阴不足，能令老者无起夜之劳。

【临证心得】

《医便》说："二至丸，清上补下第一方，价廉而功极大……理腰膝，壮筋骨，强阴不足。酒色痰火之人服尤更奇效。"

二至丸方中女贞子、墨旱莲培补肝肾，滋阴清热，兼以止血。《医方集解·补养之剂》云："女贞甘平，少阴之精，隆冬不凋，其色青黑，益肝补肾；旱莲甘寒，汁黑入肾补精，故能益下而荣上，强阴而黑发也。"主治肝肾阴虚，症见口苦咽干，头昏眼花，失眠多梦，腰膝酸软，遗精，月经量多，发迟发白等。

本方在儿科多用于治疗肝肾阴虚内热证，如过敏性紫癜、免疫性血小板减少症、急性肾小球肾炎、月经过多、眩晕、不寐等疾病属于此证者。本方药味简练、药性平和、使用安全，但单用则药力有所不逮。故临床若用于肝肾阴虚证，常与地黄丸同用；兼有内热者，则常与知柏地黄丸同用。其余均需按不同疾病及兼见证候配方加减用药。

方药常用剂量：女贞子 3 ～ 10g，墨旱莲 3 ～ 10g。

大补阴丸

【原文】

（《医学正传·卷之三·虚损》　《丹溪心法·卷三》为"大补丸"之异名）

大补阴丸：降阴火，补肾水。

黄柏（盐酒拌，新瓦上炒褐色）、知母（去毛，酒拌，湿炒）各四两，熟地黄（须用怀庆者佳。酒洗，焙干用）、龟板（酥炙黄）各六两。

上为细末，猪脊骨髓和炼蜜为丸，如梧桐子大。每服五十丸，空心姜盐汤下。

【临证心得】

大补阴丸"滋肾阴，降虚火"，是治疗阴虚火旺良方。《删补名医方论》说："是方能骤补真阴，承制相火，较之六味功效尤捷。"临床常见潮热盗汗，咳嗽咯血，耳鸣耳聋等诸症。

大补阴丸方中熟地黄、龟甲补肾填髓，滋阴降火；知母、黄柏苦寒泻火，甘寒坚阴；猪脊髓与蜂蜜乃血肉有情之品，填精益髓，滋阴生津。《医方集解·补养之剂》云："补水即所以降火，所谓壮水之主，以制阳光是也。"需要注意的是，本方性偏寒凉，滋腻降火，临床应用需兼顾脾胃耐受情况，如《删补名医方论》补充道："虽有是证，若食少便溏，则为胃虚，不可轻用。"

大补阴丸在儿科有广泛应用。例如：治疗小儿慢乳蛾肺肾阴虚毒恋证，可加桑白皮、地骨皮、牡丹皮、麦冬、玄参、土牛膝等滋阴降火、利咽消肿；治疗紫癜肝肾阴亏虚火证，可加牡丹皮、牛膝、山茱萸、山药、墨旱莲、紫草等滋阴降火、凉血止血；治疗痿病肝肾亏虚证，可加锁阳、牛膝、当归、五加皮、狗脊、续断等补益肝肾、滋阴清热；治疗尿血阴虚火旺证，可加牡丹皮、山茱萸、山药、墨旱莲、小蓟、玄参等滋阴降火、凉血止血。

方药常用剂量：熟地黄5～15g，制龟甲5～15g，知母3～10g，黄柏3～10g，猪脊髓10～15g。

一 贯 煎

【原文】

（《续名医类案·卷十八·心胃痛》）

高吕二案，持论略同，而俱用滋水生肝饮。予早年亦尝用此，却不甚应，乃自创一方，名一贯煎，用北沙参、麦冬、地黄、当归、杞子、川楝六味出入加减，投之应如桴鼓。口苦燥者，加酒连尤捷。可统治胁痛、吞酸、吐酸、疝瘕一切肝病。

【临证心得】

一贯煎，滋阴疏肝名方。主治肝肾阴虚，肝气不舒。症见胸脘胁痛，嗳气吞酸，咽干口燥，及疝气瘕聚，舌红少津，脉弦细弱。

一贯煎重用生地黄滋阴养血，培补肝肾，为君药；沙参、麦冬、当归、枸杞子共用滋阴养血、生津柔肝，为臣药；少佐川楝子疏泄肝气，为佐使药。诸药共奏滋阴疏肝之功。《中风斠诠》评之为"柳洲此方，虽是从固本丸、集灵膏二方脱化而来，独加一味川楝，以调肝气之横逆，顺其条达之性，是为涵养肝阴第一良药。凡血液不充，络脉窒滞，肝胆不驯，而变生诸病者，皆可用之。"

一贯煎用于肝肾阴虚偏肝阴虚而肝气不舒之证。儿科应用如：胁痛肝阴不足证，可加白芍、女贞子、沙苑子、延胡索、牡丹皮等滋养肝阴、柔肝通络；眩晕水不涵木证，可加菊花、天麻、蒺藜、白芍、钩藤等滋阴平肝、镇肝息风；抽动障碍阴虚风动证，可加龟甲、鳖甲、白芍、地龙、钩藤等滋阴潜阳、柔肝息风；儿童抑郁症肝郁脾虚证，可加柴胡、玫瑰花、白术、茯苓、麦芽等疏肝解郁、柔肝健脾；肝豆状核变性阴虚风动证，可加白芍、阿胶、天麻、钩藤、蒺藜等滋水涵木、育阴息风。

方药常用剂量：北沙参 5～15g，麦冬 5～15g，当归 3～10g，枸杞子 3～10g，生地黄 5～15g，川楝子 3～6g。

益 胃 汤

【原文】

（《温病条辨·卷二·中焦篇·风温，温热，温疫，温毒，冬温》）

阳明温病，下后汗出，当复其阴，益胃汤主之。

益胃汤方（甘凉法）

沙参三钱，麦冬五钱，冰糖一钱，细生地五钱，玉竹（炒香）一钱五分。

水五杯，煮取二杯。分二次服，渣再煮一杯服。

【临证心得】

益胃汤，滋养胃阴之方，主治阳明温病，下后汗出，胃阴受伤者。张秉成《成方便读》说："阳明主津液，胃者，五脏六腑之海。凡人之常气，皆禀于胃，胃中津液一枯，则脏腑皆失其润泽，故以一派甘寒润泽之品，使之饮入胃中，以复其阴，自然输精于脾，脾气散精，上输于肺，通调水道，下输膀胱，五经并行，精自生而形自复耳。"

益胃汤方中重用生地黄、麦冬为君药，甘则养阴生津益胃，凉则能清热润燥。臣以北沙参、玉竹助君药增养阴生津之力。冰糖为使，健脾益肺，调和诸药。

益胃汤应用于儿科，治疗小儿胃阴不足之证。如各种热病耗伤胃阴，均可以此方为主治疗，若胃阴亏损较甚者，加石斛、天花粉养胃生津；嘈杂反酸，加黄连、煅瓦楞抑肝和胃制酸；阴伤胃热，烦渴引饮，加石膏、知母、芦根清胃泄热。他如治疗小儿厌食脾胃阴虚证，可加石斛、乌梅、白芍、炒谷芽、炒麦芽等滋脾养胃、佐以助运；治疗口疮胃阴虚火证，可加玄参、升麻、牡丹皮、乌梅、石斛等甘凉益胃、滋阴降火；治疗便秘阴虚便秘证，可加玄参、当归、瓜蒌子、柏子仁、火麻仁等养阴增液、润肠通便等。

方药常用剂量：沙参 5 ～ 10g，麦冬 5 ～ 15g，细生地 5 ～ 15g，玉竹 3 ～ 10g，冰糖 2 ～ 5g。

芍药甘草汤

【原文】

（《伤寒论·辨太阳病脉证并治》）

伤寒脉浮，自汗出，小便数，心烦，微恶寒，脚挛急……若厥愈足温者，更作芍药甘草汤与之，其脚即伸。

芍药甘草汤方

芍药、甘草（炙）各四两。

上两味，㕮咀。以水三升，煮取一升半，去滓。分温再服之。

【临证心得】

芍药甘草汤，原为仲景治疗因阴阳两虚之人外感误治后，阴虚筋脉失养所致的痉挛拘急之证，症见阴血不足，血行不畅，腿脚挛急或腹中疼痛。《医方集解·和解之剂》评曰："此足太阴、阳明药也。气血不和，故腹痛。白芍酸收而苦泄，能行营气；炙草温散而甘缓，能和逆气。又痛为木盛克土，白芍能泻肝，甘草能缓肝和脾也。"

芍药甘草汤以其柔肝舒筋、缓急止痛之功，用于治疗拘急疼痛诸症。如《古今医统》言本方可治"小儿热腹痛，小便不通，及痘疹肚痛。"《类聚方广义》说本方"治腹中挛急而痛者，小儿夜啼不止，腹中挛急甚者，亦奇效。"本方可用于儿科腹痛、胁痛、胃脘痛、脑性瘫痪、痹病、痿病等多种疾病，唯因本方方药精炼，仅此两味，用于以上各种不同疾病，均需在取其柔肝舒筋、缓急止痛功效的基础上，按各疾病、证候的不同与相关处方、药物配合使用。

方药常用剂量：白芍 5 ～ 15g，炙甘草 3 ～ 6g。

第五节　补阳剂

肾气丸

【原文】

（《金匮要略·血痹虚劳病脉证并治》）

虚劳腰痛，少腹拘急，小便不利者，八味肾气丸主之。

（《金匮要略·痰饮咳嗽病脉证并治》）

夫短气有微饮，当从小便去之，苓桂术甘汤主之。肾气丸亦主之。

（《金匮要略·消渴小便不利淋病脉证并治》）

男子消渴，小便反多，以饮一斗，小便一斗，肾气丸主之。

肾气丸方

干地黄八两，薯蓣四两，山茱萸四两，泽泻三两，茯苓三两，牡丹皮三两，桂枝一两，附子一两（炮）。

上八味，末之。炼蜜和丸，梧子大。酒下十五丸，加至二十五丸，日再服。

【临证心得】

肾气丸，《金匮要略》用治水肿、虚劳腰痛、痰饮短气、消渴等疾病。《赤水玄珠》对其异病同治机理分析云："肾虚不能摄水，津液不降，致成痰饮，咳逆，潮热，盗汗。"本方乃仲景温补肾气经典方，《医宗金鉴》引柯琴进一步阐释道："火少则生气，火壮则食气，故火不可亢，亦不可衰，所云火生土者，即肾家之少火游行其间，以息相吹耳，若命门火衰，少火几于熄矣。欲暖脾胃之阳，必先温命门之火，此肾气丸纳桂、附于滋阴剂中十倍之一，意不在补火，而在微微生火，即生肾气也。故不曰温肾，而名肾气，斯知肾以气为主，肾得气而土自生也。"

肾气丸方中附子大辛大热，桂枝辛甘而温，二药相合，以温补肾阳，助阳化气，以少许补阳药，微微生火，鼓舞肾气，即"少火生气"之义，共为君药。重用干地黄配伍山茱萸、山药滋阴益精，乃"善补阳者，必于阴中求阳，则阳得阴助，而生化无穷"之意，俱为臣药。泽泻、茯苓利水渗湿，牡丹皮活血散瘀，寓泻于补，补而不滞，共为佐药。诸药合用，共成温补肾气之效。

肾气丸在儿科临床使用广泛，可加减应用于哮喘、风咳、遗尿、胎怯、五迟五软、水肿、水疝等多种疾病的肾气不足证。《小儿病源方论·养子真诀》指出"小儿冷证"的特点是："面㿠白，粪青色，腹虚胀，呕乳奶，眼珠青，脉微沉，足胫冷。"包括了五脏虚寒之象，而以元阳虚衰为本。临床应用本方时，若虚寒证重者，加补骨脂、肉苁蓉、干姜等温阳固本；发育迟缓者，加鹿角霜、龟甲胶、紫河车等补肾填精；动则气喘者，加淫羊藿、胡桃肉、五味子等温肾纳气；阴水肿者，加黄芪、干姜、猪苓等温阳利水；小便频数者，加益智仁、乌药、桑螵蛸等温肾固摄；汗多者，加炙黄芪、黄精、煅龙骨等益气固表。

方药常用剂量：熟地黄3～12g，山药3～12g，山茱萸3～10g，茯苓3～10g，泽泻3～10g，牡丹皮3～10g，桂枝2～6g，炮附子2～6g。

右归丸

【原文】

（《景岳全书·卷五十一·新方八阵·补阵》）

右归丸：治元阳不足，或先天禀衰，或劳伤过度，以致命门火衰，不能生土，而为脾胃虚寒，饮食少进，或呕恶膨胀，或翻胃噎膈，或怯寒畏冷，或脐腹多痛，或大便不实，泻痢频作，或小水自遗，虚淋寒疝，或寒侵溪谷而肢节痹痛，或寒在下焦而水邪浮肿。总之，真阳不足者，必神疲气怯，或心跳不宁，或四体不收，或眼见邪祟，或阳衰无子等证，俱速宜益火之原，以培右肾之元阳，而神气自强矣，此方主之。

大怀熟八两，山药（炒）四两，山茱萸（微炒）三两，枸杞（微炒）四两，鹿角胶（炒珠）四两，菟丝子（制）四两，杜仲（姜汤炒）四两，当归三两（便溏勿用），肉桂二两渐可加至四两，制附子自二两渐可加至五、六两。

上丸，法如前，或丸如弹子大。每嚼服二、三丸，以滚白汤送下，其效尤速。

【临证心得】

右归丸乃金匮肾气丸化裁而成，以治肾阳不足，命门火衰，或火不生土之证。本方温补肾阳，同时配伍滋阴养血药，即《景岳全书·卷五十一·新方八阵·补阵》所谓"善补阳者，必于阴中求阳"之意。

右归丸补益肾阴肾阳，其温阳之功胜于肾气丸。方以附子、肉桂、鹿角胶为君药，温补肾阳，填精补髓。熟地黄、枸杞子、山茱萸、山药滋阴益肾，养肝补脾，俱为臣药。佐以菟丝子补阳益阴，固精缩尿；杜仲补益肝肾，强筋壮骨；当归养血和血，以助鹿角胶补养精血。

右归丸在儿科可用于治疗胎怯、紫癜、水肿、尿频、遗尿等疾病见阴阳两虚，而以肾阳虚衰为主者。症见神疲气怯，畏寒肢冷，面色㿠白，腰膝酸软，周身浮肿，大便稀溏，尿频遗尿，脐腹隐痛，舌苔薄白，脉沉细等。

本方临床应用，如阳虚者，加巴戟天、肉苁蓉、补骨脂、鹿茸等温补肾阳；气虚者，加黄芪、党参、茯苓、白术等补气健脾；脾虚纳呆者，加焦山楂、陈皮、砂仁、炒谷芽等运脾消食。免疫性血小板减少症脾肾阳虚证，可加炮姜、灶心土、龙眼肉、墨旱莲等补肾止血；肾病综合征脾肾阳虚证，可加干姜、黄芪、茯苓、猪苓等化气行水。

方药常用剂量：熟地黄 3～12g，炒山药 5～15g，枸杞子 3～10g，鹿角胶 3～10g，菟丝子 3～10g，杜仲 3～10g，山茱萸 3～10g，当归 3～10g，肉桂 1～4g，制附子 2～6g。

固 真 汤

【原文】

（《活幼心书·卷下·信效方》）

固真汤：主吐泻痢后，胃虚脾慢，四肢口鼻寒冷，沉困不省人事。

人参（去芦）、附子（汤浸，炮裂去皮）、白茯苓（去皮）、白术四味各二钱半，山药（去黑皮）、黄芪（蜜泡涂，炙）、肉桂（去粗皮）、甘草（湿纸裹，煨透）四味各三钱。

上件㕮咀。每服二钱，水一盏，姜三片、大枣一枚，煎七分。空心温服，或无时。

【临证心得】

固真汤为温补脾肾之方，《活幼心书》原治疗慢脾风，现用于各病脾气肾阳亏虚之证。症见：面色㿠白，精神委顿，口鼻气冷，四肢厥冷，手足蠕蠕震颤，大便澄澈清冷，舌质淡，苔薄白，脉象沉细。

固真汤用人参、茯苓、白术、甘草"四君子"合黄芪、山药大补脾气，附子、肉桂补肾助阳，诸药合用，有温补脾气肾阳之功。

本方在儿科可用于各种疾病属脾肾气阳亏虚证者。例如：治疗胎怯脾肾两虚证，可加干姜、鹿茸、陈皮、炒麦芽等温肾运脾；慢惊风（慢脾风）脾肾阳衰证，可加炮姜、丁香、吴茱萸、益智仁等回阳救逆。

方药常用剂量：人参 2～10g，白术 3～10g，茯苓 3～10g，炙甘草 2～5g，炮附子 2～6g，山药 3～10g，黄芪 4～15g，肉桂 2～6g。

桂枝甘草龙骨牡蛎汤

【原文】

（《伤寒论·辨太阳病脉证并治》）

火逆下之，因烧针烦躁者，桂枝甘草龙骨牡蛎汤主之。

桂枝甘草龙骨牡蛎汤

桂枝一两（去皮），甘草二两（炙），牡蛎二两（熬），龙骨二两。

上四味，以水五升，煮取二升半，去滓。温服八合，日三服。

【临证心得】

桂枝甘草龙骨牡蛎汤，功能温心阳，安心神，畅血脉。《经方发挥》认为本方可治"心悸，虚烦，脏躁，失眠，遗精，阳痿。"

桂枝甘草龙骨牡蛎汤方中桂枝辛温可温通经脉，温振心阳，为君药。臣以甘草，合桂枝辛甘化阳，温补心阳，并能益气健脾。龙骨、牡蛎重镇收敛，安神定悸，为佐药。

本方在儿科用于阴阳失调、营卫不和病证，如汗证、心悸、长期低热、反复呼吸道感染、遗尿、尿频、维生素 D 缺乏性佝偻病等。若形寒肢冷者，可加附子、干姜、细辛温阳散寒；肢体浮肿者，可加茯苓、防己、黄芪利水消肿；头晕失眠者，可加酸枣仁、五味子、茯神养心安神；阳气暴脱者，加人参、附子、干姜、麦冬、五味子回阳救逆，益气敛阴。

方药常用剂量：桂枝 3～10g，甘草 2～4g，牡蛎 10～15g，龙骨 10～15g。

第六节　阴阳并补剂

地黄饮子

【原文】

（《黄帝素问宣明论方·卷二·诸证门》　《圣济总录·卷五十一》异名"地黄饮"）

内夺而厥，舌喑不能言，二足废为不用，肾脉虚弱，其气厥不至，舌不仁。《经》云喑痱，足不履用，音声不出者，地黄饮子主之。

熟干地黄、巴戟（去心）、山茱萸、石斛、肉苁蓉（酒浸，焙）、附子（炮）、五味子、官桂、白茯苓、麦门冬（去心）、菖蒲、远志（去心）等分。

上为末，每服三钱，水一盏半，生姜五片、枣一枚、薄荷，同煎至八分，不计时候。

【临证心得】

地黄饮子，原为喑痱证而设，治疗中风失语，两足痿弱。《医门法律·中风门·中风门诸方》阐其方义言："肾气厥，不至舌下，乃脏真之气不上荣于舌本耳。至其浊阴之气必横格于喉舌之间，吞咯维艰，昏迷特甚，又非如不言之证，可以缓调。方中所用附、桂、巴、苁，原为驱逐浊阴而设，用方者不可执己见而轻去之也。"

地黄饮子方中熟地黄、山茱萸补肾阴以滋元阴；附子、肉桂、肉苁蓉、巴戟天补肾阳温养下元，返真元之火，摄纳浮阳。石斛、麦冬、五味子滋养肺肾，金水相生，壮水以济火。石菖蒲、远志、茯苓合用，开窍化痰，交通心肾。姜、枣益气和中，调和诸药。诸药合用，肾阴阳可补，宣通开窍，喑痱能开。

本方滋肾阴、补肾阳、开窍化痰，儿科临床可以此方加减，治疗小儿脑性瘫痪、智能迟缓、慢惊风、五迟五软，以及遗尿、慢性荨麻疹等疾病。

方药常用剂量：熟地黄 3～10g，巴戟天 3～10g，山茱萸 3～10g，肉苁蓉 3～10g，炮附子 2～5g，官桂 2～5g，五味子 3～10g，茯苓 3～10g，麦冬 3～10g，远志 3～10g，石菖蒲 3～10g，石斛 3～10g，生姜 2～5g，大枣 5～10g，薄荷 3～6g。

河车八味丸

【原文】

（《幼幼集成·卷二·痫证》）

河车八味丸：治小儿痫证，年深日远，肝肾已亏，脾肺不足，心血耗散，证候不时举发。此证总归于虚，不可以为有余而攻逐之，致成不救。但以此丸早服，以救肝肾。前定痫丸午晚服，以宁心健脾生肺，则万举万全，真神治也。

紫河车一具（头生男者，用白矾煎汤搽洗极净，用姜汁同酒煮烂），大地黄三两（姜汁、砂仁同酒煮烂），净枣皮一两（炒干），粉丹皮五钱（酒炒），宣泽泻五钱

（盐水炒干），嫩鹿茸二两（切片，炒干），白云苓一两五钱（乳汁蒸晒），怀山药五两五钱（酒炒），川熟附（切，焙干燥）、青化桂（去粗皮，研）各七钱五分，北五味二两（去梗，炒干），大麦冬一两（去心，糯米拌炒）。

上药依法炮制，和为一处，焙极干。研为细末，炼蜜为丸，龙眼核大。每早一丸，用淡盐汤化服，以饮食压之。午及临卧，各用前定痫丸一服。

【临证心得】

河车八味丸，陈复正以之治疗小儿癫痫病程经久，因小儿先天禀赋不足，心肾亏虚，脑髓失养者。症见智力不全，形貌笨拙，反应迟钝，神情默默等智能发育迟缓，并肝肾已亏，脾肺不足，心血耗散，证候不时举发者。本方功擅益肾生精，健脾养血，故在肾精亏损、脑髓空虚之弱智儿亦可应用。

河车八味丸方中紫河车、熟地黄、净枣皮滋阴填精，益肾养血；鹿茸、熟附片、肉桂温阳益肾，以壮元阳；茯苓、山药健运脾胃；牡丹皮、泽泻淡渗清利，补而不滞；五味子、麦冬益阴宁神。此方乃峻补肾阴肾阳、兼理心脾之方。

本方在儿科治疗癫痫，可用于先天肾亏、脑髓失养，智力迟钝，癫痫时发者。但陈复正也提出，本方应与定痫丸同服，集成定痫丸方用人参、白术、茯苓、陈皮、半夏、石菖蒲、当归、肉桂、白芍、豆蔻、苍术、木香、龙眼肉、金箔、朱砂，可见两方合用，更可增强健脾豁痰、宁心镇惊的作用。故河车八味丸、定痫丸同用所治疗癫痫，当为肾脾两虚、痰蕴心惊者。若是抽搐时时发作，强直有力者，还当配以天麻、钩藤、蒺藜、羚羊角等平肝息风之品；瘛疭抖动者，当配以龟甲、鳖甲、白芍、牡蛎等滋阴潜阳之品。

本方依其方药功用，还可以加减治疗先天禀赋不足如胎怯、五迟五软、智能发育迟缓，后天抚育失养、疾病所伤如疳证、痴呆等久病顽症，证属肾脾两虚、阴亏阳衰者。唯此类重症顽疾，皆当坚持长期服药，并需结合各种调护措施、多种疗法，久久为功，方可能取得进步。

方药常用剂量：紫河车 3～10g，熟地黄 3～10g，净枣皮 3～10g，牡丹皮 3～10g，泽泻 3～10g，鹿茸 1～2g，茯苓 3～10g，山药 5～15g，熟附片 2～6g，肉桂 2～6g，五味子 2～6g，麦冬 3～10g。

第十五章

安神剂

第一节　重镇安神剂

朱砂安神丸

【原文】

（《内外伤辨惑论·卷中·饮食劳倦论》　《兰室秘藏·卷下·杂病门》又名"安神丸"）

……如气浮心乱，以朱砂安神丸镇固之则愈。

朱砂安神丸

朱砂五钱（另研水飞，为衣），甘草五钱五分，黄连六钱（去须净，酒洗），当归二钱五分（去芦），生地黄一钱五分。

上件除朱砂外，四味共为细末，汤浸蒸饼为丸，如黍米大，以朱砂为衣。每服十五丸或二十丸，津唾咽下，食后，或温水、凉水少许送下亦得。此近而奇偶，制之缓也。

【临证心得】

朱砂安神丸，东垣以其镇心安神，清热凉血。《兰室秘藏·杂病门》言本方："镇阴火之浮越，以养上焦之元气。"方中朱砂质重性寒，重镇安神，清心泻火，为君药。黄连苦寒，清心除烦、凉血泻火，为臣药。君、臣相伍，共收泻火安神之功。佐以生地黄、当归，滋阴补血、清热养心。炙甘草益气和中，调和诸药，为使药。《医方考·惊悸怔忡门》评其："一可以缓其炎炎之焰，一可以养气而生神也。"

儿科应用本方主要治疗心烦意乱、狂躁、惊厥等心肝火旺之证，如夜啼、心悸、惊风、癫痫、儿童癫狂病等病之相关证候。临证时，若神不安而动肝风，睡中时有惊惕者，可加钩藤、蝉蜕以息风镇惊；若伴有痰浊内闭，喉间痰鸣而惊啼者，可用琥珀抱龙丸清化痰热，安神定志，兼调脾胃。

本方因其君药朱砂含汞，而汞为有毒重金属，使得含朱砂的中药用药安全性遭受质疑。目前通常习惯以总汞含量为指标来评价含朱砂中药的安全性。然而，由于自然界中汞存在的化合物种类繁多，其毒性亦存在较大差异。例如，有动物实验研究表明，$HgCl_2$ 和 MeHg 在小鼠连续给药后可引起肾组织汞蓄积量显著升高，从而产生一系列病理变化。而朱砂安神丸、朱砂、HgS 组的肾汞蓄积量与正常组无明显差异，对肾转运体基因表达的影响甚微，表明不同形式的汞对小鼠肾脏造成的毒性差异巨大。因此，以总汞含量评价朱砂及含朱砂中药的安全性欠妥。

《中华人民共和国药典》规定的朱砂日服用量 0.1～0.5g 范围。尽管如此，朱砂安神丸等含朱砂方药在儿科应用仍不可久服，以免蓄积中毒，即使用于失眠、癫痫等慢性病，应用此品时，最多仍应掌握在疗程不超过一个月。

方药常用剂量：黄连 2～6g，水飞朱砂 0.1～0.3g（入丸散服，不宜入煎剂），生地黄 3～10g，当归 3～10g，炙甘草 2～6g。

磁朱丸

【原文】

（《原机启微·卷下·附方》，即《备急千金要方·卷六·上七窍病上》"神曲丸"）

千金磁朱丸：治神水宽大渐散，昏如雾露中行，渐睹空中有黑花，渐睹物成二体，久则光不收，及内障，神水淡绿色、淡白色者。

磁石（吸针者）二两，辰砂一两，神曲四两。

先以磁石置巨火中煅，醋淬七次，晒干，另研极细二两，辰砂另研极细一两，生神曲末三两与前药和匀，更以神曲末一两，水和作饼，煮浮为度，加入前药，炼蜜为丸，如梧桐子大。每服一十丸，加至三十丸，空心饭汤下。

【临证心得】

磁朱丸，镇心、安神、明目之方也。主治心肾不交证，见眼目昏花，耳鸣耳聋，心悸失眠，癫痫诸症。方中磁石育阴潜阳，镇心安神，为君药；朱砂重镇安神，清心泻火，为臣药。神曲健胃和中，顾护脾胃，佐制君臣重镇碍胃之弊；炼蜜为丸，甘缓调和。《古今名医方论》引王又原评曰："盖神水散大，缓则不收，赖镇坠之品疾收而吸引之，故为急救之剂也。其治耳鸣、耳聋等症，亦以镇坠之功，能制虚阳之上奔耳！"

本方在儿科可以丸剂用于心神不宁，神志不安之癫痫、惊风、不寐等病，属于肾阴不足、心阳偏亢证者。

中成药磁朱丸配方：神曲 120g，磁石 60g，朱砂 10g。方中朱砂含汞，有一定毒性，在儿科应用应加控制，磁朱丸每日最大剂量宜限制在 6g 之内（含朱砂 0.32g），疗程应在 10 天之内为宜。

方药常用剂量：神曲 1.2～4.8g，磁石 0.6～2.4g，水飞朱砂 0.1～0.3g（入丸散剂，不宜入煎剂）。

第二节　补养安神剂

天王补心丹

【原文】

（《校注妇人良方·妇人热劳方论》）

天王补心丹：宁心保神，益血固精，壮力强志，令人不忘，清三焦，化痰涎，祛烦热，除惊悸，疗咽干，育养心神。

人参（去芦）、茯苓、玄参、丹参、桔梗、远志各五钱，当归（酒浸）、五味、麦门冬（去心）、天门冬、柏子仁、酸枣仁（炒）各一两，生地黄四两。

上为末，炼蜜丸，桐子大，用朱砂为衣。每服二三十丸，临卧，竹叶煎汤送下。

【临证心得】

《古方选注》曰:"补心者,补心之用也。心藏神,而神之所用者,魂、魄、意、智、精与志也。补其用而心能任物矣。"天王补心丹原治"妇人热劳,心经血虚,心神烦躁。"因具有滋阴清热,补心安神之效,现临床多用于因阴亏血少而致的虚烦心悸,症见睡眠不安,精神衰疲,健忘不寐,不耐思虑,心悸怔忡,大便干燥,口舌生疮,舌红少苔,脉细而数等。

天王补心丹以生地黄为君,入肾经,滋阴养血,取其入足少阴以滋水,水盛可以伏火。酸枣仁、柏子仁、远志养心安神;当归、丹参、玄参清心活血,养阴生新血;天冬、麦冬滋阴清热,助其阴液,俱为臣药。五味子酸以收之,敛心气之耗散;人参、茯苓益气补虚,安神益智;朱砂少许清热宁神,共为佐药。桔梗载药上浮而归入心,为使药。

本方适用于儿科多种疾病血虚内热、心神不安之证,有益气滋阴、养血安神之功。例如:治疗营养性缺铁性贫血心脾两虚证,可加黄芪、白芍、鸡血藤、龙眼肉等益气养心生血;治疗心悸心阴不足证,可加炙甘草、阿胶、白芍、龙齿等滋阴养心定悸;治疗不寐心脾两虚证,可加黄芪、白术、莲子、龙眼肉等补脾养心安神;治疗注意缺陷多动障碍心脾两虚证,可加黄芪、白术、益智仁、龙骨等益气养心安神;治疗儿童抑郁症心虚神怯证,可加黄芪、白术、石菖蒲、玫瑰花等补心安神解郁。

方药常用剂量:人参(党参)3~10g,玄参3~10g,丹参3~10g,茯苓3~10g,远志3~10g,桔梗3~10g,五味子3~10g,当归3~10g,天冬3~10g,麦冬3~10g,柏子仁3~10g,酸枣仁3~10g,生地黄3~10g。

酸枣汤

【原文】

(《金匮要略·血痹虚劳病脉证并治》)

虚劳虚烦不得眠,酸枣汤主之。

酸枣汤方

酸枣仁二升，甘草一两，知母二两，茯苓二两，芎䓖二两（深师有生姜二两）。

上五味，以水八升，煮酸枣仁得六升，内诸药煮取三升。分，温，三服。

【临证心得】

酸枣汤，仲景用治"虚劳虚烦不得眠"。《金匮要略心典》阐释道："虚劳之人，肝气不荣，则魂不得藏；魂不藏故不得眠。"本方具有养血安神，清热除烦之效。现代药理研究显示具有镇静催眠、抗焦虑、抗抑郁、改善记忆、保护心脑血管系统等作用。

《古方选注》言其治法："虚烦、胃不和、胆液不足，三者之不寐，是皆虚阳溷扰中宫，心火炎而神不定也，故用补母泻子之法，以调平之。"本方重用酸枣仁为君，入心、肝经，养血补肝，宁心安神。茯苓淡渗健脾，宁心安神；知母滋阴润燥，清热除烦，共为臣药；佐以川芎疏肝行气以调肝血。《成方便读》言："凡夜卧魂梦不安之证，无不皆以治肝为主；欲藏其魂，则必先去其邪。"甘草益气健脾，调和诸药为使。

儿科临床应用酸枣汤，可用于小儿虚烦失眠，心悸不安，头目眩晕，咽干口燥，舌红，脉弦细者。如治疗不寐心脾两虚证，可加党参、白术、当归、夜交藤等补气养心安神；治疗心悸心血不足证，可加黄芪、当归、炒白芍、龙眼肉等补血养心定悸；治疗儿童焦虑症心脾两虚证，可加党参、黄芪、合欢皮、远志等益气健脾宁神；治疗眩晕气血亏虚证，可加黄芪、党参、当归、天麻等补气养血平肝。

方药常用剂量：炒酸枣仁 5～15g，甘草 2～5g，知母 3～10g，茯苓 3～10g，川芎 3～10g。

甘草小麦大枣汤

【原文】

（《金匮要略·妇人杂病脉证并治》）

妇人藏躁，喜悲伤欲哭，象如神灵所作，数欠伸，甘麦大枣汤主之。

甘草小麦大枣汤方

甘草三两，小麦一升，大枣十枚。

上三味，以水六升，煮取三升。温，分三服。亦补脾气。

【临证心得】

张仲景为妇人脏躁立甘草小麦大枣汤。《金匮要略心典》说："五志生火，动必关心，脏阴既伤，穷必及肾也。"故本方以小麦养心除烦安神，能和肝阴之客热而养心液，有消烦利溲止汗之功。甘草补气养心安神，大枣益气和中、润燥缓急，滋脏器而止其躁。三药合以养心安神，和中缓急。

《方函口诀》言本方可治"小儿啼泣不止者"。儿科现取本方加味用于注意缺陷多动障碍、健忘、不寐、儿童抑郁症等疾病，由心阴不足，肝气失和，心神失宁所致者。若注意缺陷、心神不安者，加黄芪、当归、茯神、益智仁、龙骨等养心宁神；记忆力差、动作笨拙者，加人参、益智仁、茯苓、酸枣仁、龙眼肉等补心益智；心烦不寐、入睡困难者，加生地黄、麦冬、栀子、淡豆豉、夜交藤等养心除烦；情绪抑郁、胆怯易惊者，加党参、茯苓、柏子仁、麦冬、龙齿等补心安神。

方药常用剂量：甘草 5～10g，小麦 10～15g，大枣 5～15g。

交泰丸

【原文】

（方见《韩氏医通·药性裁成章》）

火分之病，黄连为主。五脏皆有火，平则治，病则乱。方书有君火、相火、邪火、龙火之论，其实一气而已。故丹溪云：气有余便是火。分为数类，凡治本病，略炒以从邪，实火以朴硝汤，假火酒、虚火醋、痰火姜汁，俱浸透炒。气滞火以茱萸、食积洩黄土、血癥瘕痛干漆，俱水拌同炒，去萸、土、漆。下焦伏火，以盐水拌焙。目疾以人乳浸蒸，或点或服。生用为君，佐官桂少许，煎百沸，入蜜，空心服，能使心肾交于顷刻。

（方名见《四科简效方·甲集·安神》）

生川连五钱，肉桂心五分。研细，白蜜丸。空心淡盐汤下。治心肾不交，怔忡无寐，名交泰丸。

【临证心得】

交泰丸，交通心肾经典方，主治心火偏亢，心肾不交，怔忡不寐诸症。方中黄连和肉桂心用量 10 ∶ 1，黄连清心降火，肉桂心补火助阳，引火归元，合以心肾相交，水火既济。

心主神明，内寄君火，肾主水液，内藏相火，水火既济则心有所主，肾有所藏。遗尿小儿多有睡眠较深、难以唤醒或醒后神志朦胧等现象，也有梦中小便遗出于床上者。其病机为心火独亢，或久病失调伤及肾阴，致水火不济，心肾失交，君火动越于上，相火应之于下，夜梦纷纭，膀胱失约，见梦中遗尿。此即遗尿之心肾失交证，可用交泰丸为主方治疗。常加用生地黄、竹叶、灯心草、甘草清心降火；龟甲、山茱萸、酸枣仁、五味子补肾养阴。嗜寐难醒者加石菖蒲、远志醒神开窍。

方药常用剂量：黄连 6 ～ 10g，肉桂 1 ～ 3g。

第十六章

开窍剂

第一节　凉开剂

安宫牛黄丸

【原文】

（《温病条辨·卷一·上焦篇·风温，温热，温疫，温毒，冬温》）

温毒神昏谵语者，先与安宫牛黄丸、紫雪丹之属，继以清宫汤。

（《温病条辨·卷一·上焦篇·温疟》）

热多昏狂，谵语烦渴，舌赤中黄，脉弱而数，名曰心疟，加减银翘散主之；兼秽，舌浊口气重者，安宫牛黄丸主之。

安宫牛黄丸方

牛黄一两，郁金一两，犀角一两，黄连一两，朱砂一两，梅片二钱五分，麝香二钱五分，真珠五钱，山栀一两，雄黄一两，金箔衣，黄芩一两。

上为极细末，炼老蜜为丸，每丸一钱，金箔为衣，蜡护。脉虚者人参汤下，脉实者银花、薄荷汤下，每服一丸。兼治飞尸卒厥，五痫中恶，大人小儿痉厥之因于热者。大人病重体实者，日再服，甚至日三服；小儿服半丸，不知再服半丸。

【临证心得】

安宫牛黄丸由万全《痘疹世医心法》牛黄清心丸加味镇心安神、开窍解毒之品而成。《成方便读》说："热邪内陷，不传阳明胃腑，则传入心包。若邪入心包。则见神昏谵语诸证，其势最虑内闭。"安宫牛黄丸即是治疗热病邪陷心包、窍闭神昏的重要方药。症见高热烦躁，神昏谵语，或舌謇肢厥，或下利脉实，及急惊风属痰热内闭心窍者。

安宫牛黄丸方中牛黄清心解毒，豁痰开窍；犀角清热止痉，凉血解毒（现多以水牛角代替）；麝香开窍醒神，共为君药。黄连、黄芩、栀子清泄三焦火热；雄黄豁痰解毒，共为臣药。郁金、冰片芳香去秽，凉血解毒，通窍开闭；朱砂、珍珠、金箔镇心安神，清热解毒；蜂蜜和胃调中，共为佐使。诸药合用，对痰热内闭、热盛动风之证有清热解毒、豁痰开窍之功。现代药理研究证实本方有显著的镇静、抗惊厥作用和解热、抗炎作用，对于中枢神经系统感染性高热昏迷、重症肝炎之肝性脑病昏迷效果显著。

现代儿科急危重症如病毒性脑炎、细菌性脑脊髓膜炎、重症病毒性肺炎、重症手足口病等疾病出现神昏惊厥时，可使用安宫牛黄丸以急救。本方一般不作为汤剂使用。

本证较轻者可以牛黄清心丸（黄连，黄芩，栀子，郁金，朱砂，牛黄）代用。

方药常用剂量：牛黄30g，郁金30g，犀角（水牛角代）30g，黄连30g，朱砂30g，栀子30g，雄黄30g，黄芩30g，珍珠15g，梅片7.5g，麝香7.5g。

上药为极细末，炼老蜜为丸，每丸3g，金箔为衣，蜡护。小儿每服＜3岁1/4丸、4～6岁1/2丸，1日1次，或遵医嘱。昏迷者鼻饲给药。

紫　雪

【原文】

（《外台秘要·卷十八·脚气服汤药色目方一十九首》　《成方便读·清火之剂》又名紫雪丹）

又紫雪疗脚气毒遍内外，烦热，口中生疮，狂易叫走，及解诸石草热药毒发、邪热卒黄等，瘴疫毒疠，卒死温疟，五尸五注心腹诸疾，绞刺切痛，蛊毒鬼魅，野道热毒，小儿惊痫百病最良方。

黄金百两，寒水石三斤，石膏三斤，磁石三升，滑石三升，玄参一斤，羚羊角五两（屑），犀角五两（屑），升麻一升，沉香五两，丁子香一两，青木香五两，甘草八两（炙）。

上十三味。以水一斗五升，先煮五种金石药，得四斗，去滓后内八物，煮取一

斗五升，去滓。取消石四升，芒消亦可，用朴消精者十斤投汁中，微炭上煎，柳木
篦搅勿住手。有七升投在木盆中，半日欲凝，内成研朱砂三两、细研麝香当门子五
分，内中搅调，寒之二日成霜雪紫色。病人强壮者一服二分，当利热毒。老弱人或
热毒微者，一服一分。以意节之。合得一剂，支十年许用，大神妙，不用余。

【临证心得】

紫雪，与安宫牛黄丸、至宝丹合称"凉开三宝"，然其重在息风止痉，对于神
昏伴有痉厥者尤为适宜。本方组方结构严谨，主次分明，《医方集解·泻火之剂》阐
析道："寒水石、石膏、滑石、硝石以泻诸经之火，而兼利水，为君；磁石、玄参以
滋肾水，而兼补阴，为臣；犀角、羚角以清心宁肝，升麻、甘草以升阳解毒，沉香、
木香、丁香以温胃调气，麝香以透骨通窍，丹砂、黄金以镇惊安魂泻心肝之热，为
佐使。诸药用气，硝独用质者，以其水卤结成，性峻而易消，以泻火而散结也。"

紫雪主治温热病邪热内陷心包，高热烦躁，神昏谵语，抽搐痉厥，口渴唇焦，
尿赤便闭，以及小儿热盛惊厥等。尤其是小儿热病邪陷厥阴等常见神昏抽搐，应用
本方具有清热开窍、镇痉安神之效。现代药理实验亦表明，紫雪有较迅速的解热效
果，并具有显著的镇静抗惊厥作用。小儿热入营血而神昏、惊厥，如重症肺炎、脑
炎邪陷厥阴，胎黄动风，脐疮神昏抽搐等病证，高热神昏抽搐均可投之。

方药常用剂量：黄金3000g，寒水石1500g，石膏1500g，磁石1500g，滑石
1500g，玄参500g，羚羊角屑150g，犀角屑（水牛角浓缩粉代）150g，沉香150g，
青木香150g，升麻250g，丁子香30g，甘草240g。

上13味，以水60L，先煮5种金石药，得24L，去滓；纳另8味，煮取9L，去
滓；取消石2160g、芒硝5000g，投汁中，微火上煎，柳木莁搅勿住手，得4.2L，投
在木盆中，半日欲凝，纳研朱砂90g、细研麝香当门子37.5g，纳中搅调。寒之2日，
成霜如雪紫色。周岁小儿每服0.3g，以后每增1岁递增0.3g，1日1次；5岁以上小
儿酌情服用，最多不超过1.5g，1日2次。

小儿回春丹

【原文】

（《全国中成药处方集·上海方》）

小儿回春丹

功能与主治：小儿急热，惊风痰壅。

处方：牛黄一钱，天麻三钱，麝香一钱五分，蛇含石八钱，冰片一钱五分，防风三钱，腰黄三钱，胆星二两，朱砂三钱，天竺黄一两，全蝎（酒洗漂淡）三钱，僵蚕（炒）三钱，羌活三钱，川贝母一两，白附子（制）三钱。

制法：共研细粉和匀，用甘草一两、钩藤二两，煎汤泛丸，每粒潮重一分。每盒五粒，蜡壳固封。每服二粒至三粒，温开水化服。

【临证心得】

小儿回春丹，主治小儿急惊风，痰涎壅盛者，为《全国中药成药处方集》所载方剂。各地所献同名异方有18方，多用以治疗小儿急惊风，本处方为上海方。方中牛黄、麝香、冰片合以清热解毒，息风定惊，豁痰开窍；朱砂、蛇含石、雄黄安神镇惊；天麻、防风、全蝎、僵蚕、钩藤息风定惊；羌活、白附子、胆南星、天竺黄、川贝母消风涤痰；甘草和胃调中，缓和药性。

小儿惊厥的病因很多，其中以热性惊厥最为常见。小儿回春丹为常用止痉中成药之一，具有息风化痰、解痉定惊之效。如《幼科铁镜·阐明发惊之由兼详治惊之法》所言："热盛生风，风盛生痰，痰盛生惊。"本方适用于治疗外感发热风痰壅盛而致之惊风抽搐。

方药常用剂量：牛黄3g，天麻9g，防风9g，腰黄9g，朱砂9g，全蝎（酒洗，漂淡）9g，炒僵蚕9g，羌活9g，制白附子9g，麝香4.5g，冰片4.5g，蛇含石24g，胆星60g，天竺黄30g，川贝母30g。

上药共研细粉和匀，再用甘草30g、钩藤60g，煎汤泛丸，每粒潮重0.3g。每盒5粒，蜡壳固封。每服2～3粒，温开水化服。

抱 龙 丸

【原文】

（《小儿药证直诀·卷下·诸方》　《增补内经拾遗方论·卷四》又名保肝丸）

抱龙丸：治伤风瘟疫，身热昏睡，气粗，风热、痰寒壅嗽，惊风潮搐，及蛊毒、中暑。沐浴后并可服。壮实小儿，宜时与服之。

天竺黄一两，雄黄（水飞）一钱，辰砂、麝香（各别研）半两，天南星四两（腊月酿牛胆中，阴干百日，如无，只将生者去皮脐，锉炒干用）。

上为细末，煮甘草水和丸，皂子大。温水化下服之。百日小儿每丸分作三四服；五岁一二丸；大人三五丸。

【临证心得】

万全在《万氏家传育婴秘诀·鞠养以慎其疾四》"抱龙丸解"说道："龙者，纯阳之物。益震为龙，东方乙木也，为少阳之气，时至乎春，乃万物发生之始气也。乙者，肝木也。肝为风木。初生小儿，纯阳无阴，龙之象也。肝为有余，少阳之气壮也。肝主风，小儿病则有热，热则生风。"

钱乙所设抱龙丸，治在豁痰定惊，安神息风。方中朱砂、雄黄清热解毒、镇惊安神，麝香开窍醒神，天竺黄、胆南星清心化痰、息风定惊。诸药合用以豁痰定惊，平息肝风。

本方用于治疗小儿急惊风痰热窍闭证，身热昏睡、痰盛气粗、生惊发厥、四肢抽搐者。

方药常用剂量：天竺黄30g，雄黄（水飞）3g，辰砂15g，麝香15g，天南星120g。

上药为细末，煮甘草水和丸，如皂子大。温水化服。百日小儿，每丸分作3～4次服；5岁1～2丸，1日2次。

琥珀抱龙丸

【原文】

（《活幼心书·卷下·信效方》　《婴童百问·卷六》又名抱龙丸）

琥珀抱龙丸：抱龙之义，抱者保也，龙者肝也。肝应东方青龙木，木生火，所谓生我者父母也。肝为母，心为子，母安则子安。况心藏神，肝藏魂，神魂既定，惊从何生？故曰抱龙丸。理小儿诸惊，四时感冒，风寒湿疫邪热，致烦躁不宁，痰嗽气急；及疮疹欲出发搐，并宜可投。其药性温平，不僭不燥，常服祛风化痰，镇心解热，和脾胃，益精神。

真琥珀、天竺黄、檀香（细锉）、人参（去芦）、白茯苓（去皮）五味各一两半，粉草三两（去节），枳壳（如前制）、枳实（如前制）二味各一两，水飞朱砂五两（先以碎石引去铁屑，次用水乳钵内细杵，取浮者飞过，净器中澄清，去上余水，如此法一般精制，见朱砂尽干用），山药（去黑皮）一斤（锉作小块，慢火炒令热透，候冷用），南星一两（锉碎，用腊黄牛胆酿经一夏用），金箔百片（去护纸，取见成药一两，同在乳钵内极细杵，仍和匀前药末用）。

上前十二味，除朱砂、金箔不入研，内余十味，檀香不过火外，九味或晒或焙，同研为末，和匀朱砂、金箔，每一两重取新汲井水一两，重入乳钵内略杵匀，随手丸此样〇大一粒，阴干，晴霁略晒，日色燥甚则掀折，宜顿放当风处，取其自干。

治法并用葱汤，无时化服，或薄荷汤；痰壅嗽甚，淡姜汤下；豆疮见形有惊，温净汤下；心悸不安，灯心汤下；暑天迷闷，麦门冬熟水下。百日内婴孩每丸分三次投，二岁以上者止一丸或二丸。其品剂修合之日，但缺一味，不依制度，必无效矣。常用瓦瓶入麝香同贮，毋使散泄气味。入珍珠末一两合和，名金珠散。盖珍珠能镇心宁肝，坠痰尤效，治法汤使同前。此药乃家传秘方，尝自精制出卖，人多信用，取者甚众。今推诚利行，愿与天下共之，非感自矜，特以全婴为念耳。

【临证心得】

琥珀抱龙丸，较钱乙之抱龙丸，更增健脾和胃、镇心定志之效。《广嗣纪要》评曰："抱者，养也；龙者，纯阳之象也。《易》曰：震为龙，一阳初生，乃少阳之气。震为乙木，内应守肝。小儿初生，纯阳之体，肝常有余，故立此方。以抱龙名者，所以保养阳气，使不至于暴泄，滋益阴精，令得制乎炎光也。"

琥珀抱龙丸方中朱砂、琥珀、金箔清心镇静，安神活血；人参、白茯苓、山药、檀香、枳壳、枳实益气健脾，行气和中；天竺黄、胆南星清热化痰，息风定惊；甘草补脾益气，清热解毒，调和诸药。诸药合用，清化痰热，安神定志，兼调脾胃。临证若痰涎较多，加竹沥、白附子以去风痰；脾虚肝旺抽搐频作者，加天麻、钩藤平肝息风；瘫痪而筋脉强直者，选加全蝎、蜈蚣、地龙、僵蚕、蕲蛇、乌梢蛇等以搜风镇痉。

本方祛风化痰、镇心清热。儿科临证应用于急惊风。

方药常用剂量：琥珀45g，天竺黄45g，檀香（细锉）45g，人参（去芦）45g，白茯苓45g，粉甘草（去节）90g，枳壳30g，枳实30g，南星（锉碎，用腊月黄牛胆酿，经一夏用）30g，朱砂（水飞）150g，山药500g，金箔100片。

上药（除朱砂、金箔）或晒或焙（除檀香不过火），为末和匀，同朱砂、金箔（每30g，取新汲井水50mL）和入乳钵内略杵匀，丸如梧桐子大。服时用葱汤或薄荷汤化服，或灯心汤送下。百日内婴儿，每服1/3丸；2岁以上，每服1～2丸，1日1～2次。

第二节 温开剂

苏合香丸

【原文】

（《苏沈良方·卷五》 《外台秘要·卷十三》引《广济方》又名吃力迦丸）

苏合香丸：治肺瘘客忤，鬼气传尸，伏连痷瘵等疾，又治心痛、霍乱吐痢及诸疟瘀血、月闭痃癖、丁肿惊痫、邪气狐媚、瘴疠等疾。

苏合香、白术、朱砂、沉香、诃子肉、丁香、木香、香附子、白檀香、乳香、荜茇、乌犀屑、安息香各一两，麝香、龙脑各半两。

上为末，炼蜜丸，如鸡头实大。每服一丸，温酒嚼下，人参汤亦得。

【临证心得】

苏合香丸为温开方。《成方便读》云："此方汇集诸香以开其闭，而以犀角解其毒，白术、白蜜匡其正，朱砂辟其邪，性偏于香，似乎治邪中气闭者为宜耳。"方中苏合香、麝香、安息香芳香开窍，为君药。臣以青木香、白檀香、沉香、熏陆香、丁香、龙脑、香附，合君药行气止痛、温经通络、活血化瘀。佐以荜茇辛热，温中散寒；白术益气健脾、燥湿化浊；诃子肉补气收敛，以防大批芳香药辛散太过；犀角（现多代以水牛角）清心解毒；朱砂重镇安神。诸药合用，行气解郁、温中止痛，温中有补，散中有收。

本方现代多应用于心血管系统疾病。药理证实具有抗血栓、抗心肌缺血、抗心绞痛、抗菌等作用，可见有冠心病心绞痛、痛症、皮肤疾患、胆道蛔虫等临床报道。本方中易产生严重不良反应的成分主要为麝香和朱砂，前者药材名贵，小剂量对中枢神经系统呈兴奋作用，大剂量则呈抑制作用；后者主要成分为硫化汞，长期服用可引起慢性汞中毒，引起肝肾损害，并可透过血脑屏障直接损害中枢神经系统，由于小儿生长发育不完善，代谢能力相对较弱，故临证当慎用。

苏合香丸温通开窍、行气止痛，用于寒闭证及心腹疼痛属于寒凝气滞证，症见突然昏倒，不省人事，牙关紧闭，及心腹卒痛，舌苔白，脉迟者。

方药常用剂量：白术30g，朱砂（研）30g，麝香30g，诃黎勒皮30g，香附子30g，沉香30g，青木香30g，丁子香30g，安息香30g，白檀香30g，荜茇30g，犀角（水牛角代）30g，熏陆香15g，苏合香15g，龙脑香15g。

上15味，捣筛极细，白蜜煎，去沫，和为丸，如梧桐子大。每服1丸，1日1次。

第十七章

理血剂

第一节　活血祛瘀剂

桃核承气汤

【原文】

（《伤寒论·辨太阳病脉证并治》　《医方类聚·卷五十四》引《伤寒括要》又名桃仁承气汤）

太阳病不解，热结膀胱，其人如狂，血自下，下者愈。其外不解者，尚未可攻，当先解外；外解已，但少腹急结者，乃可攻之，宜桃核承气汤。

桃核承气汤方

桃仁五十个（去皮尖），大黄四两，桂枝二两（去皮），甘草二两（炙），芒硝二两。

上五味，以水七升，煮取二升半，去滓，内芒硝，更上火，微沸下火。先食温服五合，日三服，当微利。

【临证心得】

桃核承气汤，仲景用于太阳蓄血轻证，表证已除而瘀热互结于下焦，治以因势利导，破血下瘀泄热以祛除下焦之蓄血。

桃核承气汤方中桃仁活血破瘀，大黄泄热逐瘀，共为君药。芒硝泄热软坚，助君药以泻下瘀热；桂枝温通，助桃仁行血脉，制硝、黄寒凉之弊，共为臣药。炙甘草益气和中，缓和药性为佐使药。五药合用，活血祛瘀，泻热攻下，使下焦瘀热自清。

桃核承气汤在儿科主要用于瘀热蓄于下焦之证。如过敏性紫癜，伴见少腹急结，大便色黑，小便自利，甚则谵语烦渴，至夜发热，脉沉实或涩诸证。临证时，若见皮肤紫癜多者，可加丹参、荆芥、紫草凉血化瘀；腹痛者，可加延胡索、木香、白芍活血行气；便血者，加地榆、血余炭、槐花炭凉血止血；尿血者，加大蓟、小蓟、白茅根凉血清热等。笔者曾以本方加味治疗陈旧性宫外孕下腹包块得到消除。另有报道，用本方加减治疗急性坏死性肠炎肠麻痹者有效。

方药常用剂量：桃仁 3 ~ 10g，桂枝 3 ~ 6g，炙甘草 2 ~ 5g，芒硝 3 ~ 6g，大黄 3 ~ 10g。

血府逐瘀汤

【原文】

（《医林改错·上卷·血府逐瘀汤所治之症目》）

血府逐瘀汤所治之病，开列于后。

头痛……胸痛……胸不任物……胸任重物……天亮出汗……心里热（名灯笼病）……瞀闷……急躁……夜睡梦多……呃逆（俗名打嗝忒）……饮水即呛……不眠……小儿夜啼……心跳心忙……夜不安……俗言肝气病……干呕……晚发一阵热。

血府逐瘀汤

当归三钱，生地三钱，桃仁四钱，红花三钱，枳壳二钱，赤芍二钱，柴胡一钱，甘草二钱，桔梗一钱半，川芎一钱半，牛膝三钱。

水煎服。

【临证心得】

王清任创立血府逐瘀汤活血祛瘀，行气止痛。主治上焦瘀血，头痛胸痛，胸闷呃逆，失眠不寐，心悸怔忡，瘀血发热，舌质暗红，边有瘀斑或瘀点，唇暗或两目暗黑，脉涩或弦紧等。

血府逐瘀汤乃桃红四物汤合四逆散加桔梗、牛膝而成。《医林改错注释》分析道："血府逐瘀汤用桃仁、红花、川芎、赤芍活血祛瘀，配合当归、生地活血养血，使瘀血去而又不伤血。柴胡、枳壳疏肝理气，使气行则血行；牛膝破瘀通经，引瘀血下行。桔梗入肺经，载药上行，使药力发挥于胸中血府，又能开胸膈滞气，宣通气血，有助于血府瘀血的化与行，与枳壳、柴胡同用，尤善开胸散结，牛膝引瘀血下行，一升一降，使气血更易运行。甘草缓急，通百脉以调和诸药。"

儿科临床应用本方加减可治疗紫癜、胸痹、心悸等病的气滞血瘀证。紫癜血热妄行瘀滞者，可加水牛角、牡丹皮、紫草、玄参、黄芩等凉血化瘀；胸痹心血瘀阻证，可加乳香、没药、郁金、降香、丹参等活血理气；心悸心络瘀阻证，可加延胡索、丹参、香附、桂枝、郁金等活血通络。至于《医林改错》记载本方可治小儿夜啼、夜寐不安等病证，也当辨证属于血络瘀滞者为是。

方药常用剂量：当归 3～10g，生地黄 3～10g，桃仁 3～10g，红花 3～10g，枳壳 3～10g，赤芍 3～10g，柴胡 3～6g，甘草 2～5g，桔梗 3～6g，川芎 3～10g，牛膝 3～10g。

通窍活血汤

【原文】

(《医林改错·上卷·通窍活血汤所治之症目》)

通窍活血汤所治之病，开列于后。

头发脱落……眼疼白珠红……糟鼻子……耳聋年久……白癜风……紫癜风……紫印脸……青记脸如墨……牙疳……出气臭……妇女干劳……男子劳病……交节病作……小儿疳证。

通窍活血汤

赤芍一钱，川芎一钱，桃仁三钱（研泥），红花三钱，老葱三根（切碎），鲜姜三钱（切碎），红枣七个（去核），麝香五钱（绢包）。

用黄酒半斤，将前七味煎一盅，去渣，将麝香入酒内，再煎二沸。临卧服。

【临证心得】

通窍活血汤，为王清任所立瘀血在上焦诸证方，有活血化瘀、通窍定痛之功，故而在瘀停窍内的多种疾患中应用广泛。

通窍活血汤方中赤芍、川芎行血活血，桃仁、红花活血通络，葱、姜辛温通阳，麝香开窍通闭、解毒活血，黄酒通络，佐以大枣缓和芳香辛窜药物之性。诸药合用，共奏活血通窍之功。

通窍活血汤治疗小儿疳证，依《医林改错》所说："至肚大坚硬成块，皆血瘀凝结而成，用通窍活血汤。"应属疳积中之血积证，且当与健脾助运之资生健脾丸合方加减。本方更多用于儿科心脑疾病，例如：治疗癫痫瘀血痫，可用本方加全蝎、乌梢蛇、丹参、五灵脂等活血化瘀、通窍定痫；治疗智能迟缓瘀阻脑络证，可加丹参、郁金、石菖蒲、牡丹皮等活血化瘀、通络开窍：治疗眩晕瘀血阻窍证，可加牡丹皮、牛膝、天麻、钩藤等活血化瘀、活络息风；治疗健忘瘀血阻滞证，可加白芷、石菖蒲、九香虫、当归等活血通络、开通脑窍；治疗多寐痰瘀阻窍证，可加石菖蒲、半夏、胆南星、浙贝母等化痰活血、醒神开窍。

方药常用剂量：赤芍 3～10g，川芎 3～10g，桃仁 3～10g，红花 3～10g，鲜姜 2～5g，红枣 5～12g，老葱 2～5g，麝香 0.03～0.1g。

补阳还五汤

【原文】

（《医林改错·下卷·瘫痿论》）

补阳还五汤：此方治半身不遂，口眼歪斜，语言謇涩，口角流涎，大便干燥，小便频数，遗尿不禁。

黄芪四两（生），归尾二钱，赤芍一钱半，地龙一钱（去土），川芎一钱，桃仁一钱，红花一钱。

水煎服。

【临证心得】

补阳还五汤，是王清任补气活血法治疗瘫痿的方剂。主治气血亏虚，脉络瘀阻，见面㿠形瘦，少气乏力，唇指发绀，心悸心痛，癥积痞块，瘫痪不遂，中风语涩，舌质淡紫，脉象缓涩，指纹淡紫等。

补阳还五汤重用黄芪大补元气，气旺血行，瘀祛络通而不伤正。当归尾、川芎、赤芍、桃仁、红花、地龙活血通经活络。本方重以补气，配以活血通络之品，以达气旺、瘀消、络通之效。

本方治疗气虚血瘀、络脉阻滞之瘫痪、痿病，如小儿中风、手足口病重症、脊髓灰质炎瘫痪等病的恢复期等。临证若上肢瘫痪者加桑枝、桂枝、桑寄生祛风通络；下肢瘫痪者加木瓜、牛膝、独活祛湿舒筋；腰膝酸软者加续断、桑寄生、杜仲补肾强筋；气虚纳呆者加党参、白术、鸡内金益气助运。

方药常用剂量：黄芪 5～15g，当归尾 3～10g，赤芍 3～10g，地龙 3～10g，川芎 3～10g，桃仁 3～10g，红花 3～10g。

失 笑 散

【原文】

（《证类本草·第二十二卷·五灵脂》引《经效方》）

治妇人心痛，血气刺不可忍，失笑散。五灵脂净好者、蒲黄等分，为末。每服二钱，用好醋一杓熬成膏，再入水一盏，同煎至七分，热服，立效。

【临证心得】

失笑散，以五灵脂、蒲黄相须为用，活血化瘀，通利止痛。《医宗金鉴·删补名医方论·卷五》录吴于宣曰："凡兹者，由寒凝不消散，气滞不流行，恶露停留，小腹结痛，迷闷欲绝，非纯用甘温破血行血之剂，不能攻逐荡平也。是方用灵脂之甘温走肝，生用则行血；蒲黄甘平入肝，生用则破血；佐酒煎以行其力，庶可直抉厥阴之滞，而有推陈致新之功。甘不伤脾，辛能散瘀，不觉诸症悉除，直可以一笑而置之矣。"

失笑散温通活血化瘀，可用于瘀阻胸中、瘀留下焦等病证。例如：治疗心悸痰瘀互结证，可与瓜蒌薤白半夏汤合方加减；治疗少女寒凝血瘀痛经，可与温经汤合方加减等。

方药常用剂量：五灵脂 3～10g，蒲黄 3～10g。

第二节 止血剂

小蓟饮子

【原文】

（《重订严氏济生方·小便门·淋利论治》）

小蓟饮子：治下焦结热血淋。

生地黄（洗）四两，小蓟根、滑石、通草、蒲黄（炒）、淡竹叶、藕节、当归（去芦，酒浸）、山栀子仁、甘草（炙）各半两。

上咬咀。每服四钱，水一盏半，煎至八分，去滓。温服，空心食前。

【临证心得】

小蓟饮子治热结下焦之证，见小便短少，灼热红赤，淋涩不畅，浮肿，舌质红等。《医方新解》对其主治概括为"小便频数，赤涩热痛，血尿，舌红，脉数有力"。

小蓟饮子具有凉血止血、利水通淋之效。方中小蓟清热凉血止血，并能利尿通淋，是治疗尿血之主药，为君药。生地黄清热凉血，又可养阴；蒲黄、藕节凉血散瘀，共为臣药。君臣凉血而又活血散瘀，可使血止而不留瘀。当归养血活血；滑石、竹叶、木通清热利尿通淋；栀子清泄三焦热毒，共引热势下行自小便而出，共为佐药。甘草调和诸药，和中缓急，为使药。诸药相合，则能凉血止血，利水通淋。

本方用于儿科下焦热结尿血。如治疗阳水水肿湿热内侵证，可加金银花、野菊花、蒲公英、紫花地丁、栀子等清热解毒；治疗淋证血淋证，可加马鞭草、仙鹤草、墨旱莲、白茅根等通淋止血；紫癜风热伤络证，可加金银花、板蓝根、紫草、茜草凉血止血等。

方药常用剂量：生地黄 3 ～ 10g，小蓟 4 ～ 12g，滑石 5 ～ 10g，通草 1 ～ 3g，炙甘草 2 ～ 5g，炒蒲黄 3 ～ 10g，淡竹叶 3 ～ 10g，藕节 3 ～ 10g，当归 3 ～ 10g，栀子 3 ～ 10g。

槐 花 散

【原文】

（《普济本事方·卷第五·肠风泻血痔漏脏毒》　《证治准绳·类方·杂病证治类方·下血》异名槐花汤）

槐花散：治肠风、脏毒。

槐花（炒）、柏叶（烂杵，焙）、荆芥穗、枳壳（去瓤，细切，麸炒黄）。

上修事了，方秤等分，细末。用清米饮调下二钱，空心食前服。

【临证心得】

槐花散，主治小儿肠风、脏毒、痔疮便血，血色鲜红或紫暗，证属湿热内蕴者。如《本事方释义》所评："此脏毒、肠风下血不止，纯用辛凉苦寒之药，以泄肠胃之热，血得凉而宁静，则病自然减耳。"

槐花散方中槐花清大肠湿热，凉血止血，为君药。侧柏叶凉血止血，荆芥祛风止血共为臣药。枳壳理气健脾，宽肠通便，为佐使药。诸药合用，共奏清肠疏风、凉血止血之功。

槐花散可用于治疗儿科多种出血性肠疾病，如炎症性肠病（IBD），包括溃疡性结肠炎（UC）和克罗恩病（CD）。笔者常以本方与黄芪、当归、黄连、马齿苋、败酱草、白及、地榆等配伍煎汤内服，另用苦参、黄柏、白头翁、槐角等煎汤加入三七粉、锡类散灌肠，治疗儿童溃疡性结肠炎，收到良好的效果。

方药常用剂量：槐花（炒）3 ～ 12g，侧柏叶 3 ～ 10g、荆芥穗 3 ～ 10g，枳壳 3 ～ 10g。

黄土汤

【原文】

(《金匮要略·惊悸吐衄下血胸满瘀血病脉证治》)

下血,先便后血,此远血也,黄土汤主之。亦主吐血、衄血。

黄土汤方

甘草、干地黄、白术、附子(炮)、阿胶、黄芩各三两,灶中黄土半斤。

上七味,以水八升,煮取三升。分温二服。

【临证心得】

黄土汤,温阳健脾摄血方。仲景用治脾虚阳衰,大便下血,及吐血、衄血、妇人血崩,血色黯淡,四肢不温,面色萎黄,舌淡苔白,脉沉细无力等证。

依黄土汤组方分析,如《血证论》所述:"方用灶土、草、术健补脾土,以为摄血之本;气陷则阳陷,故用附子以振其阳;血伤则阴虚火动,故用黄芩以清火;而阿胶、熟地又滋其既虚之血。合计此方,乃滋补气血,而兼用清之品以和之,为下血崩中之总方。"

小儿脾胃虚寒疼痛,甚则脾不统血而出血,可用本方温脾益气摄血。临证可用本方治疗小儿慢性菌痢、腹型紫癜等脾虚下血之证。常用药灶心土、白术、熟附子(先煎)、阿胶(烊化)、生地、黄芩(炒)。神疲乏力加党参、茯苓、黄芪益气健脾;兼有肾阳虚,大便滑泄不禁,面色㿠白,腰膝酸软,舌淡胖,脉虚弱者,宜加温补固涩,如仙茅、淫羊藿、补骨脂,重用附子;日久中气下陷者,合补中益气汤。

方药常用剂量:灶心土 10～20g,甘草 2～5g,生地黄 3～10g,白术 3～10g,附子(炮) 2～5g,阿胶 3～10g,黄芩 3～10g。

第十八章

理气剂

第一节 行气剂

越 鞠 丸

【原文】

（《丹溪心法·卷三·六郁五十二》）

越鞠丸：解诸郁。又名芎术丸。

苍术、香附、抚芎、神曲、栀子各等分。

上为末，水丸如绿豆大。

【临证心得】

越鞠丸，丹溪以其解诸郁。《医方集解·理气之剂》引吴鹤皋曰："越鞠者，发越鞠郁之谓也。"方中香附行气解郁，以治气郁，《滇南本草》称其能"调血中之气，开郁，宽中，消食，止呕吐"。川芎活血行气，以治血郁；苍术燥湿健脾，以治湿郁，丹溪云："气血冲和，万病不生，一有怫郁，诸病生焉。故人身诸病，多生于郁。苍术、抚芎，总解诸郁，随证加入诸药。"栀子清热除烦，以治火郁；神曲消食和中，以治食郁。陈来章评曰："皆理气也，气畅则郁舒矣。"

越鞠丸治六般郁，然本方诸药却无专治痰郁之品，究其原因乃脾虚则痰湿内生，而致郁证，进而牵致其他郁证，以苍术为首诸药能健运脾胃，使运化如常，则痰湿自去，正本清源。

越鞠丸善行气解郁，小儿凡气、血、痰、火、湿、食等郁证，症见胸膈痞闷，脘腹胀满，胸胁疼痛，饮食不化，呕恶嗳气，嘈杂吞酸等，皆可取而用之。儿科临证可加减用于胃脘痛、腹胀、嗳气、厌食等疾属气、痰、湿、食诸郁者。胸闷痰多加瓜蒌、薤白、郁金、枳实等化痰宣阳；脘腹胀满加紫苏子、枳壳、木香、莱菔子等理气和中；胁胀嗳气加紫苏叶、旋覆花、青皮、川楝子等疏肝理气；脘痞厌食加佩兰、鸡内金、焦山楂、炒麦芽等运脾消食。

方药常用剂量：苍术 3～10g，香附 3～10g，川芎 3～10g，六神曲 5～15g，栀子 3～10g。

柴胡疏肝散

【原文】

（《景岳全书·卷五十六·古方八阵·散阵》原方《医学统旨》）

柴胡疏肝散：治胁肋疼痛，寒热往来。

陈皮（醋炒）、柴胡各二钱，川芎、枳壳（麸炒）、芍药各一钱半，甘草（炙）五分，香附一钱半。

水一盏半，煎八分。食前服。

【临证心得】

柴胡疏肝散，原为明代叶文龄《医学统旨》所载，现难觅见，仅存于日本早稻田大学图书馆。而明代王肯堂《证治准绳·类方》、张介宾《景岳全书》等均有引述，故引其所载。

柴胡疏肝散善治肝郁气滞而致胁肋疼痛，胸闷善太息，情志抑郁，嗳气，脘腹胀满，脉弦诸症。如《景岳全书·杂证谟·心腹痛》所说："胃脘痛证，多有因食、因寒、因气不顺者。然因食因寒，亦无不皆关于气，盖食停则气滞，寒留则气凝。所以治痛之要，但察其果属实邪，皆当以理气为主。"方中柴胡疏肝解郁为君药。香附、川芎疏肝行气活血止痛，为臣药。枳壳、陈皮理气导滞；芍药养血柔肝、解郁止痛为佐药。甘草和中缓急止痛。

儿科临证多应用本方于肝胃气滞诸病。例如：治疗胁痛肝气郁结证，可加青皮、郁金、延胡索、娑罗子等疏肝解郁、理气止痛；治疗胃脘痛肝气犯胃证，可加紫苏梗、郁金、旋覆花、玫瑰花等疏肝理气、和胃止痛；胸痹气滞心胸证，可加薤白、郁金、丹参、乌药等理气宽胸、活血通络；小儿抑郁症肝郁气滞证，可加石菖蒲、远志、合欢皮、郁金等豁痰安神、清心解郁。

方药常用剂量：陈皮 3 ～ 6g，柴胡 3 ～ 10g，川芎 3 ～ 10g，枳壳 3 ～ 10g，白芍 3 ～ 10g，香附 3 ～ 10g，炙甘草 2 ～ 5g。

枳实薤白桂枝汤

【原文】

（《金匮要略·胸痹心痛短气病脉证治》）

胸痹心中痞气，气结在胸，胸满，胁下逆抢心，枳实薤白桂枝汤主之，人参汤亦主之。

枳实薤白桂枝汤方

枳实四枚，厚朴四两，薤白半斤，桂枝一两，栝蒌实一枚（捣）。

上五味，以水五升，先煮枳实、厚朴，取二升，去滓，内诸药，煮数沸。分温三服。

【临证心得】

枳实薤白桂枝汤，为仲景治疗气结在胸而致胸痹偏实者，阴寒痰浊内升，凝聚在胸间，导致气滞痰阻，心阳不振，症见胸满胸痛，心悸怔忡，气短咳痰，脘腹痞满，形体尚可，肢端欠温，舌苔厚腻，脉弦滑等。

枳实薤白桂枝汤能够行气豁痰、通阳散结。方中枳实下气破结，消痞宽胸；厚朴燥湿化痰，下气除满；桂枝通心阳，化阴气；瓜蒌开胸涤痰，通痹散结；薤白通阳散结，乃治胸痹要药。诸药合用，能振奋胸阳，散寒气畅，痰滞消散，病邪自去。

小儿胸痹病机，有气滞、血瘀、寒凝、痰浊、邪毒等不同，本方适用于其中气滞寒凝、痰浊阻滞者。若是胸闷痰多，可加半夏、石菖蒲、陈皮、干姜等化痰理气；胸痛如刺，可加川芎、红花、延胡索、郁金等活血止痛；心悸乏力，可加人参、黄芪、茯苓、炙甘草等补心鼓气。他如心悸、真心痛等病属痰阻心络、心阳不振者，均可以本方加减治疗。

方药常用剂量：枳实 3 ~ 10g，厚朴 3 ~ 10g，薤白 3 ~ 10g，桂枝 3 ~ 10g，瓜蒌 5 ~ 12g。

枳实消痞丸

【原文】

（《兰室秘藏·心腹痞闷门》又名"失笑丸"）

失笑丸：一名枳实消痞丸。治右关脉弦，心下虚痞，恶食，懒倦，开胃进饮食。

干生姜一钱，炙甘草、麦蘖面、白茯苓、白术已上各二钱，半夏曲、人参已上各三钱，厚朴四钱（炙），枳实、黄连已上各五钱。

上为细末，汤浸饼为丸，梧桐子大。每服五七十丸，白汤下，食远服。

【临证心得】

枳实消痞丸治疗脾胃虚弱，升降失司，寒热互结，而致食积气滞、痰湿内聚证。本方由枳术汤、半夏泻心汤、四君子汤合方加减而成。《成方便读》言："夫满而不痛者为痞，痞属无形之邪，自外而入，客于胸胃之间，未经有形之痰血饮食互结，仅与正气搏聚一处为患。"

枳实消痞丸方中枳实行气消痞，厚朴行气除满，半夏曲化痰散结而和胃。黄连清热燥湿而除痞，干姜温中祛寒，黄连合干姜一辛一苦，一寒一热，辛开苦降，平调寒热。麦芽消食和胃。人参、白术、茯苓、炙甘草以四君子汤之意益气健脾，坐镇中州，祛邪扶正。故无论虚实之痞，皆可治之。

本方可用于治疗小儿脾虚气滞、寒热不调之证。如治疗厌食脾虚气滞失运证，可去黄连，加陈皮、莱菔子、鸡内金、焦山楂理气助运；积滞脾虚夹积化热证，可去干姜，加槟榔、莱菔子、连翘、炒谷芽消积导滞；疳证疳积证，可加大腹皮、蟾皮、鸡内金、使君子消疳化积；胃脘痛脾寒胃热证，可加炙黄芪、吴茱萸、黄芩、紫花地丁温脾清胃等。

方药常用剂量：人参（党参）3 ~ 10g，干姜 2 ~ 4g，炙甘草 2 ~ 5g，麦芽 5 ~ 12g，茯苓 3 ~ 10g，白术 3 ~ 10g，半夏曲 3 ~ 10g，厚朴 3 ~ 10g，枳实

3～10g，黄连2～4g。

枳 术 丸

【原文】

（《脾胃论·卷下》）

枳术丸：治痞，消食，强胃。

枳实（麸炒黄色，去穰）一两，白术二两。

上同为极细末，荷叶裹烧饭为丸，如梧桐子大。每服五十丸，多用白汤下，无时。

【临证心得】

李东垣善治脾胃病，创枳术丸主治脾虚食积气滞证。症见肚腹或胀、或硬、或热。方中重用白术健运脾胃，益气和中，如李东垣自言："白术者，本意不取其食速化，但令人胃气强，不复伤也。"此乃"强胃"之意。枳实行气导滞，消痞除满。荷叶烧饭为丸，既有养胃健脾益气之意，又可升清降浊，调畅气机，恢复中焦脾胃转运之能。

枳术丸作为补运兼施的基本方，加味用药，可治疗多种小儿脾胃病。例如：治疗厌食脾虚失运证，可加党参、茯苓、陈皮、焦山楂、焦六神曲健脾助运；治疗积滞脾虚夹积证，可加党参、茯苓、莱菔子、炒麦芽、炒谷芽健脾消积；治疗便秘气机郁滞证，可加木香、紫苏梗、槟榔、莱菔子、大黄行气通便；治疗疳证疳积证，可加党参、茯苓、槟榔、莱菔子、鸡内金消疳化积等。

方药常用剂量：枳实3～10g，白术6～15g。

良 附 丸

【原文】

（《良方集腋·气痹门》）

良附丸：治心口一点痛，乃胃脘有滞，或有虫。多因恼怒及受寒而起，遂致终身不瘥，俗云心头痛者非也。

高良姜（酒洗七次，焙，研），香附子（醋洗七次，焙，研）。

上二味，须要各焙、各研、各贮，否则无效。

如病因寒而得者，用高良姜二钱，香附末一钱；如病因怒而得者，用高良姜一钱，香附末二钱；如病因寒怒兼有者，高良姜一钱五分，香附一钱五分。以米饮汤加入生姜汁一匙，盐一撮为丸。服之立止。

【临证心得】

良附丸为治疗寒凝气滞胃脘疼痛基本方。其方证以胃痛暴作，疼痛剧烈，畏寒喜暖，得温痛减、遇寒痛甚，口不渴，喜热饮，或有肝郁气滞，伴胸胁胀痛等。

良附丸治在疏肝理气、温胃祛寒，药简力专，而重以散寒与行气，如《谦斋医学讲稿》所言："良姜长于温胃散寒，香附长于疏肝行气。"

本方儿科临床主要用于胃脘痛寒凝气滞证。临证依胃寒与气滞之轻重而调整高良姜与香附之剂量比例。虚寒常加用干姜、吴茱萸、砂仁等温胃祛寒；气滞常加用木香、陈皮、枳壳等行气止痛；风寒加紫苏叶、生姜、葱白疏风散寒；积滞加枳实、鸡内金、焦六神曲消积化滞。

方药常用剂量：高良姜 3～6g，香附 3～6g。

橘 核 丸

【原文】

（《重订严氏济生方·诸疝门·阴癫论治》）

橘核丸：治四种癫病，卵核肿胀，或成疮毒，轻则时出黄水，甚则成痈溃烂。

橘核（炒）、海藻（洗）、昆布（洗）、海带（洗）、川楝子（取肉，炒）、桃仁（麸炒）各一两，厚朴（去皮，姜汁炒）、木通、枳实（麸炒）、延胡索（炒，去皮）、桂心（不见火）、木香（不见火）各半两。

上为细末，酒糊为丸，如桐子大。每服七十丸，空心盐酒盐汤任下。虚寒甚者加炮川乌一两，坚胀不消者加硇砂二钱，醋煮，旋入。

【临证心得】

橘核丸，治疗癫疝，乃因先天肾气不足，寒湿内侵，肝经气滞血瘀而致之疝气。

橘核丸方中橘核行气散结止痛；木香、桃仁、延胡索行气散结活血；川楝、木通行气疏肝、利湿通淋，导小肠膀胱之热由小便下行；官桂暖肝温肾而散寒；厚朴、枳实下气除湿、行气散结；昆布、海藻、海带软坚散结。诸药合方，共奏行气活血，软坚散结之功。

本方临床用于治疗疝气。小儿疝气，主因寒、湿、气而发，《医宗金鉴》论其病机："小儿此痛多因先天不足，本脏虚弱，复因外感风邪，内食生冷，寒邪凝结而成，或因湿热郁于中，复被寒邪束于外，邪气乘虚并于血，坠流入厥阴，厥阴属肝，其性急速，故牵引睾丸少腹绞痛。"临证如瘀血痛甚，加三棱、莪术等活血化瘀；阴寒甚者，加吴茱萸、小茴香等温经散寒；湿重者，加苍术、车前子、六一散等燥湿消水；阴疮湿痒，去肉桂，加土茯苓、车前子、黄柏、龙胆等清化湿热。小儿疝气若经药物治疗不解，需采用手术治疗。

方药常用剂量：橘核 3～10g，海藻 3～10g，昆布 3～10g，海带 3～10g，川楝子 3～10g，桃仁 3～10g，厚朴 3～10g，木通 2～6g，枳实 3～10g，延胡索 3～10g，桂心 2～6g，木香 2～6g。

益 黄 散

【原文】

(《小儿药证直诀·卷下·诸方》)

益黄散：又名补脾散。治脾胃虚弱及治脾疳，腹大，身瘦。

陈皮（去白）一两，丁香二钱（一方用木香），诃子（炮，去核）、青皮（去白）、甘草（炙）各五钱。

上为末。三岁儿一钱半，水半盏，煎三分。食前服。

【临证心得】

钱乙所立补脾主方为益黄散，其方不用参、芪、苓、术之类，而以理气助运为主。

益黄散用丁香益火补土，温补脾胃；陈皮理气健脾；青皮破气消积；诃子涩肠止泻；炙甘草补气和中，调和诸药。诸药合用，补脾土、散寒邪、涩滑泄，乃甘温运化之剂。

益黄散功擅温中理气、健脾止泻。儿科临证用于脾胃虚弱证候，症见腹痛泄泻，不思乳食，神倦面黄，疳积身瘦，腹大胀满等。治疗厌恶进食，去诃子，加苍术、鸡内金、焦山楂、焦六神曲运脾开胃；腹胀腹痛，去诃子，加莱菔子、木香、枳实、槟榔行气消胀；嗳气呕恶，加旋覆花、代赭石、党参、半夏降逆和胃；泄泻腹满，加苍术、藿香、车前子、焦六神曲燥湿止泻；脘痞苔腻，加佩兰、藿香、豆蔻、荷叶化湿醒脾；形瘦腹胀，加枳实、莱菔子、党参、白术补运兼施；疲乏少力，加党参、茯苓、白术、山药健脾益气。

方药常用剂量：陈皮 2 ~ 6g，丁香 2 ~ 6g（一方用木香），炮诃子 3 ~ 10g，青皮 2 ~ 6g，炙甘草 2 ~ 5g。

第二节　降气剂

苏子降气汤

【原文】

（《太平惠民和剂局方·卷三·治一切气宝庆新增方》）

苏子降气汤：治男、女虚阳上攻，气不升降，上盛下虚，膈壅痰多，咽喉不利，咳嗽，虚烦引饮，头目昏眩，腰疼脚弱，肢体倦怠，腹肚疠刺，冷热气泻，大便风秘，涩滞不通，肢体浮肿，有妨饮食。

紫苏子、半夏（汤洗七次）各二两半，川当归（去芦）两半，甘草（爁）二两，前胡（去芦）、厚朴（去粗皮，姜汁拌炒）各一两，肉桂（去皮）一两半（一本有陈皮去白，一两半）。

上为细末。每服二大钱，水一盏半，入生姜二片、枣子一个、紫苏五叶，同煎至八分，去滓。热服，不拘时候。常服清神顺气，和五脏，行滞气，进饮食，去湿气。

【临证心得】

苏子降气汤，乃治上盛下虚，气滞痰壅，而致咳嗽、喘急、头痛、胃脘痛等的经典方剂，具有降气平喘，祛痰止咳之效。

苏子降气汤用紫苏子、前胡、半夏降气化痰；厚朴、陈皮理气燥湿化痰；肉桂温肾纳气，以行水饮；配当归活血调营；生姜、紫苏叶宣肺散寒；大枣、甘草和中益气。全方以降气化痰为主，故《局方》命名为苏子降气汤。

苏子降气汤目前儿科临床多用于治疗小儿咳喘，乃治肺实肾虚咳喘之要方。本方治疗小儿肺气上逆喘咳证，症见喘息气促，鼻翼扇张，张口抬肩，痰多黏腻，咳嗽胸闷，形寒肢凉，面白唇淡，恶心厌食，咳痰清稀，舌润苔滑者。若是痰液不多，咳嗽较重，可加紫菀、款冬花温润止咳；形神疲乏，动则气喘，可加人参、黄芪、黄精、五味子益气敛肺；畏寒肢凉，小便清长，可加附子、胡桃肉、熟地黄、山茱萸补肾固气。

方药常用剂量：紫苏子3～10g，半夏3～10g，当归3～10g，甘草2～5g，前胡3～10g，厚朴3～10g，肉桂2～6g，生姜2～5g，大枣5～10g，陈皮3～6g，紫苏叶3～10g。

四 磨 汤

【原文】

（《重订严氏济生方·咳喘痰饮门·喘论治》）

四磨汤：治七情伤感，上气喘息，妨闷不食。

人参，槟榔，沉香，天台乌药。

上四味，各浓磨水，和作七分盏，煎三、五沸。放温服。或下养正丹尤佳。

【临证心得】

四磨汤，依其组方分析，乃顺气降逆、宽中补虚之方。《医方集解·理气之剂》云："此手太阴药也，气上宜降之，故用槟榔、沉香，槟榔性如铁石，沉香入水独沉，故皆能下气；气逆宜顺之，故用乌药；加人参者，降中有升，泻中带补，恐伤其气也。"

儿科应用本方治疗脘腹胀满、胸闷不食等症，常取中成药治之。若是气滞便秘者，可改予《痘疹金镜录》之四磨汤（枳壳、槟榔、木香、乌药）增行气通便之力。纯实无虚，腹胀气逆，也可用《医便》五磨饮子（木香、枳壳、槟榔、沉香，乌药）消积行气降逆。

方药常用剂量：人参（党参）3～10g，槟榔3～10g，沉香1～3g，乌药3～8g。

旋覆代赭汤

【原文】

（《伤寒论·辨太阳病脉证并治》）

伤寒发汗，若吐若下，解后心下痞硬、噫气不除者，旋复代赭汤主之。

旋覆代赭汤方

旋覆花三两，人参二两，生姜五两，代赭一两，甘草三两（炙），半夏半升（洗），大枣十二枚（擘）。

上七味，以水一斗，煮取六升，去滓，再煎取三升。温服一升，日三服。

【临证心得】

旋覆代赭汤的主要证候特点，如仲景所说为心下痞硬，噫气不除，频频嗳气，上腹部痞满不适，按之紧硬而不痛，实乃肝气犯胃、胃虚痰阻所致。

旋覆代赭汤方中旋覆花善下气消痰，降气行水，重用为君药。代赭石质重而沉降，镇肝降逆，而制胃气冲逆，止呕坠痰，为臣药。半夏与大剂量生姜相伍，降逆和胃，化痰散结；人参、大枣、甘草健脾和胃，补中益气，共为佐药。甘草兼调和诸药，为使药。诸药相合，则使气顺痰消，痞硬噫气可除。

旋覆代赭汤能降逆化痰、益气和胃，常用于小儿嗳气、呃逆，多见于胃脘痛、胃食管反流及其所引起的咳嗽等症。若脾虚气滞，可加白术、茯苓、陈皮、枳壳运脾行气；泛酸明显者，可加海螵蛸、浙贝母以制酸收敛；呃逆连作者，可加丁香、柿蒂降气止呃；咳嗽不止者，加枇杷叶、款冬花、炙紫菀等肃肺化痰止咳。

方药常用剂量：旋覆花 3～10g，人参（党参）3～10g，生姜 2～6g，代赭石 10～15g，炙甘草 2～5g，半夏 3～10g，大枣 4～10g。

橘皮竹茹汤

【原文】

（《金匮要略·呕吐哕下利病脉证治》）

哕逆者，橘皮竹茹汤主之。

橘皮竹茹汤方

橘皮二斤，竹茹二升，大枣三十枚，生姜半斤，甘草五两，人参一两。

上六味，以水一斗，煮取三升。温服一升，日三服。

【临证心得】

橘皮竹茹汤，张仲景为治疗胃虚有热呃逆而设。本方善于补虚清热、理气降逆，主治病久虚弱，或吐利之后，胃虚兼热，上逆呕呃者。

橘皮竹茹汤方中橘皮行气和胃，竹茹清热安胃，皆为君药。人参益气扶正；生姜和胃止呕，合竹茹，清中有温，共为臣药。甘草、大枣补中和胃，调和药性，为佐使药。《医方考·呃逆门》论其处方组成功用："橘皮平其气，竹茹清其热，甘草和其逆，人参补其虚，生姜正其胃，大枣益其脾。"

现代儿科临床应用，主要用于胃病呃逆、呕吐等症，证属胃虚有热、胃气上逆者。胃胀嗳气者，加莱菔子、枳壳、柿蒂、丁香等理气降逆；胃痛灼热者，加黄连、黄芩、栀子、蒲公英清泄胃热；口渴舌干者，加北沙参、生地黄、天花粉、麦冬养胃生津；食积腹胀者，加焦六神曲、焦山楂、枳实、炒麦芽消食化积。

方药常用剂量：陈皮 3～10g，竹茹 3～10g，甘草 2～5g，人参（党参）3～10g，大枣 4～10g，生姜 2～5g。

丁香柿蒂汤

【原文】

（《症因脉治·卷二·呃逆论·内伤呃逆》）

丁香柿蒂汤：治胃寒呃逆脉迟者。

丁香，柿蒂，人参，生姜。

【临证心得】

丁香柿蒂汤，主治呃逆胃气虚寒证，症见呃逆不止或恶心呕吐，得热则减，得寒则甚者。

《医林纂要》对丁香柿蒂汤有详细的方义分析："丁香下暖肾命，治冲脉之寒气上冲，中暖脾胃，去积秒之沉寒宿壅，上泻肺邪，去上焦风寒湿热；柿蒂苦涩寒，涩能补敛肺气，以受胃气之上辅，而不至于游散，苦能降泄肺气，以平上焦之虚热，而不至于冲逆；丁香自下而上，以主于祛寒，柿蒂自上而下，以主于泄热，使寒热得其平，而上下不相拒，则逆气平矣；人参以补正气；生姜所以行胃气而升之。"

本方具有温中降逆，益气和胃之效，儿科可用于治疗反复持续性呃逆。形瘦纳差者，可加茯苓、白术、紫苏梗、焦山楂、焦六神曲等健脾开胃；伴嗳气时作者，可加陈皮、香橼、旋覆花、茯苓、紫苏梗等降气和胃；舌干苔少者，可加太子参、北沙参、麦冬、佛手、麦芽等益阴和胃。

方药常用剂量：丁香3～6g，生姜3～10g，柿蒂3～10g，人参（党参）3～10g。

黄连温胆汤

【原文】

（《六因条辨·论伤暑中暑中热辨误·伤暑条辨第四》）

伤暑汗出，身不大热，而舌黄腻，烦闷欲呕，此邪踞肺胃，留恋不解。宜用黄连温胆汤，苦降辛通，为流动之品，仍冀汗解也。

此条汗出而不大热，是卫分之邪既解，但舌黄欲呕，又为邪阻肺胃，气分未清。用温胆汤辛以通阳，加黄连苦以降逆。不用甘酸腻浊，恐留连不楚耳。

【临证心得】

黄连温胆汤乃《三因极一病证方论》温胆汤加黄连而成。原治伤暑汗出，身不大热，烦闷欲呕，舌苔黄腻等症，实为在温胆汤清热化痰、利胆和胃基础上，更加黄连以降逆泻火。

黄连温胆汤方中半夏燥湿化痰、降气和胃，加黄连增加清泄中焦湿热之功；竹茹清胆和胃，止呕除烦；橘红、枳实理气燥湿化痰；茯苓健脾化湿，脾健则痰湿自去；生姜制半夏之毒，和胃止呕；甘草益气和中，调和诸药。诸药合用，则胆郁痰热诸症可除。

本方在现代儿科临床应用较广。例如：抽动障碍痰热扰神证，可加胆南星、石菖蒲、瓜蒌、钩藤等清心泻肝息风；注意缺陷多动障碍痰火内扰证，可加钩藤、黄芩、龙胆、石菖蒲等清热泻火宁心；不寐痰热内扰证，可加栀子、连翘、菊花、龙骨等清心除烦安神；儿童焦虑症痰火扰心证，可加栀子、龙胆、胆南星、天竺黄等清热涤痰宁心；儿童癫狂病痰火扰神证，可加磁石、礞石、龙胆、连翘等清心平肝涤痰。

方药常用剂量：黄连 2 ～ 5g，竹茹 3 ～ 10g，枳实 3 ～ 10g，法半夏 3 ～ 10g，橘红 3 ～ 10g，茯苓 3 ～ 10g，甘草 2 ～ 5g，生姜 2 ～ 5g。

第十九章

驱虫剂

使君子散

【原文】

（《证治准绳·幼科·集之八·蛔疳》）

使君子散：治小儿疳蛔。

使君子十个（瓦上炒，为末），甘草（胆汁浸一夕）、白芜荑各一分，苦楝子五个（炮，去核）。

上末之。每服一钱，水煎服。

【临证心得】

使君子散，杀虫消积，主治小儿虫踞肠腑，症见腹中作痛，呕吐清沫，腹中虫瘕包块者。

使君子散方中诸药多为杀虫之品。其中使君子杀虫兼以健脾；芜荑杀虫兼以消积；苦楝子杀虫兼以行气，现代杀虫多改用苦楝皮；胆汁浸甘草性寒凉清火。

儿科临床常用本方治疗肠道蛔虫、蛲虫病。杀虫行气可加用槟榔；杀虫消积可加用鹤虱；如腹胀坚实，大便不畅者，可配大黄或玄明粉攻积泻下以排虫。

本方适用于患儿体质较壮实者。方中使君子、苦楝皮不可用量过大，否则可引起呕逆、头晕、恶心、呕吐、腹泻，甚至惊厥、呼吸困难等不良反应，必须引为注意。

方药常用剂量：炒使君子 3～10g，芜荑 3～10g，苦楝皮 2～6g，甘草（胆汁浸 1 夜）3～6g。

乌梅丸

【原文】

（《金匮要略·趺蹶手指臂肿转筋阴狐疝蛔虫病脉症治》）

蛔厥者，当吐蛔。令病者静而复时烦，此为脏寒。蛔上入膈，故烦，须臾复止。

得食而呕，又烦者，蛔闻食臭出，其人常自吐蛔。蛔厥者，乌梅丸主之。

乌梅丸方

乌梅三百枚，细辛六两，干姜十两，黄连一斤，当归四两，附子六两（炮），川椒四两（去汗），桂枝六两，人参六两，黄柏六两。

上十味，异捣筛，合治之。以苦酒渍乌梅一宿，去核，蒸之五升米下，饭熟，捣成泥，和药令相得，内臼中，与蜜杵二千下，丸如梧子大。先食饮服十丸，日三服，稍加至二十丸。禁生冷、滑、臭等物。

【临证心得】

乌梅丸，乃安蛔主方，具有温脏、补虚、安蛔、止痛之效。仲景用以治蛔厥，症见烦闷呕吐，时发时止，得食即吐，甚则吐蛔，腹痛时作，手足厥冷，或久痢不止，属寒热错杂者。

乌梅丸依其组方分析，其中乌梅味酸，蜀椒、干姜味辛而温，黄连、黄柏味苦而寒，是以酸、辛、苦同用，寒、温兼施；又加细辛、附子、桂枝辛热通经，人参、当归补益气血，乌梅、蜀椒还有驱蛔的作用。诸药合用，使蛔厥寒热平调、静伏而下，适用于寒热错杂之蛔厥证。

笔者20世纪70年代在乡间工作期间，曾治疗多例蛔厥患儿。起先用乌梅丸原方治疗，对于剧烈腹痛患儿有效而不能速效。思考认为本方立旨在于酸、辛、苦同用，寒、温兼施，故精炼其药物组成，提出只用乌梅、蜀椒、白芍、黄连四味为基本方，其中酸有乌梅、白芍，苦有黄连、白芍，辛有乌梅、川椒；同时寒有黄连，温有川椒。药味虽减，却已具备乌梅丸方意。同时体会到安蛔法与杀虫法、泻下法同时配合应用，可加速安蛔止痛甚至能直接将蛔虫驱杀排出，因而再加槟榔、苦楝皮杀虫，大黄、玄明粉通下，命名为驱蛔承气汤。用于临床，显著增强了止痛效果，缩短了疗程，有的还在止痛同时排出了大量蛔虫。同时，笔者临床体验到，蛔厥之厥，往往起病时腹痛呕吐、面色苍白、四肢厥冷，是以寒厥为主，可在方中去苦寒之味、多用温通之品；一般2～3日后，渐起发热、面赤、腹暖肢温，是以热厥为主，宜在方中减辛温之味、加用苦寒之品。是为因时因证制宜之一例。

乌梅丸除用于蛔厥（胆道蛔虫）之外，加减变化之驱蛔承气汤亦适用于虫瘕

（蛔虫性肠梗阻），《伤寒论》又以乌梅丸作为厥阴病阴阳胜复、寒热错杂主方。儿科临床可用本方加减变化，治疗慢性痢疾、慢性肠炎、腹痛、癫痫等多种疾病证属胃热肠寒、正气虚弱者。

方药常用剂量：乌梅 3～10g，干姜 2～6g，当归 3～10g，蜀椒 2～6g，细辛 1～3g，党参 3～10g，桂枝 3～10g，黄柏 3～10g，附子 3～6g，黄连 2～5g。

第二十章 固涩剂

第一节　固表止汗剂

牡 蛎 散

【原文】

（《太平惠民和剂局方·卷八·治杂病》）

牡蛎散：治诸虚不足，及新病暴虚，津液不固，体常自汗，夜卧即甚，久而不止，羸瘠枯瘦，心忡惊惕，短气烦倦。

黄芪（去苗、土）、麻黄根（洗）、牡蛎（米泔浸，刷去土，火烧通赤）各一两。

上三味，为粗散。每服三钱，水一盏半，小麦百余粒，同煎至八分，去渣。热服，日二服，不拘时候。

【临证心得】

牡蛎散，固表敛汗之方。先天不足、后天失调及病后体质虚弱的小儿，常可见肺卫气虚证。由于肺气虚则卫气不足，卫外不固，腠理疏松，津液外泄。反复出汗又导致气虚加重，汗出更不能收。本方主治体虚卫表不固证，常见自汗出，夜卧更甚，久而不止，身体消瘦，心悸惊惕，短气烦倦等症。

牡蛎散方中煅牡蛎固阴潜阳，收涩止汗，为君药；黄芪益气固表止汗，为臣药；麻黄根功善收敛止汗，为佐药；小麦入心经，益气养阴、清退虚热，若为汗出过多而固表也可改用浮小麦，为佐使药。诸药合用，则达益气固表敛汗之功。

本方主要用于治疗小儿卫表不固之汗证、反复呼吸道感染。肺脾气虚面色少华、形体消瘦、多汗易感者，加党参、白术、茯苓、防风等补益肺脾、固表御风；气阳不足面色㿠白、纳少便溏、肢末不温者，加桂枝、白芍、党参、炙甘草等温卫和营、益气固表；心气不足心悸怔忡、动则尤甚、胆小易惊者，加人参、茯苓、白术、远志等益气养心、安神定悸。

方药常用剂量：黄芪 5 ～ 20g，麻黄根 3 ～ 10g，煅牡蛎 10 ～ 30g，小麦（浮小麦）10 ～ 20g。

桂枝加龙骨牡蛎汤

【原文】

（《金匮要略·血痹虚劳病脉证并治》）

夫失精家，少腹弦急，阴头寒，目眩（一作目眶痛），发落，脉极虚芤迟，为清谷、亡血失精。脉得诸芤动微紧，男子失精，女子梦交，桂枝加龙骨牡蛎汤主之。

桂枝加龙骨牡蛎汤方

桂枝、芍药、生姜各三两，甘草二两，大枣十二枚，龙骨、牡蛎各三两。

上七味，以水七升，煮取三升。分温三服。

【临证心得】

桂枝加龙骨牡蛎汤是张仲景用以治疗虚劳失精之证，或因失治、误治而致阴阳离决，阳虚不固，阴虚火旺的方剂。桂枝加龙骨牡蛎汤由桂枝汤加龙骨、牡蛎组成，有调和阴阳，交通心肾，固摄精气的功效。具体来说，桂枝汤以调和阴阳，龙骨、牡蛎潜镇固摄。《医门法律·虚劳门·虚劳门诸方》评其："一方而两扼其要，诚足宝也。"

《素问·阴阳应象大论》说："阴在内，阳之守也；阳在外，阴之使也。"桂枝加龙骨牡蛎汤方中桂枝汤温卫和营，龙骨、牡蛎收敛固涩，有调和营卫、温阳护阴之功。本方在儿科应用广泛，如汗证、反复呼吸道感染、维生素 D 缺乏性佝偻病、哮喘恢复期、病毒性心肌炎恢复期等，凡属卫表不固、营卫不和之证，症见汗多黏冷，反复外感，面色少华，四肢欠温，舌质淡润，苔薄白者，皆可用之。

笔者以桂枝加龙骨牡蛎汤与玉屏风散合方出入，以构筑肺金屏障功能为方意而命名金屏汤（桂枝、白芍、炙甘草、煅龙骨、煅牡蛎、炙黄芪、炒白术、防风）。方用桂枝、白芍、炙甘草温卫和营；煅龙骨、煅牡蛎固表止汗；炙黄芪、炒白术、防风补肺益气。治疗反复呼吸道感染肺表不固、营卫不和证，取得良好的效果。

方药常用剂量：桂枝 2 ～ 6g，白芍 3 ～ 10g，炙甘草 2 ～ 5g，煅龙骨 10 ～ 25g，煅牡蛎 10 ～ 25g，大枣 5 ～ 12g，生姜 2 ～ 5g。

黄 芪 散

【原文】

（《小儿药证直诀·卷下·诸方》）

黄芪散：治虚热盗汗。

牡蛎（煅）、黄芪、生地黄各等分。

上为末。煎服，无时。

【临证心得】

黄芪散为钱乙方，主治虚热盗汗。

黄芪散以黄芪益气补虚、固涩止汗，煅牡蛎敛汗止汗，生地黄养阴生津。合用以共奏益气养阴、固表止汗之功。

儿科应用黄芪散治疗小儿汗证，用于气阴亏虚证。证候以盗汗为主，也常伴自汗，患儿形体消瘦，汗出较多，神萎不振，心烦少寐，寐后多汗，或伴低热、口干、手足心灼热，舌质淡，苔少或见剥苔，脉细弱或细数。阴虚明显者，可加西洋参、麦冬、酸枣仁、糯稻根养阴；气虚明显者，可加党参、茯苓、白术、浮小麦等补气；汗出过多者，加煅龙骨、碧桃干、麻黄根、五味子固表止汗。盗汗者，还可加用五倍子粉，每晚醋调敷脐外治。

方药常用剂量：煅牡蛎 10 ～ 25g，黄芪 10 ～ 20g，生地黄 5 ～ 15g。

第二节　敛肺止咳剂

九 仙 散

【原文】

（《卫生宝鉴·咳嗽门》）

九仙散：治一切咳嗽。

人参、款冬花、桑白皮、桔梗、五味子、阿胶、乌梅各一两，贝母半两，御米壳八两（去顶，蜜炒黄）。

上为末。每服三钱，白汤点服。嗽住止后服。

【临证心得】

九仙散，原文述"治一切咳嗽"，实为敛肺止咳，补气养阴止咳之方。

九仙散方中以罂粟壳敛肺镇咳；桑白皮、款冬花、贝母止咳化痰；乌梅、五味子敛肺止咳；人参、阿胶益气养阴。《医门法律·咳嗽门·咳嗽续论》对本方应用指征总结道："咳久邪衰，其势不脱，方可涩之。"

九仙散临证用于治疗咳久肺虚，气促自汗，脉虚无力的患儿。如治疗慢性咳嗽中之风咳（咳嗽变异性哮喘）气阴亏虚证，可加用南沙参、天冬、麦冬、百合、百部等润肺止咳。

本方中罂粟壳具有中枢镇咳作用，对久咳干咳无痰者有较好的效果，但长期应用有成瘾性，从安全性计，目前儿科临床多不用。

方药常用剂量：罂粟壳 2～5g，款冬花 3～10g，桑白皮 3～10g，人参（党参）3～10g，阿胶 3～10g，五味子 3～10g，桔梗 3～10g，乌梅 3～10g，川贝母 3～10g。

第三节　涩肠固脱剂

真人养脏汤

【原文】

（《太平惠民和剂局方·卷六·治泻痢绍兴续添方》，又名"纯阳真人养脏汤"）

纯阳真人养脏汤：治大人、小儿肠胃虚弱，冷热不调，脏腑受寒，下痢赤白，或便脓血，有如鱼脑，里急后重，脐腹疠痛，日夜无度，胸膈痞闷，胁肋胀满，全不思食，及治脱肛坠下，酒毒便血，诸药不效者，并皆治之。

人参、当归（去芦）、白术（焙）各六钱，肉豆蔻（面裹，煨）半两，肉桂（去粗皮）、甘草（炙）各八钱，白芍药一两六钱，木香（不见火）一两四钱，诃子（去核）一两二钱，罂粟壳（去蒂、盖，蜜炙）三两六钱。

上件锉为粗末。每服二大钱，水一盏半，煎至八分，去滓。食前温服。老人、孕妇、小儿暴泻急宜服之，立愈。忌酒、面、生冷、鱼腥、油腻。如脏腑滑泄夜起久不瘥者，可加炮附子三四片煎服。此药的有神效，不可具述（一本不用肉豆蔻）。

【临证心得】

真人养脏汤，乃温中补虚、涩肠止泻之方。主治泻痢日久，脾肾虚寒，见大便滑脱不禁，甚则脱肛，腹痛喜按、喜温，倦怠食少，舌质淡苔白，脉沉细。

真人养脏汤方中重用罂粟壳涩肠固脱而止泻，合肉桂、肉豆蔻温中止泻，诃子固肠止泻，人参、白术、甘草益气健脾补虚，当归、白芍和血收敛止痛，木香温以调畅气机。全方标本兼治，脾肾同治，补脾为主；涩中寓通，补而不滞。诸药相合，共奏涩肠固脱，温补脾肾，调和气血之效。

本方主要用于久泻久痢，脾肾虚寒者。兼见脱肛者，加黄芪、升麻以升阳益气；下利完谷不化，四肢不温，脉沉微者，加附子、干姜以温肾暖脾。

现今临床因患儿治疗及时，此类病例已经少见，故儿科临证应用不多。若是应用本方，需确证为湿热已清、内无积滞，纯虚无实者，且宜去除罂粟壳后使用。

方药常用剂量：人参 3～10g，当归 3～10g，白术 3～10g，肉桂 2～6g，炙甘草 2～5g，白芍 3～10g，木香 2～8g，诃子肉 3～10g，罂粟壳 3～6g，肉豆蔻 3～10g。

四 神 丸

【原文】

（《内科摘要·各症方药》）

四神丸：治脾肾虚弱，大便不实，饮食不思。

肉豆蔻、补骨脂、五味子、吴茱萸各为末，生姜四两，红枣五十枚。

上用水一碗，煮姜、枣，去姜，水干取枣肉，丸桐子大。每服五、七十九，空心日前服。

【临证心得】

四神丸，为治疗脾肾阳虚泻五更泻经典方，由《普济本事方》中二神丸（补骨脂、肉豆蔻）与五味子散（五味子、吴茱萸）合方而成。

四神丸方中补骨脂补肾助阳，温脾止泻，善补命门之火以散寒邪，乃为肾虚泄泻壮火益土之要药；肉豆蔻温中行气，涩肠止泻；吴茱萸助补骨脂温中散寒；五味子收敛固涩以助止泻；加姜、枣散寒温胃。

四神丸旨在温肾暖脾，固涩止泻。儿科临床多用于脾阳虚水湿不化、肾阳虚脾失温煦，水谷不能腐熟、膀胱失于固摄，以致二便失控，产生久泻、尿频、遗尿等病。

四神丸用于脾肾阳虚之久泻，加用熟附子后有更好效果。治疗尿频，可与缩泉丸合方；治疗遗尿，可与菟丝子散合方加减。

方药常用剂量：肉豆蔻 3 ～ 10g，五味子 3 ～ 10g，补骨脂 3 ～ 10g，吴茱萸 2 ～ 5g，大枣 5 ～ 12g，生姜 2 ～ 5g。

人参乌梅汤

【原文】

（《温病条辨·卷三·下焦篇·湿温》）

久痢伤阴，口渴舌干，微热微咳，人参乌梅汤主之。

人参乌梅汤（酸甘化阴法）

人参，莲子（炒），炙甘草，乌梅，木瓜，山药。

按：此方于救阴之中，仍然兼护脾胃。若液亏甚而土无他病者，则去山药、莲子，加生地、麦冬，又一法也。

【临证心得】

人参乌梅汤以酸甘化阴为法，临证主治久痢久泻脾虚阴伤，气虚微热，口渴舌干，小便短少等。

人参乌梅汤以甘味之人参、山药、莲子、甘草缓脾止泻、益气和中，以酸味之乌梅、木瓜柔肝养阴，合以酸甘化阴以救阴伤。

本方主治小儿泄泻，泻下无度，水液耗损，阴津受劫，脾胃虚弱，气阴两伤变证者。若是泻下不止，可加山楂炭、诃子、赤石脂、石榴皮涩肠止泻；口渴引饮，加石斛、玉竹、麦冬、芦根养阴生津止渴。但凡是泄泻重症，需随时密切观察，若有气阴耗伤表现，如水泻不止、唇干口渴、舌上少津等症，需及早应用本方。

方药常用剂量：人参 3 ～ 10g，莲子 3 ～ 10g，乌梅 3 ～ 10g，木瓜 3 ～ 10g，炙甘草 3 ～ 6g，山药 5 ～ 15g。

第四节　涩精止遗剂

桑螵蛸散

【原文】

(《本草衍义·卷之十七·桑螵蛸》)

邻家有一男子，小便日数十次，如稠米泔，色亦白，心神恍惚，瘦瘁，食减，以女劳得之。令服此桑螵蛸散，未终一剂而愈。安神魂，定心志，治健忘、小便数，补心气。

桑螵蛸、远志、菖蒲、龙骨、人参、茯神、当归、龟甲醋炙，已上各一两，为末。夜卧，人参汤调下二钱。

【临证心得】

桑螵蛸散，为补肾宁心、固精止遗之法，临床常用于小便频数，或尿色白浊如米泔水，或遗尿、滑精，心神恍惚，健忘，舌质淡，舌苔白，脉细弱者。

桑螵蛸散方中桑螵蛸补肾助阳，固精缩尿，为君药，《本草衍义》评其"治男女虚损，益精，阴痿，梦失精，遗溺，疝瘕，小便白浊，肾衰，不可阙也。"龙骨潜阳收涩，重镇安神；龟甲滋阴潜阳，补肾宁心，共为臣药。人参益气，当归养血，茯神安神，石菖蒲通窍，远志定志，合为佐药，助君臣交通心肾，宁心安神。诸药相合，乃孔圣枕中丹与定志丸合方之意，寓补于涩，交通上下，补肾宁心。

本方常用于治疗小儿遗尿、尿频等病证。若症见面色萎黄，易汗消瘦、倦怠乏力者，可加黄芪、白术、升麻、炙甘草等健脾升阳；精神倦怠，小便色清，大便稀薄者，可加益智仁、乌药、山药、菟丝子等温阳缩尿；肢冷畏寒，小便清长，夜尿次频者，可加巴戟天、肉桂、菟丝子、制附子等温补肾阳。

《类证治裁·闭癃遗溺论治》曰："睡中自遗，幼稚多有，俟其气壮乃固，或调补心肾自愈。"说明年幼者小便不能自控是为生理现象，若3岁以上几乎每夜尿床则可予调补，5岁以上每周遗尿两次以上则当辨证治疗。

方药常用剂量：桑螵蛸3～10g，远志3～10g，石菖蒲3～10g，龙骨10～15g，人参（党参）3～10g，茯神3～10g，当归3～10g，龟甲5～15g。

缩 泉 丸

【原文】

（《医方类聚·卷之一百三十五·大小便门·严氏济生续方》　为《魏氏家藏方·卷六》"固真丹"之异名）

缩泉丸：治脬气不足，小便频数。

天台乌药，益智仁。

上等分，为细末，酒煮山药末糊为丸，如梧桐子大。每服七十丸，临卧，用盐酒送下。

【临证心得】

缩泉丸，为治疗脾肾不足、膀胱失约所致遗尿、尿频之要方。主治脾肾气虚，小便频数，遗尿，形寒怕冷，手足不温等证。

缩泉丸方中益智仁温肾固涩，山药健脾益肾，乌药温经散寒、行气化水。合用之温肾健脾，升提固涩，适用于脾肾气虚之尿频、遗尿等病症。

缩泉丸有温肾脾、暖膀胱、止遗溺之效。尿频、遗尿之脾气亏虚者，可加黄芪、党参、茯苓健脾益气；以肾阳虚为主者，可加附子、胡芦巴、菟丝子温补肾阳；夜尿频多、沉睡遗尿者，可加桑螵蛸、龙骨、石菖蒲固肾醒神。依其温脾固摄之功，笔者又常用之于小儿滞颐脾虚失摄证，同样取得良好的效果。

方药常用剂量：乌药3～6g，益智仁3～10g，山药5～15g。

菟丝子丸

【原文】

（《太平惠民和剂局方·卷五·治诸虚》 《太平圣惠方·卷五十八》又名"菟丝子散"，《证治准绳·类方·卷三》名"大菟丝子丸"）

菟丝子丸：治肾气虚损，五劳七伤，少腹拘急，四肢酸疼，面色黧黑，唇口干燥，目暗耳鸣，心忡气短，夜梦惊恐，精神困倦，喜怒无常，悲忧不乐，饮食无味，举动乏力，心腹胀满，脚膝痿缓，小便滑数，房室不举，股内湿痒，水道涩痛，小便出血，时有余沥，并宜服之。

菟丝子（净洗，酒浸）、泽泻、鹿茸（去毛、酥炙）、石龙芮（去土）、肉桂（去粗皮）、附子（炮，去皮）各一两，石斛（去根）、熟干地黄、白茯苓（去皮）、牛膝（酒浸一宿，焙干）、续断、山茱萸、肉苁蓉（酒浸，切，焙）、防风（去苗）、杜仲（去粗皮，炒）、补骨脂（去毛，酒炒）、荜澄茄、沉香、巴戟（去心）、茴香（炒）各三分，五味子、桑螵蛸（酒浸，炒）、芎䓖、覆盆子（去枝、叶、萼）各半两。

上为细末，以酒煮面糊为丸，如梧桐子大。每服二十九，温酒或盐汤下，空心服。如脚膝无力，木瓜汤下。晚食前再服。

【临证心得】

菟丝子丸补肾阳，壮腰膝，固下元。临床常用于治疗肾气虚损，元阳不足，腰膝酸软无力，小便频数，或溺有余沥，阳痿遗精，腰欠温暖等症。

菟丝子丸温补肾阳、固涩下焦之力宏。原方药味较多，儿科多取其方意、精简药味应用。常选取菟丝子、肉苁蓉、附子、补骨脂、益智仁温补肾阳以暖下元，桑螵蛸、牡蛎、五味子、山茱萸益肾固涩以缩小便，山药、鸡内金、乌药健脾助运以止遗溺。方中石龙芮有毒，现代临证已很少应用。

本方在儿科临证应用于遗尿、尿频等病症。若伴有痰浊内蕴，困睡不醒者，加石菖蒲、远志、郁金之类化痰醒神，伴寐深沉睡不易唤醒者还可加炙麻黄以醒神；兼有郁热者酌加栀子、黄柏兼清里热；若伴纳差、便溏者，可加党参、白术、鸡内金、焦山楂以健脾和中。

　　方药常用剂量：菟丝子 3 ～ 10g，泽泻 3 ～ 10g，鹿茸 1 ～ 2g，肉桂 2 ～ 6g，炮附子 2 ～ 6g，石斛 3 ～ 10g，熟地黄 3 ～ 10g，茯苓 3 ～ 10g，牛膝 3 ～ 10g，续断 3 ～ 10g，山茱萸 3 ～ 10g，肉苁蓉 3 ～ 10g，防风 3 ～ 6g，荜澄茄 1 ～ 3g，巴戟天 3 ～ 10g，小茴香 2 ～ 5g，五味子 3 ～ 10g，桑螵蛸 3 ～ 10g，川芎 3 ～ 10g，覆盆子 3 ～ 10g。

主要参考文献

［1］彭怀仁.中医方剂大辞典［M］.北京：人民卫生出版社，1993.

［2］汪受传，张名庆.临床方剂丛书·儿科病实用方［M］.南京：江苏科学技术出版社，1993.

［3］汪受传.汪受传儿科学术思想与临证经验［M］.北京：人民卫生出版社，2014.

［4］汪受传，虞坚尔.普通高等教育"十二五"国家级规划教材·中医儿科学［M］.9版.北京：中国中医药出版社，2014.

［5］汪受传.中华医学百科全书·中医儿科学［M］.北京：中国协和医科大学出版社，2017.

［6］汪受传.中医药学高级丛书·中医儿科学［M］.2版.北京：人民卫生出版社，2011.

［7］汪受传.江育仁儿科学派［M］.北京：中国中医药出版社，2020.

［8］汪受传.汪受传儿科求新［M］.北京：中国中医药出版社，2020.

［9］汪受传.汪受传儿科医案［M］.北京：中国中医药出版社，2020.

［10］汪受传，林丽丽.儿科肺病证治［M］.北京：中国中医药出版社，2022.

［11］汪受传，廖颖钊.儿科心病证治［M］.北京：中国中医药出版社，2020.

［12］汪受传，刘玉玲.儿科肝病证治［M］.北京：中国中医药出版社，2022.

［13］汪受传，艾军.儿科温病证治［M］.北京：中国中医药出版社，2022.

［14］张雅婷，安黎，汪受传，等.汪受传应用麻黄类方治疗儿科肺系疾病经验［J］.时珍国医国药，2019，30（2）：471-473.

［15］陈慧，汪受传.汪受传运用麻黄杏仁甘草石膏汤化裁治疗儿科肺系疾病验案4则［J］.江苏中医药，2020，52（10）：51-54.

［16］汪受传.江氏中医儿科学术流派温阳学说的认识与临床应用［J］.中医儿科杂志，2016，12（4）：6-8.

［17］汪受传.小儿鼻衄辨证论治探析［J］.江苏中医药，2018，50（10）：1-4.

［18］邹建华，汪受传.汪受传教授自拟消风宣窍汤治疗小儿鼻鼽经验［J］.成都中医药大学学报，2018，41（4）：72-74，104.

［19］李维薇，汪受传.汪受传从伏风论治小儿荨麻疹经验［J］.山东中医杂志，2016，35（10）：897-898，920.

［20］安黎，刘玉玲，汪受传，等.清瘟解毒法论治儿童流行性感冒［J］.南京中医药大学学报，2019，35（1）：106-108.

［21］戴启刚，陶嘉磊，汪受传，等.汪受传教授治疗儿童哮喘发作期134例的临床经验［J］.世界中医药，2016，11（10）：2060-2061，2065.

［22］李江全，任现志，汪受传.清肺口服液对常见呼吸道病毒抑制作用的研究［J］.辽宁中医学院学报，2002，4（2）：153-154.

［23］汪受传，孙轶秋，卞国本，等.清肺口服液治疗小儿病毒性肺炎痰热闭肺证507例临床研究［J］.世界中医药，2016，11（9）：1649-1653，1658.

［24］戴启刚，梁晓鑫，艾军，等.汪受传教授临证治喘经验［J］.南京中医药大学学报，2013，29（1）：81-83.

［25］汪受传.凉血法为主治疗小儿过敏性紫癜［J］.南京中医学院学报，1985（院庆30周年特刊）：135-136.

［26］白美茹，汪受传.汪受传教授从寒热论治小儿Hp相关性胃炎临证选粹［J］.中医药学刊，2004（11）：1987-1989.

［27］李维薇，杨燕，汪受传，等.婴儿巨细胞病毒肝炎的中医药研究进展［J］.辽宁中医杂志，2015，42（12）：2458-2461.

［28］李维薇，杨燕，汪受传.中药抗人巨细胞病毒研究进展［J］.中医药导报，2016，22（5）：110-113.

［29］李涛，汪受传.汪受传治疗小儿癫痫经验［J］.中医杂志，2013，54（17）：1458-1460.

［30］袁丹.汪受传治疗小儿癫痫用药规律分析［J］.中医杂志，2015，56（14）：1205-1207.

［31］姜茗宸，戴启刚，汪受传，等.汪受传治疗肺炎支原体感染性咳嗽用药规律研究［J］.中华中医药杂志，2017，32（11）：4893-4897.

［32］邹建华，汪受传，陶嘉磊.汪受传从伏风论治小儿湿疹经验［J］.中华中医药杂志，2018，33（7）：2888-2890.

［33］汪受传.从风论治儿童过敏性疾病［J］.中医杂志，2016，57（20）：1728-1731.

［34］陶嘉磊，袁斌，汪受传.汪受传运用黄芪桂枝五物汤儿科治验举隅［J］.中医杂志，2018，59（6）：464-466，469.

［35］张志伟，汪受传.汪受传以补肺固表、调和营卫法治疗小儿汗证经验［J］.中医杂志，2016，57（3）：196-198.

［36］汪受传.补肺固表、调和营卫法治疗小儿反复呼吸道感染［J］.江苏中医药，2006，27（2）：11-12.

［37］陶嘉磊，汪受传，袁斌.汪受传治疗儿童反复呼吸道感染临证经验［J］.中华中医药杂志，2021，36（1）：207-210.

［38］梁建卫，李江全，陈超.汪受传治疗儿童反复呼吸道感染经验［J］.山东中医杂志，2006，25（11）：771-772.

［39］张永春.汪受传教授补肺固表调和营卫法治疗儿童反复呼吸道感染肺卫不固营卫不和证经验总结及临床研究［D］.南京中医药大学，2011.

［40］刘玉玲，李晓倩，汪受传，等.汪受传教授儿科临证运用玉屏风散经验探析［J］.中医儿科杂志，2016，12（4）：9-12.

［41］徐珊，汪受传.汪受传温运脾阳法治疗小儿脾虚泻的学术观点与临床经验［J］.中华中医药杂志，2016，31（8）：3150-3151.

［42］汪受传，姚惠陵.胎怯辨证论治探析［J］.南京中医学院学报，1994（4）：5-6.

［43］汪受传.过敏性紫癜的辨证治疗［J］.乡村医学，1986（3）：22-23.

［44］李维薇，汪受传.汪受传从伏风瘀热论治小儿过敏性紫癜经验［J］.中医杂志，2017，58（7）：556-558.

［45］李国芳，汪受传.小儿汗证的古代文献研究［J］.中华中医药杂志，2018，33（5）：1932-1934.

方名索引

一画

一贯煎 …………………………………… 261

二画

二至丸 …………………………………… 259

二陈汤 …………………………………… 131

十全散 …………………………………… 252

十全大补汤 ……………………………… 252

丁香柿蒂汤 ……………………………… 314

丁萸理中汤 ……………………………… 220

八正散 …………………………………… 110

八珍汤 …………………………………… 251

八珍散 …………………………………… 251

人参乌梅汤 ……………………………… 331

人参定喘汤 ……………………………… 170

人参蛤蚧散 ……………………………… 175

人参五味子汤 …………………………… 159

七味白术散 ……………………………… 242

九仙散 …………………………………… 328

九味羌活汤 ……………………………… 18

三画

三拗汤 …………………………………… 147

三子养亲汤 ……………………………… 141

大补丸 …………………………………… 260

大川芎汤 ………………………………… 247

大补阴丸 ………………………………… 260

大青龙汤 ………………………………… 167

大定风珠 ………………………………… 188

大建中汤 ………………………………… 224

大承气汤 ………………………………… 073

大秦艽汤 ………………………………… 180

大柴胡汤 ………………………………… 100

大黄牡丹汤 ……………………………… 077

大黄附子汤 ……………………………… 080

千金苇茎汤 ……………………………… 062

川芎茶调散 ……………………………… 179

女贞丹 …………………………………… 259

小儿回春丹 ……………………………… 286

小青龙汤 ………………………………… 165

小建中汤 ………………………………… 220

小承气汤 ………………………………… 075

小柴胡汤 ………………………………… 087

小陷胸汤 ………………………………… 136

小蓟饮子·······················298

己椒苈黄丸·····················118

四画

王隐君滚痰丸···················137

天水散·························113

天门冬散·······················156

天王补心丹·····················275

天麻钩藤饮·····················187

木香槟榔丸·····················208

五仁丸·························083

五皮饮·························120

五皮散·························120

五苓散·························116

五虎汤·························023

五味异功散·····················238

五味消毒饮·····················052

不换金散·······················106

不换金正气散···················106

止嗽散·························148

贝母瓜蒌散·····················138

升麻葛根汤·····················025

仓廪散·························029

月化丸·························160

乌梅丸·························319

六一散·························113

六味丸·························255

六磨汤·························079

六君子汤·······················239

六味地黄丸·····················255

六味地黄丸加黄柏知母方·········256

五画

玉真散·························183

玉液汤·························201

玉屏风散·······················244

甘桔汤·························153

甘露消毒丹·····················111

甘草小麦大枣汤·················277

左归丸·························258

左金丸·························059

右归丸·························265

龙胆泻肝汤·····················055

平胃散·························105

归脾丸·························249

归脾汤·························249

四物汤·························247

四妙丸·························112

四逆汤·························225

四逆散·························090

四神丸·························330

四磨汤·························312

四君子汤·······················237

生脉汤·························245

生脉饮·························245

生脉散·························245

生姜泻心汤·····················047

失笑丸·························306

失笑散·····297
仙方活命饮·····051
白术汤·····237
白术散·····242
白虎汤·····035
白头翁汤·····066
白虎加人参汤·····036
白虎加苍术汤·····036
白虎加桂枝汤·····036
半夏泻心汤·····094
半夏白术天麻汤·····142
宁肺汤·····172
加减复脉汤·····254
加减葳蕤汤·····031

六画

芍药汤·····065
芎术丸·····303
芍药甘草汤·····263
芍药地黄汤·····040
地黄丸·····255
地黄饮·····268
地髓汤·····247
地黄饮子·····268
再造散·····029
百合固金汤·····161
当归六黄汤·····69
当归四逆汤·····229
当归补血汤·····248

吃力迦丸·····289
回阳救逆汤·····228
华盖散·····150
朱砂安神丸·····273
竹叶石膏汤·····036
血府逐瘀汤·····294
交泰丸·····278
安神丸·····273
安宫牛黄丸·····283
异功散·····238
导赤散·····053
阳和汤·····232
防己黄芪汤·····119
防风通圣散·····101

七画

麦门冬汤·····199
苇茎汤·····062
苍耳散·····189
苏葶丸·····169
苏合香丸·····289
苏子降气汤·····310
苏葶定喘丸·····169
杏苏散·····158
杏参汤·····172
杏参散·····172
杞菊六味丸·····257
杞菊地黄丸·····257
杞菊地黄汤·····257

连翘败毒散 ···················· 029

医门黑锡丹 ···················· 173

吴茱萸汤 ······················ 223

固真丹 ························ 333

固真汤 ························ 266

牡蛎散 ························ 325

沙参麦冬汤 ···················· 157

羌活胜湿汤 ···················· 125

良附丸 ························ 307

补脾散 ························ 309

补中益气汤 ···················· 243

补阳还五汤 ···················· 296

补肾地黄丸 ···················· 255

坠涎葶苈子丸 ·················· 169

纯阳真人养脏汤 ················ 329

驱蛔承气汤 ···················· 320

八画

青蒿鳖甲汤 ···················· 068

苓甘五味姜辛汤 ················ 140

抱龙丸 ························ 287

肾气丸 ························ 264

败毒散 ························ 028

败毒加黄芩汤 ·················· 029

知柏八味丸 ···················· 256

知柏地黄丸 ···················· 256

使君子散 ······················ 319

金沸草散 ······················ 149

肥儿丸 ························ 212

炙甘草汤 ······················ 253

河车八味丸 ···················· 269

泻心汤 ························ 047

泻白散 ························ 060

泻青丸 ························ 056

泻肺散 ························ 060

泻黄散 ························ 064

泻黄饮子 ······················ 191

泻脾散 ························ 064

定喘汤 ························ 166

定痫丸 ························ 143

实脾散 ························ 124

参附汤 ························ 226

参苓白术散 ···················· 241

九画

荆防败毒散 ···················· 016

茵陈蒿汤 ······················ 109

茵陈术附汤 ···················· 115

茵陈理中汤 ···················· 114

茜根散 ························ 042

茯苓桂枝白术甘草汤 ············ 122

枳术丸 ························ 307

枳实导滞丸 ···················· 207

枳实消痞丸 ···················· 306

枳实薤白桂枝汤 ················ 305

牵正散 ························ 182

复脉汤 ························ 253

香连丸 ························ 066

香砂平胃散 ···················· 209

保元汤 ···························· 240

保肝丸 ···························· 287

保和丸 ···························· 205

保胎资生丸 ···················· 211

独活寄生汤 ···················· 126

养血定风汤 ···················· 192

养阴清肺汤 ···················· 200

神曲丸 ···························· 274

神仙活命饮 ···················· 051

十画

桂枝汤 ···························· 014

桂枝五物汤 ···················· 230

桂枝甘草龙骨牡蛎汤 ······ 267

桂枝加桂汤 ···················· 015

桂枝加大黄汤 ················· 015

桂枝加芍药汤 ················· 015

桂枝加葛根汤 ················· 015

桂枝加龙骨牡蛎汤 ·········· 326

桂枝芍药知母汤 ············· 016

桔梗汤 ···························· 153

桃仁承气汤 ···················· 293

桃核承气汤 ···················· 293

真武汤 ···························· 123

真人养脏汤 ···················· 329

柴胡疏肝散 ···················· 304

柴胡葛根汤 ···················· 027

柴葛解肌汤 ···················· 024

逍遥散 ···························· 091

健脾丸 ···························· 210

射干麻黄汤 ···················· 151

益元散 ···························· 113

益胃汤 ···························· 262

益黄散 ···························· 309

益脾镇惊散 ···················· 093

凉膈散 ···························· 048

资生健脾丸 ···················· 211

凉营清气汤 ···················· 043

消风散 ···························· 181

消风导赤散 ···················· 195

消风败毒散 ···················· 029

消乳丸 ···························· 206

海藻玉壶汤 ···················· 215

涤痰汤 ···························· 132

调元散 ···························· 246

调胃承气汤 ···················· 076

通窍活血汤 ···················· 295

桑杏汤 ···························· 155

桑菊饮 ···························· 152

桑螵蛸散 ···················· 332

十一画

越婢汤 ···························· 023

越鞠丸 ···························· 303

理中丸 ···························· 219

黄土汤 ···························· 300

黄芪散 ···························· 327

黄芪五物汤·····················230

黄芪化毒汤·····················193

黄芪建中汤·····················222

黄芪桂枝五物汤·················230

黄连汤·························095

黄连温胆汤·····················315

黄连解毒汤·····················046

菟丝子丸·······················334

菟丝子散·······················334

大菟丝子丸·····················334

银翘散·························020

麻子仁丸·······················082

麻黄汤·························013

麻黄附子细辛汤·················030

麻黄连翘赤小豆汤···············117

麻黄杏仁甘草石膏汤·············022

旋覆代赭汤·····················312

羚角钩藤汤·····················184

清胃散·························063

清营汤·························039

清痒汤·························194

清气化痰丸·····················134

清肝达郁汤·····················058

清金化痰汤·····················135

清热泻脾散·····················054

清暑益气汤·····················037

清瘟败毒饮·····················044

清燥救肺汤·····················154

十二画

琥珀抱龙丸·····················288

葳蕤汤·························032

葛根汤·························017

葛根黄芩黄连汤·················099

葶苈丸·························169

葶苈大枣泻肺汤·················061

硝黄败毒散·····················029

紫雪···························284

紫雪丹·························284

黑锡丹·························173

痛泻要方·······················092

普济消毒饮·····················049

普济消毒饮子···················049

温胆汤·························133

温脾汤·························081

温肺止流丹·····················190

滋肠五仁丸·····················083

滋阴八味丸·····················256

犀角地黄汤·····················040

十三画

蒿芩清胆汤·····················088

槐花汤·························299

槐花散·························299

暖肝煎·························231

新加香薷饮·····················026

十四画

碧玉散·························089

酸枣汤 ···················· 276

磁朱丸 ···················· 274

滚痰丸 ···················· 137

缩泉丸 ···················· 333

十五画以上

镇肝熄风汤 ················ 185

橘核丸 ···················· 308

橘皮竹茹汤 ················ 313

礞石滚痰丸 ················ 137

藿香正气散 ················ 107

鳖甲煎丸 ·················· 213